DCEM

PRÉPARATION AUX ÉPREUVES CLASSANTES NATIONALES

Hématologie et transfusion

7e édition

François Lefrère

de boeck estem

Éditions DE BOECK-ESTEM
DE BOECK DIFFUSION
2 ter, rue des chantiers – 75005 Paris
Tél. : 01 72 36 41 60 – Fax : 01 72 36 41 70
E-mail : info@estem.fr

www.estem.fr

L'auteur

François Lefrère est hématologiste et hémobiologiste. Praticien hospitalier, ancien chef de clinique-assistant, il exerce au sein des services d'hématologie et de biothérapie de l'hôpital Necker à Paris. Clinicien, il est également impliqué dans la recherche (appliquée à l'hématologie) et l'enseignement à la faculté René Descartes à Paris.

ISBN : 978-2-84371-566-2

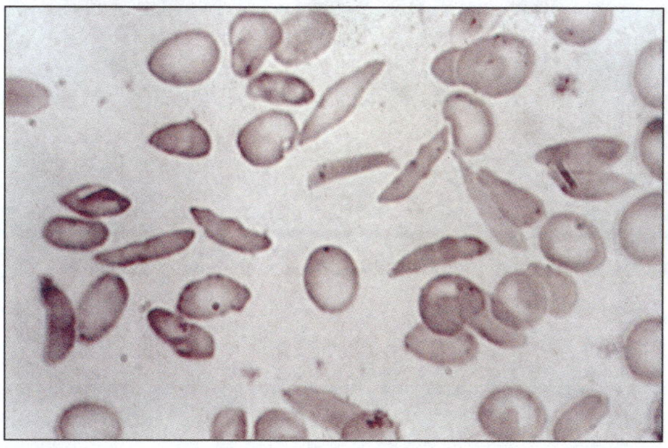

1

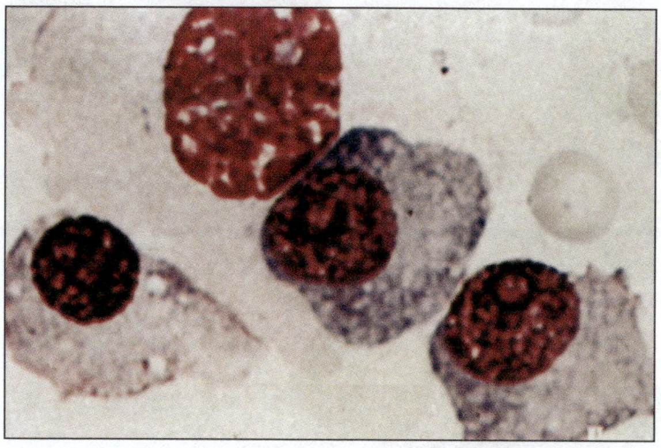

2

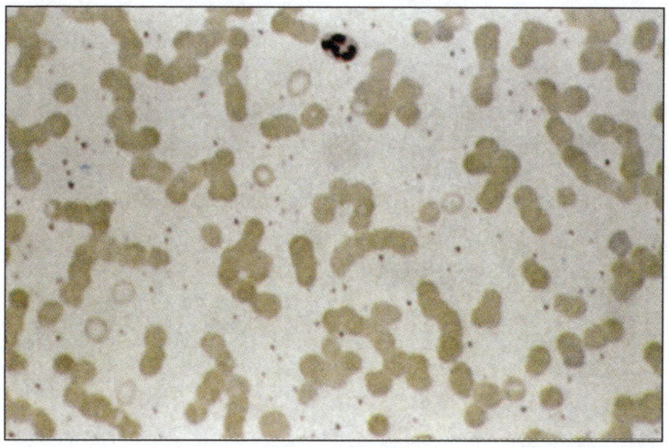

3

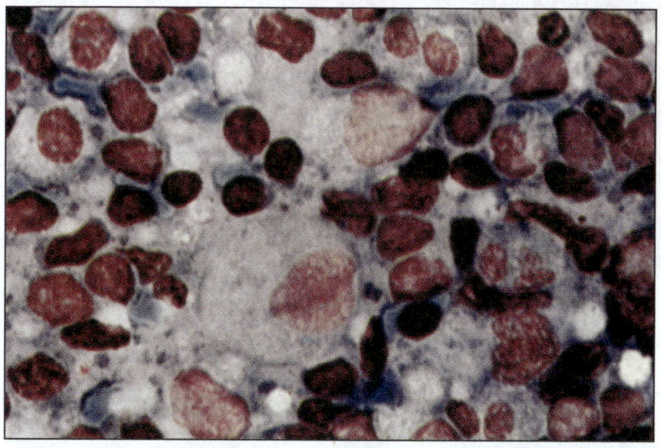

4

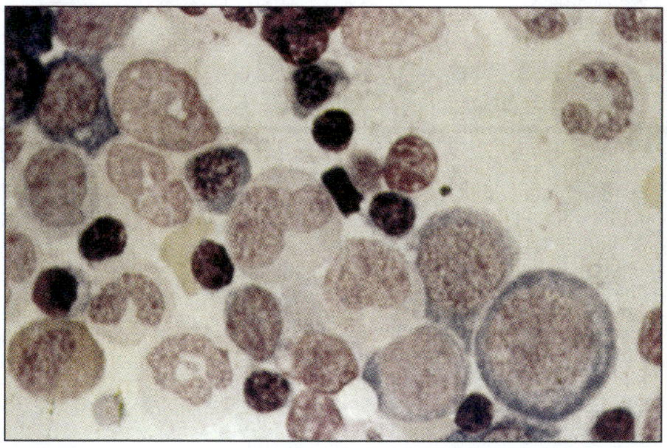

5

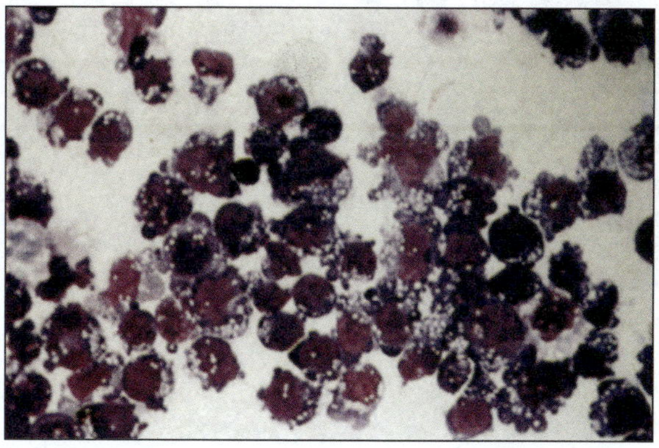

6

1– Drépanocytose
2– Plasmocytes
3– Phénomènes de rouleaux
4– Ponction de ganglion dans une maladie de Hodgkin
5– Mégaloblastose dans une maladie de Biermer
6– Leucémie aiguë lymphoblastique de type Burkitt

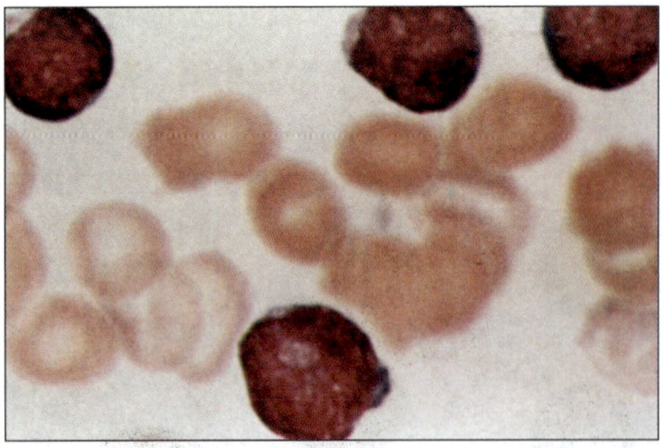

7

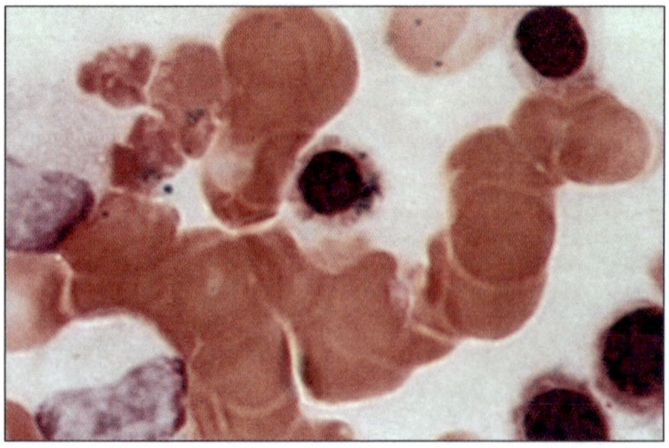

8

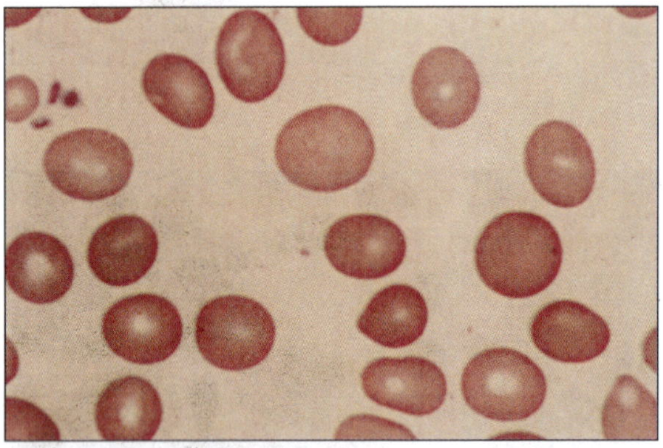

9

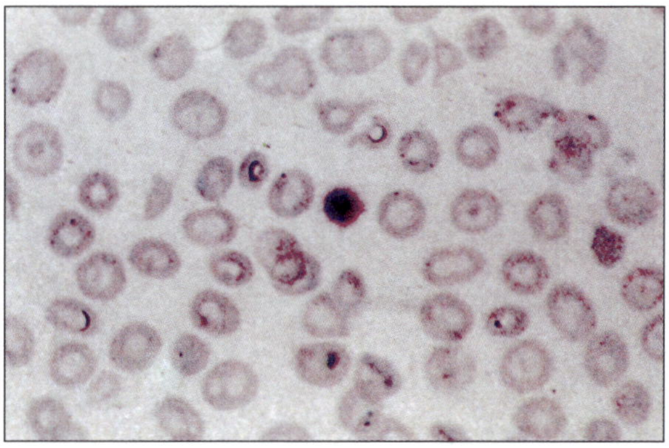

10

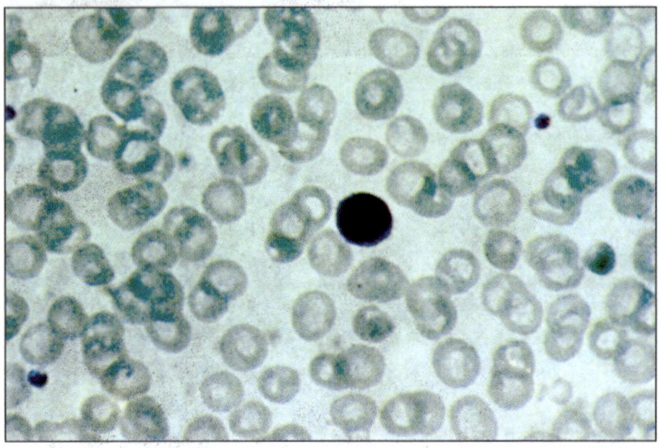

11

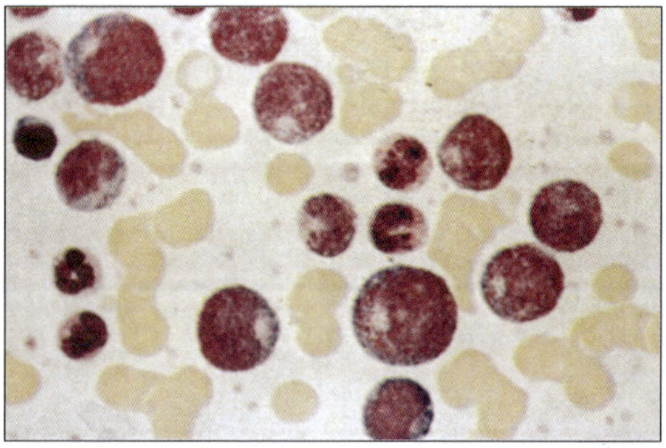

12

7– Leucémie aiguë lymphoblastique de type 1
8– Sidéroblastes
9– Macrocytose
10– Schizocytose
11– Microcytose
12– Leucémie à promyélocytes

Sommaire

* HP : hors programme

Table des items du programme

PARTIE 1 : MODULES TRANSDISCIPLINAIRES

PARTIE 2 : MALADIES ET GRANDS SYNDROMES

PARTIE 3 : ORIENTATIONS DIAGNOSTIQUES

Constantes biologiques

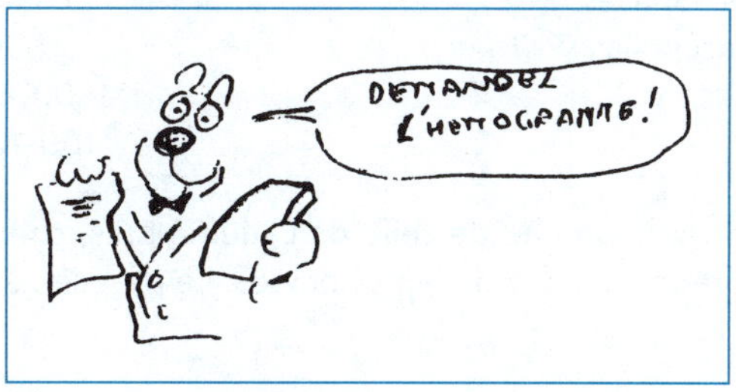

Lignée rouge

	Homme	Femme	Enfant	
			1 an	Nouveau-né
Nombre de GR (10^{12}/L)	4,5-6,2	4-5,4	3,6-5	5-6
Hémoglobine (g/dL)	13-18	12-16	11-14	14-20
Hématocrite	40-54	35-47	36-44	44-62

Constantes érythrocytaires

– Volume globulaire moyen (VGM) = Hte/nombre de GR = 85-95 fL (ou m^3) :
- VGM < 80 : microcytose (80-85 : tendance microcytaire)
- VGM = 80-100 : normocytose
- VGM > 100 : macrocytose (95-100 : tendance macrocytaire)

– Concentration corpusculaire moyenne en hémoglobine (CCMH) = Hémoglobine/Hte = 32-36 g/dL :
- CCMH ⩾ 32 % : normochromie
- CCMH < 32 % : hypochromie
- il n'existe pas d'hyperchromie

– Teneur corpusculaire moyenne en hémoglobine (TCMH) = hémoglobine/nombre de GR = 27-32 pg/cellule.

– Réticulocytes = 40-120 × 10^9/L (40 000 à 120 000/mm^3) pour un taux normal d'hémoglobine.

> – Anisocytose : hématies de tailles différentes.
> – Poïkilocytose : hématies de formes différentes.
> – Polychromatophilie : hématies de couleurs différentes.

Lignée blanche

> – Adulte 4 - 10 × 10^9/L
> – 1 an 4 - 12 × 10^9/L
> – Nouveau-né 10 - 20 × 10^9/L

La formule sanguine est le produit du nombre de globules blancs par le pourcentage de chaque élément cellulaire : **seule la valeur absolue est à prendre en considération**.

Variété de leucocytes	Nombre absolu (10^9/L)
Polynucléaires neutrophiles (PNN)	1700-7000
Polynucléaires ésinophiles (PNE)	0-500
Polynucléaires basophiles (PNB)	0-50
Lymphocytes	1500-4000
Monocytes	100-1000

Il existe chez le nouveau-né une formule proche de celle de l'adulte, puis, chez le tout jeune enfant, s'établit une tendance hyperleucocytaire, avec prédominance de lymphocytes. Le passage à la formule adulte se fait entre 4 et 10 ans.

Lignée plaquettaire

– Taux de plaquettes = 150-450 × 10^9/L.

Constantes martiales

– Fer sérique = 11-34 micromoles/L chez la femme, 12-35 micromoles/L chez l'homme.
– Capacité totale de saturation de la sidérophiline (CTS) = 50-70 micromoles/L.
– Coefficient de saturation (CS) = 30-40 %.
– Ferritinémie = 20-400 mg/L (limites supérieures de la normale mal connue).

Divers

– Haptoglobine = 0,5-1,5 g/L.
– Bilirubine < 17 mmol/L (< 10 mg/L).
– Folates globulaires > 200 mg/L ; folates sériques > 5 mg/L.
– Vitamines B12 = 200-400 ng/L.
– Masse globulaire totale :
  • < 36 mL/kg pour l'homme ;
  • < 32 mL/kg pour la femme.

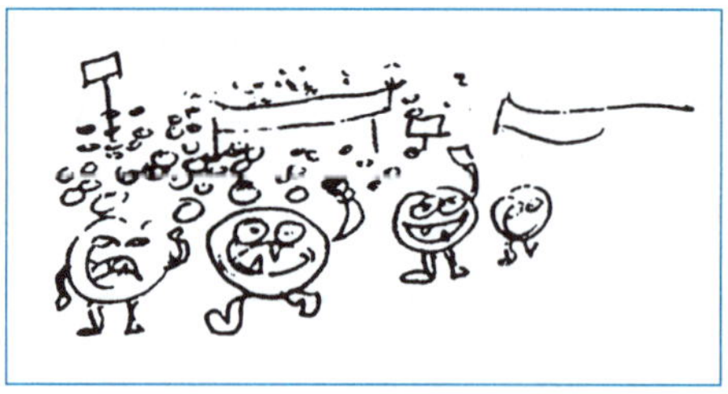

Partie 1

Orientation diagnostique et conduite à tenir

Chapitre 1

Adénopathies superficielles

Item 291 | Adénopathie superficielle

1. Définition

Une adénopathie est l'hypertrophie pathologique d'un ganglion lymphatique. Elle peut résulter de :
- la réaction lymphocytaire et/ou macrophagique à une stimulation antigénique loco-régionale ou générale, de nature infectieuse ou tumorale, filtrée par le ganglion ;
- la prolifération tumorale primitive du tissu lymphoïde (dans un lymphome) ;
- un envahissement par des cellules malignes non lymphoïdes (métastases ganglionnaires).

Tableau : Territoire physiologique de drainage lymphatique

Siège ganglionnaire	Régions drainées
Cervical	– Cuir chevelu – Sphères ORL et stomatologique – Thyroïde
Axillaire	– Membres supérieurs – Seins
Sus-claviculaire	– Médiastin, poumons – Tube digestif (sous-diaphragmatique) – Testicules
Inguinal	– Périnée : anus, pénis, scrotum, vulve – Membres inférieurs

2. Diagnostic différentiel

Il faut éliminer un ganglion non pathologique comme les fréquents petits ganglions (< 1 cm) inguinaux et les lésions **non ganglionnaires** :
- dans toutes les aires : fibrome ou lipome (consistance molle), neurinome, kyste ;
- aire cervicale : tumeur du glomus, anévrisme carotidien (masse battante), relief osseux, tumeur thyroïdienne ou salivaire ;
- aire axillaire : abcès froid, hydrosadénite, tumeur costale ;
- aire inguinale : hernie (impulsive à la toux), affection vasculaire, kyste du cordon.

3. Conduite diagnostique

3.1. Interrogatoire

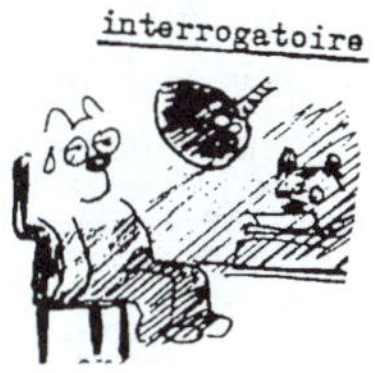

Il précise :
- les antécédents ;
- la date de découverte et le mode évolutif (lent ou rapide) ;
- le caractère inflammatoire et douloureux, les antécédents de lésions infectieuses ou cutanées satellites ;
- l'existence de signes locaux (selon le siège des adénopathies) à type de dysphonie, lésions cutanées, dysphagie, troubles digestifs, etc. ;

– l'existence de signes généraux : asthénie, fièvre, sueurs nocturnes, amaigrissement, prurit ;
– les prises médicamenteuses, les facteurs de risque de l'infection par le VIH, la présence d'animaux dans l'entourage, la notion de griffure ;
– le contexte socio-professionnel, l'habitus.

3.2. Examen clinique

– Caractères des ganglions : nombre, siège, taille, sensibilité, mobilité par rapport à la peau et aux plans profonds, consistance, répartition (uni/bilatérale, a/symétrique) : schéma daté.
– Toutes les aires ganglionnaires doivent être examinées, ainsi que les amygdales et la rate.
– Rechercher des lésions cutanéo-muqueuses dans les territoires de drainage, un foyer infectieux ou une tumeur palpable.

3.3. Examens complémentaires

Leurs indications sont liées au contexte et à l'allure évolutive des adénopathies :
– la **NFS** recherche un syndrome mononucléosique (MNI, CMV), une hyperlymphocytose (leucémie lymphoïde chronique), des lymphoblastes circulants (leucémie aiguë) ;
– **VS**, **fibrinogène**, CRP à la recherche d'un syndrome inflammatoire (infection, cancer, maladie de système) ;
– **radiographie thoracique** : syndrome tumoral, foyer infectieux, tuberculose ;
– **IDR** ;
– **TPHA** ;
– **échographie abdominale**, scanner : demandés selon le contexte ;
– **cytoponction d'une adénopathie** (examen simple) = aspiration à l'aiguille fine de suc ganglionnaire pour un frottis (adénogramme). Elle peut contribuer au diagnostic en mettant en évidence du pus, du caséum, des germes, des cellules d'allure tumorale. Un échantillon doit être étudié en bactériologie (recherche de germes, de BK). Si l'adénogramme constitue un élément d'orientation devant un aspect cytologique évocateur, en aucun cas il ne peut affirmer le diagnostic d'une pathologie maligne ou d'une simple hyperplasie réactionnelle ;
– **biopsie chirurgicale d'une adénopathie** : systématique devant une ou des adénopathies chroniques (> 1 mois) non expliquées au terme du bilan étiologique initial. Elle permet une analyse histologique et pose le diagnostic (lymphome, métastase de tumeur solide ou simple hyperplasie réactionnelle). Le prélèvement ne doit pas être « fixé » dans du liquide de Bouin mais transmis frais au laboratoire pour analyse et congélation afin de réaliser le cas échéant des examens complets ultérieurs (cytogénétique, biologie moléculaire).

4. Diagnostic étiologique

4.1. Adénopathie(s) aiguë(s)

Adénopathie isolée	Polyadénopathies
Infection : première cause – Allure inflammatoire et douloureuse fréquente – Foyer infectieux satellite rechercher (parfois signes généraux infectieux) – Griffures (chat dans l'entourage) – Adénopathies maxillaires/cervicales hautes : foyer ORL ou dentaire – Adénopathies axillaires : panaris, plaie des membres supérieurs – Adénopathies inguinales : lésions des membres inférieurs, phlébite, lésions de la verge, de la marge anale	Infection : première cause – Virale : VIH, MNI, CMV, rubéole – Parasitaire : toxoplasmose, leishmaniose – Bactérienne : brucellose, pasteurellose, syphilis secondaire – Le diagnostic repose sur le contexte clinique, la numération et les sérologies spécifiques Ne pas passer à côté d'une leucémie aiguë (lymphoblastique essentiellement). Numération +++, myélogramme Post-médicamenteuse : hydantoïnes (arrêt définitif du médicament)

4.2. Adénopathie(s) chronique(s)

Adénopathie isolée	Polyadénopathies
– Recherche d'une lésion dans le territoire de drainage concerné : . cervicales hautes et sous-maxillaires : sinusite chronique, foyer dentaire, tumeur cutanée de la tête (examen cutané, ORL, stomatologique, panoramique dentaire) . cervicales moyennes et basses : tumeur laryngée, pharyngée, œsophagienne, thyroïdienne (palpation, scintigraphie) . sus-claviculaire gauche (ganglion de Troisier) : cancers digestifs, rein, prostate, testicule, et lymphomes du médiastin (ou à point de départ digestif) ; à droite : tumeurs bronchiques et lymphomes médiastinaux (examen, touchers pelviens, radio de thorax, échographie abdominale, endoscopies...) . axillaire : cancer du sein (examen, mammographie), plaies et dermatoses chroniques des membres supérieurs (travailleurs manuels) . inguinal : cancer des organes génitaux, de la marge anale, antécédent de chancre – Primitif : lymphome (hodgkinien, non hodgkinien)	– Diagnostic par contexte clinique, numération, sérologies spécifiques. – On écarte en premier lieu les pathologies infectieuses où les adénopathies persistent plusieurs mois après les manifestations générales : . virale : VIH, MNI, CMV, rubéole . parasitaire : toxoplasmose, leishmaniose . bactérienne : brucellose, pasteurellose, syphilis secondaire (Diagnostic par sérologie spécifique) – Leucémie lymphoïde chronique (sujet âgé, diagnostic évoqué sur la NFS) – Autres pathologies malignes : le diagnostic repose sur la biopsie ganglionnaire : lymphome malin non hodgkinien, maladie de Hodgkin, métastases... – Maladies dysimmunitaires : . lupus, polyarthrite rhumatoïde, syndrome de Sjögren (adénopathies fréquentes mais au second plan) . sarcoïdose : granulome épithélioïde et giganto-cellulaire, classique localisation épithrochléenne – Ne pas passer à côté d'une leucémie aiguë (lymphoblastique essentiellement). Numération ++, myélogramme – Post-médicamenteuse : hydantoïnes (arrêt définitif du médicament)

La biopsie ganglionnaire doit être pratiquée si un bilan préalable n'a pas permis le diagnostic.
Si les explorations sont négatives (malgré une biopsie ganglionnaire), il faut préconiser une autre biopsie, car il peut coexister des adénopathies réactionnelles au contact d'adénopathies malignes.

Devant une adénopathie inexpliquée

- NFS-VS. Frottis sanguin.
- Sérologie toxo. VIH si syndrome mononucléosique.
- IDR ; TPHA.
- Radiographie du thorax.
- Cytoponction ± biopsie.

NB : Adénopathie des « griffes du chat » :
– territoire de drainage des lésions cutanées ;
– ganglion inflammatoire (douloureux, rouge...).

Une adénopathie persistante (> 1 mois) inexpliquée doit être biopsiée.

Chapitre 2

Anémie

Item 297 | Anémie

L'anémie est définie par une baisse du taux d'hémoglobine :
- inférieur à 13 g/dL chez un homme ;
- inférieur à 12 g/dL chez une femme ;
- inférieur à 10,5 g/dL chez une femme enceinte.

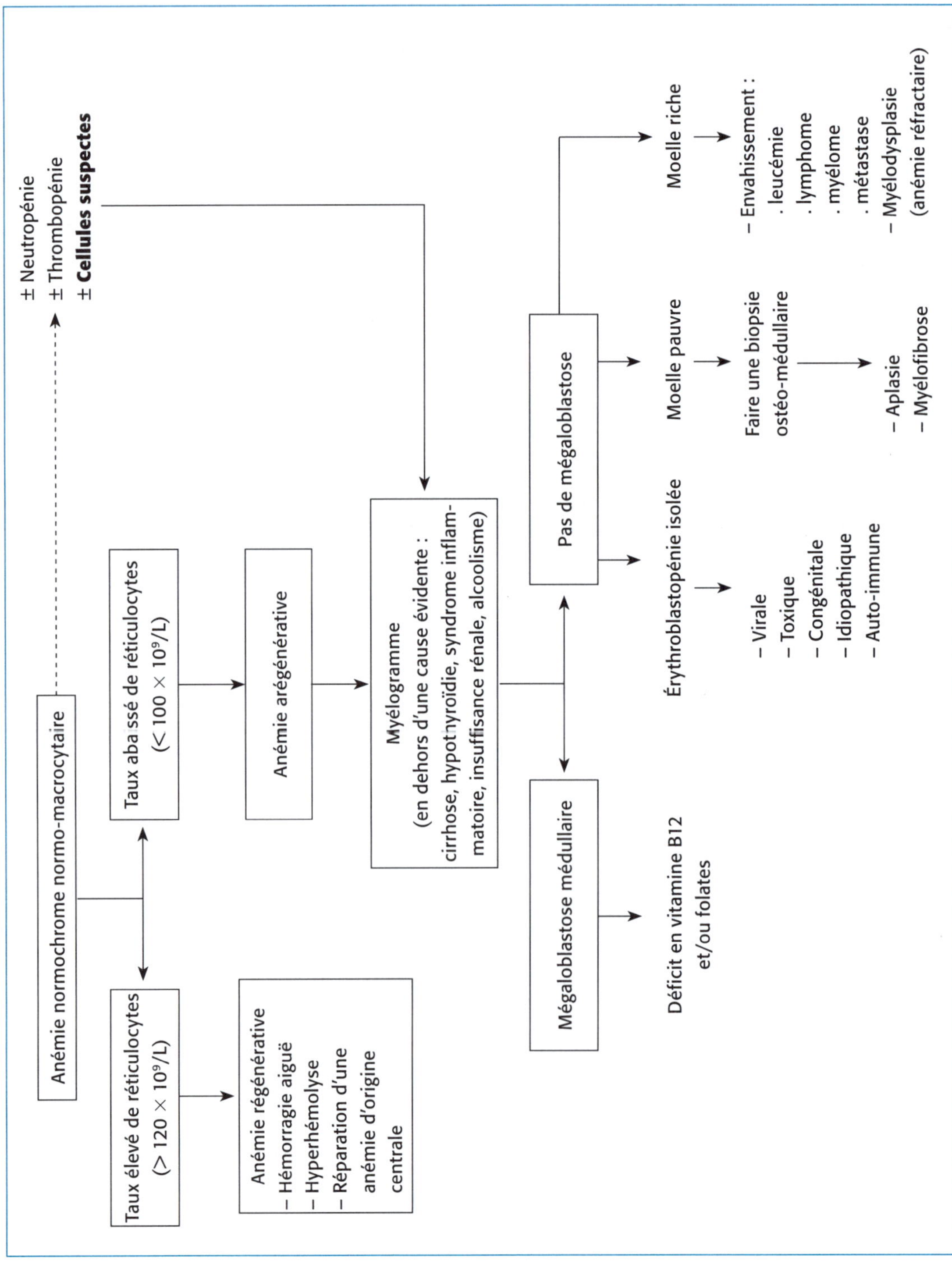

Figure 1 : Anémie normochrome normo-macrocytaire

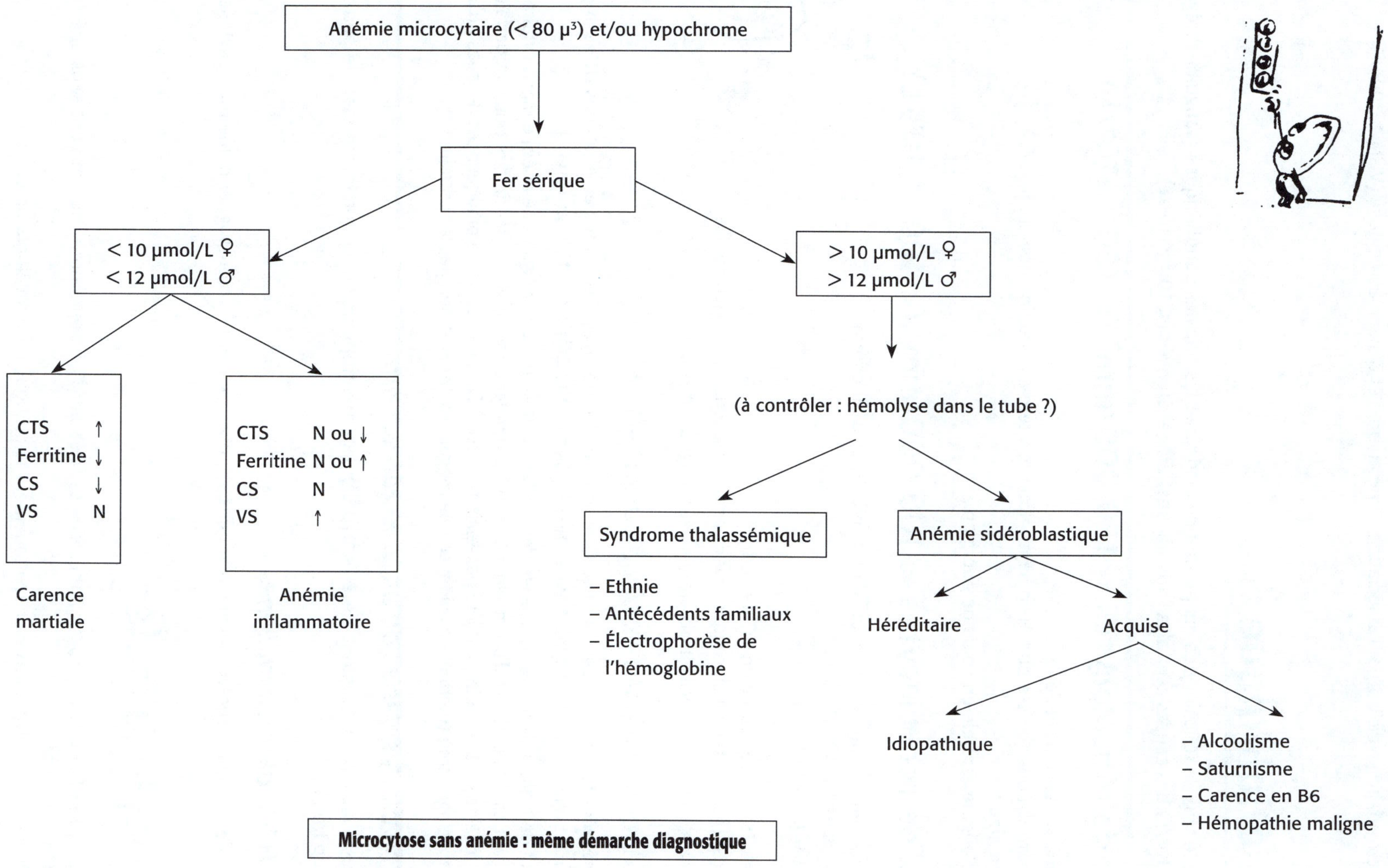

Figure 2 : Anémie microcytaire (< 80 µ³) et/ou hypochrome

Anémie macrocytaire

L'anémie macrocytaire se définit par l'association d'une anémie et d'une macrocytose (VGM ≥ 100 μ^3).

1. Bilan étiologique

En premier lieu, le taux de réticulocytes qui permet de distinguer les origines périphériques (sanguines) régénératives (> 120 × 10^9/L) des causes centrales (médullaires) arégénératives (< 100 × 10^9/L).

1.1. Taux de réticulocytes > 120 000/mm^3 (> 120 × 10^9/L)

Il oriente vers une cause périphérique :
- une anémie hémolytique (baisse du taux d'haptoglobine, ictère à bilirubine non conjuguée) ;
- un saignement aigu ;
- une anémie d'origine centrale en cours de guérison.

1.2. Taux de réticulocytes < 100 000/mm^3 (< 100 × 10^9/L)

Il oriente vers une cause centrale en dehors d'un contexte évident comme :
- alcoolisme (avec un VGM < 110 μ^3) ;
- médicament (AZT, Bactrim...) ;
- cirrhose ;
- hypothyroïdie : TSH élevée (avec un VGM < 110 μ^3) ;
- anémie de l'insuffisance rénale chronique, avec parfois une tendance macrocytaire.

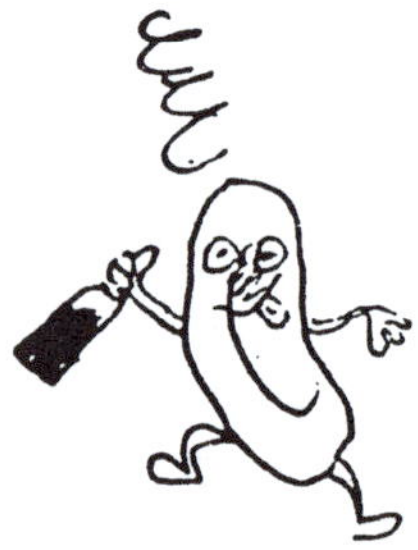

Le myélogramme s'impose et précise trois grands axes diagnostiques.

1.2.1. Anémie mégaloblastique carentielle

Présence de mégaloblaste liée à une carence vitaminique : les dosages des folates et vitamines B12 s'imposent alors à la recherche d'une carence. Le VGM est souvent très élevé (supérieur à 120 ou 130 μ^3).

NB : Il est tentant de réaliser d'emblée un dosage des folates et vitamines B12 devant une anémie macrocytaire arégénérative (négligeant ainsi la pratique d'un myélogramme) ; cependant une carence vitaminique pouvant parfaitement s'associer à une myélodysplasie, cette dernière passerait inaperçue. La règle est de ne pratiquer ces dosages qu'après la réalisation d'un myélogramme (mettant en évidence une mégaloblastose) et non pas le contraire.

1.2.2. Myélodysplasie (ou anémie réfractaire)

Le VGM est alors souvent modérément élevé (< 110 μ^3). Une neutropénie et/ou une thrombopénie peuvent s'y associer (*cf. chapitre 27*).

1.2.3. Hémopathies malignes

Affectant la moelle osseuse (leucémie aiguë, myélome...), elles peuvent s'accompagner d'une macrocytose.

2. Macrocytose isolée

Elle se définit par un VGM ⩾ 100 μ^3 sans anomalie associée sur l'hémogramme (notamment sans anémie) sur plusieurs examens successifs.
Une macrocytose isolée n'impose pas systématiquement la pratique d'un myélogramme.

Bilan étiologique :
1. alcoolisme : contexte, interrogatoire, examen clinique, élévation du taux des β-glutamyl-transférases (GGT), des triglycérides ;
2. hyperréculocytose dans le cadre d'une hyperhémolyse compensée (rechercher une splénomégalie, un ictère, une hyperbilirubinémie non conjuguée, une chute du taux d'haptoglobine) ;

3. on recherche une prise médicamenteuse à l'origine d'une macrocytose toxique, il s'agit essentiellement d'agents anti-néoplasiques où le contexte est alors évident (méthotrexate, hydroxyurée...) ; ailleurs, on pourra incriminer des drogues comme les barbituriques, sulfamides, hydantoïnes, AZT, DDI...) ;
4. on recherche une carence en folates et/ou vitamine B12 car la macrocytose peut précéder de peu l'apparition d'une anémie ;
5. en l'absence des causes précédentes, la macrocytose peut révéler une myélodysplasie latente (anémie réfractaire). Un myélogramme n'est cependant pas indispensable car son résultat ne déboucherait sur aucune conséquence thérapeutique immédiate dans la mesure où il n'existe pas d'anémie (en revanche, des numérations régulières s'imposent) ;
6. on pourra évoquer chez le sujet jeune, en l'absence de cause retrouvée, le diagnostic de macrocytose congénitale familiale (rare). Le diagnostic est aisé si les hémogrammes pratiqués dans la famille retrouvent l'anomalie ;
7. fausse macrocytose liée à un problème technique dans les grandes hypergammaglobulinémies.

Tableau : Macrocytose isolée	
– Médicaments – Nouveau-né – Formes congénitales – Hémolyse compensée – Alcoolisme – Myélodysplasie	En pratique : – vérifications du VGM – enquête « énolique » – médicaments – réticulocytes, haptoglobine – dosage folates, B12

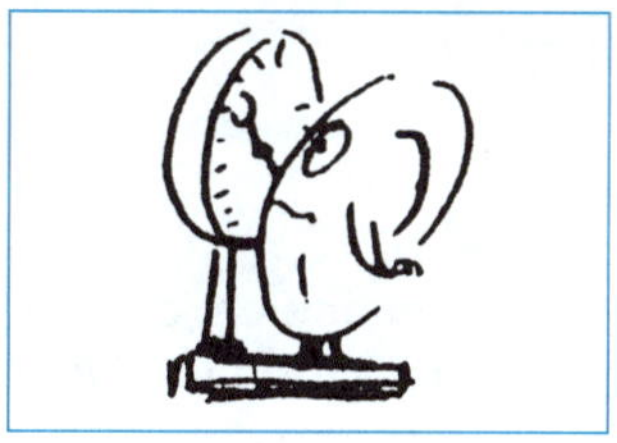

Anémie inflammatoire

Les anémies inflammatoires sont fréquentes et peuvent s'observer au cours de nombreuses pathologies : maladies de système, maladies infectieuses, maladies néoplasiques. Le traitement d'une anémie inflammatoire est essentiellement celui de sa cause.

1. Physiopathologie : plusieurs facteurs intriqués

1.1. Défaut d'activité de l'Epo

L'insuffisance de l'érythropoïèse résulte de l'inhibition des progéniteurs érythroïdes et d'une perturbation de la synthèse et de l'action de l'érythropoïétine. Ces perturbations sont induites par des cytokines dont la sécrétion est majorée dans le processus inflammatoire (interleukine-1, TNF-α, interféron-γ).

1.2. Trouble du métabolisme du fer

Il interviendrait également lors du phénomène inflammatoire, les macrophages séquestrant le fer libéré par l'hémolyse (la coloration de Perls montrerait dans la moelle des macrophages riches en hémosidérine, avec absence de sidéroblastes, qui sont des érythroblastes contenant des grains de fer). Cette difficulté de mobilisation du fer à partir des réserves entraîne une diminution de synthèse de l'hémoglobine, d'où une augmentation réactionnelle du nombre de mitoses responsable d'une microcytose. La diminution du taux de la transferrine plasmatique (protéine porteuse du fer) est liée d'une part à son hypercatabolisme dans le foyer inflammatoire, d'autre part à la diminution de sa synthèse (les réserves en fer étant pleines, ce dont témoigne le taux normal ou élevé de ferritine).

L'hepcidine (une protéine hépatique dont la synthèse augmente en cas d'inflammation) provoque une rétention du fer au niveau des macrophages et limite aussi son absorption par les entérocytes.

1.3. Raccourcissement de la durée de vie des hématies

Phénomène plus marginal, un raccourcissement modéré de la durée de vie des hématies (c'est-à-dire une hémolyse) est observé.

Une anémie inflammatoire peut connaître deux phases évolutives :
- l'anémie est initialement normochrome normocytaire arégénérative ;
- l'inflammation persistant, l'anémie peut devenir microcytaire et hypochrome.

2. Diagnostic de l'anémie inflammatoire

2.1. Clinique

- L'anémie est souvent cliniquement bien supportée car elle est d'installation progressive. Le plus souvent, elle n'est pas révélatrice mais découverte dans le bilan de la maladie causale. Dans une forme évoluée cependant, elle peut devenir symptomatique : dyspnée d'effort, vertiges, palpitations, angor d'effort.
- Un syndrome inflammatoire clinique peut dans certaines étiologies être au premier plan (fièvre, sueurs, altération de l'état général).
- On note les signes propres à la maladie causale.

2.2. Biologie

- Anémie de profondeur variable (le plus souvent modérée, entre 9 et 11 g/dL), arégénérative, normochrome, normocytaire ou dans une forme évoluée un peu microcytaire (VGM entre 70 et 80 fL).
- Thrombocytose et hyperleucocytose à polynucléaires fréquentes.
- Biologie du syndrome inflammatoire :
  - fer sérique abaissé et capacité totale de fixation (CTF) de la transferrine normale ou abaissée [donc coefficient de saturation (CS) normal ou pas aussi diminué que dans une carence en fer] ; ferritinémie souvent élevée ;
  - vitesse de sédimentation augmentée, fibrinogénémie augmentée, hypergamma- et hyper-α-2-globulinémie, haptoglobinémie élevée, CRP (*C Reactive Protein*) élevée.

2.3. Diagnostic étiologique

2.3.1. L'anémie peut être révélatrice de la maladie causale

- D'où l'importance du bilan étiologique. Les pathologies pouvant donner un syndrome inflammatoire sont multiples :
  - maladies de système : lupus, polyarthrite rhumatoïde, maladie de Horton, maladie de Crohn, etc. ;
  - maladies néoplasiques : cancers et lymphomes ;
  - maladies infectieuses : tuberculose, Osler, suppuration profonde, SIDA, etc.
- Le bilan étiologique est orienté par les points d'appel : céphalées (maladie de Horton), souffle cardiaque (maladie d'Osler), polyadénopathies (maladie de Hodgkin), etc.

2.3.2. L'anémie inflammatoire

Dans d'autres cas, l'anémie inflammatoire est découverte dans le cadre du bilan d'une pathologie déjà diagnostiquée.

2.4. Diagnostic différentiel

2.4.1. Diagnostic différentiel d'une anémie normochrome normocytaire arégénérative

Cf. figure page 8.

2.4.2. Diagnostic différentiel d'une anémie microcytaire

Il existe deux diagnostics principaux :
- thalassémie : origine géographique, notion familiale, réticulocytose élevée, électrophorèse de l'hémoglobine, fer sérique normal ou élevé, VS normale ;
- anémie ferriprive : CTF élevée, ferritinémie effondrée, VS normale.

Attention à l'association d'une anémie inflammatoire avec une anémie d'autre origine : ferriprive (exemples : cancer du côlon avec hémorragie occulte ; pathologie inflammatoire générale traitée par un AINS responsable d'une ulcération digestive hémorragique) ou carentielle vitaminique (carence en folates chez un malade cancéreux et dénutri).

3. Traitement

- Le traitement transfusionnel est dans la grande majorité des cas tout à fait inutile, donc à proscrire (il ne se justifierait que dans une anémie de mauvaise tolérance clinique ou faisant courir un risque cardio-vasculaire).
- Le traitement étiologique est la vraie thérapeutique de l'anémie inflammatoire. L'évolution de l'anémie est parallèle à celle de la maladie causale : l'anémie se corrige quand sa cause est contrôlée.
- La supplémentation en fer est inutile (les réserves étant pleines). Certains suggèrent l'association d'Epo et de fer IV (non consensuel).

Augmentation de la ferritine

- Syndrome inflammatoire.
- Hépatopathie.
- Alcoolisme.
- Hémochromatose.
- Cause congénitale associée à une cataracte (rarissime).
- Syndrome d'activation macrophagique de la moelle (rare).

Anémie aiguë hémorragique

1. Physiopathologie

1.1. Une hémorragie rapide et importante

Elle entraîne une anémie et une hypovolémie aiguë. Les réactions de l'organisme à cette hypovolémie sont :
- une vasoconstriction immédiate (déclenchée à partir des barorécepteurs carotidiens et aortiques et commandée par le système sympathique) pour réduire le débit circulatoire dans certains territoires (cutané, musculaire, splanchnique) et vasculariser préférentiellement d'autres (cérébral, coronarien) ;
- dans les heures qui suivent l'hémorragie aiguë (la réaction est différée) se produit un afflux de liquide extravasculaire dans les vaisseaux, avec rétention hydrosaline par hyperaldostéronisme secondaire ;
- la régénération des hématies est plus lente : l'érythropoïèse est stimulée par la sécrétion d'érythropoïétine déclenchée par l'hypoxie tissulaire. Il en résulte une hyperréculocytose, mais d'apparition retardée.

1.2. L'efficacité de ces réactions est variable

Une hémorragie abondante, mais de débit lent peut être relativement bien supportée, alors qu'une hémorragie de débit rapide peut entraîner un collapsus cardio-vasculaire à PVC basse.

1.3. Le facteur pronostique essentiel est le terrain

Il s'agit d'une grande urgence thérapeutique, qui impose un remplissage vasculaire immédiat pour traiter l'hypovolémie aiguë.

2. Le diagnostic est clinique

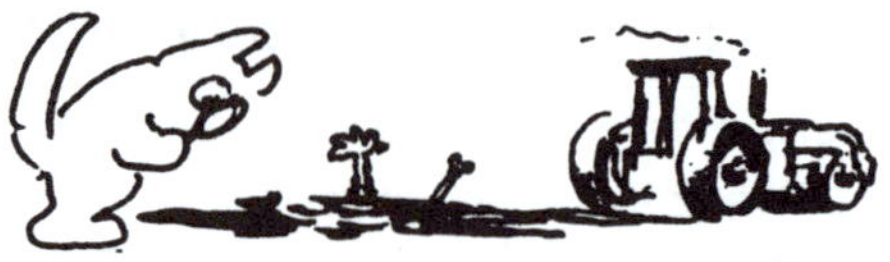

2.1. Une hémorragie abondante

Avec syndrome anémique important et brutal et signes de choc hypovolémique, elle ne pose pas de problème diagnostique quand elle est extériorisée (comme une hématémèse). Le diagnostic différentiel ne se pose que lorsque l'hémorragie n'est pas extériorisée : les symptômes de l'hypovolémie révèlent l'accident [rechercher un hémopéritoine, un hémothorax, une hémorragie digestive non encore extériorisée (toucher rectal, sonde gastrique)]. Il faut dans ce cas éliminer un choc cardiogénique ou un choc infectieux.

2.2. Examen

L'examen note une pâleur de la peau et des muqueuses, une tension basse ou imprenable, un pouls petit et rapide, des marbrures, une polypnée, des sueurs, des extrémités froides, une soif. Des vertiges, des bourdonnements d'oreille sont des signes d'anoxie cérébrale.

2.3. Étiologie

- Hémorragie extériorisée : blessure vasculaire, hématémèse, hémoptysie.
- Hémorragie non extériorisée :
  - digestive : ulcère gastro-duodénal hémorragique, rupture de varices œsophagiennes dans la cirrhose avec hypertension portale (notion de prise médicamenteuse, antécédents digestifs, sonde gastrique, toucher rectal, fibroscopie, méléna) ;
  - hémothorax (radio pulmonaire) ;
  - hémopéritoine : rupture de grossesse extra-utérine, rupture traumatique de la rate ;
  - hématome profond : post-traumatique.

2.4. Chercher un trouble de l'hémostase favorisant l'hémorragie

Cela se révèle par une prise d'antivitamine K, une thrombopénie, une hémophilie.

3. Apprécier les éléments du pronostic

- Le terrain est prépondérant : sujet cirrhotique, sujet cardiaque (risque d'insuffisance coronarienne), sujet âgé (risque d'insuffisance vasculaire cérébrale).
- Rapidité et abondance de l'hémorragie, persistance ou arrêt du saignement.
- Précocité du traitement et réponse à la réanimation : importance du chiffre de tension artérielle.
- Étiologie.

4. Conduite à tenir en urgence

4.1. Prélèvements en urgence

- NFS-plaquettes (mais l'hémogramme initial reflète mal le degré de spoliation sanguine) :
  - dans les premières heures, en raison de la perte parallèle d'hématies et de plasma (donc sous-estimation de l'anémie) ;
  - puis surestimation de l'anémie par l'hémodilution liée à l'afflux de liquide extravasculaire dans la circulation ;
  - ainsi, la symptomatologie clinique est prioritaire sur la biologie dans l'appréciation du retentissement de l'anémie.
- Groupe-RAI.
- Bilan standard d'hémostase, ionogramme sanguin, taux de créatinine.

4.2. Mise en route immédiate de la réanimation

4.2.1. Traitement symptomatique

- Oxygénothérapie nasale à haut débit.

- Poser un voie veineuse (cathéter central, pour assurer un débit important et mesurer la PVC) et remplissage vasculaire par macromolécules (à débuter avant le transfert en milieu hospitalier), en attendant le résultat du groupe-RAI. Si l'anémie est cliniquement mal supportée et/ou fait courir un risque cardio-vasculaire (sujet âgé), transfusion de concentrés globulaires.
- Importance de la surveillance de l'évolution : état de conscience, courbe de pouls, tension, diurèse, PVC. Maintenir une tension supérieure à 10.

4.2.2. Traitement étiologique selon le contexte

- Hémostase locale :
  - médicale : lavage gastrique à l'eau glacée, sonde dans une hématémèse par rupture de varices œsophagiennes. Compression manuelle en cas de brèche vasculaire d'un gros tronc (artère fémorale) ;
  - chirurgicale : dans une plaie vasculaire.
- Hémostase générale : apport de l'élément déficitaire (concentrés plaquettaires dans une thrombopénie périphérique, concentrés de facteur VIII dans une hémophilie A, etc.).

Anémie hémolytique

Orientation diagnostique et conduite à tenir devant une anémie par hyperhémolyse.

> Une hyperhémolyse est une destruction exagérée des hématies, dont la durée de vie chute ainsi en dessous de 120 jours. L'hémolyse quotidienne physiologique concerne les GR ayant atteint ce délai (soit 1 à 2 % du total des hématies) et s'effectue principalement par les macrophages de la moelle osseuse et du foie.

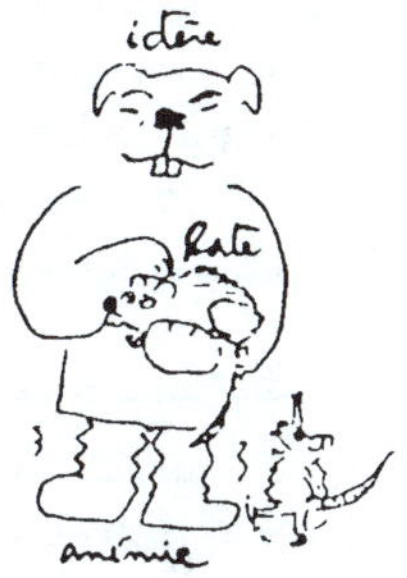

On distingue :
- **l'hyperhémolyse intratissulaire (la plus fréquente)** : exagération du processus normal qui s'effectue par les macrophages principalement au niveau du foie et de la rate ;
- **l'hyperhémolyse intravasculaire** se produit au sein de la circulation ;
- l'association des deux formes est possible ;
- l'hémolyse intra-médullaire.

1. Diagnostic de l'hyperhémolyse intratissulaire

1.1. Examen clinique

> La triade clinique associe diversement :
> - anémie
> - ± ictère (visible si bilirubine > 30 µmol/L)
> - ± splénomégalie

- Syndrome anémique dont la tolérance fonctionnelle est davantage liée à sa rapidité d'installation qu'à sa profondeur (pâleur cutanéo-muqueuse, dyspnée d'effort, vertiges, céphalées, acouphènes...), tachycardie réactionnelle, ± souffle systolique fonctionnel.
- Ictère cutanéo-muqueux non prurigineux, avec selles non décolorées et urines orangées.
- ± splénomégalie isolée (sans signe d'hypertension portale).

1.2. Examens biologiques

- Anémie normochrome normocytaire ou discrètement macrocytaire (en raison de l'hyperrégénération), régénérative (réticulocytes souvent $> 300 \times 10^9$/L).

– Manifestation de l'hypercatabolisme de l'hémoglobine :
  - taux sérique d'haptoglobine (α-2-globuline hépatique) effondré – le signe le plus fidèle et précoce de l'hémolyse – les chaînes de globine libérées par les hématies sont « tamponnées » par l'haptoglobine puis phagocytées par les macrophages. En cas de syndrome inflammatoire franc, l'haptoglobine dont la synthèse est alors augmentée peut demeurer dosable ;
  - bilirubine non conjuguée (ou libre) > 10 mg/L ou 17 mmol/L, reflet de l'hyperrecyclage de l'hème survient de manière décalée après le début de l'hémolyse ;
  - élévation du taux de LDH : inconstante et pas de valeurs spécifiques ;
  - hémoglobinémie et hémoglobinurie si toute l'haptoglobine est consommée.

	Intratissulaire	Intravasculaire
Haptoglobine	↘	↘
Bilirubine non conjuguée	↗	Normal ou ↗
Réticulocytes	↗	↗
Hémoglobinémie Hémoglobinurie	Normale (ou ↗)	↗
LDH	Normales ou ↗	↗ ou ↗↗ ou ↗↗↗

À part :

– **l'hyperhémolyse compensée** : la destruction des hématies est compensée par la régénération médullaire, n'entraînant ainsi pas d'anémie :
  - pas d'ictère (car pas assez d'hémolyse) ;
  - haptoglobine effondrée ;
  - élévation de la bilirubine libre, hyperréticulocytose et possible macrocytose due à l'hyperrégénération.

– l'anémie hémolytique arégénérative :
  - chercher une cause associée d'anémie : carence en folates, infection par le parvovirus B19... ;
  - hémolyse brutale non encore régénérative, hémolyse intra-médullaire ;
  - réticulocytes rapidement détruits (possible dans certaines AHAI) ;

– **l'anémie hémolytique microcytaire** : syndrome thalassémique sévère.

> La seule preuve directe de l'hyperhémolyse est la mesure de la diminution de la durée de vie des hématies marquées au chrome 51. Peu utilisée.

2. Diagnostic de l'hyperhémolyse intravasculaire

– Critères de diagnostic :
  - anémie, peu ou pas d'ictère car fuite directe de l'hémoglobine dans les urines ;
  - haptoglobine effondrées, LDH très élevées ;
  - présence de schizocytes (hémolyse mécanique) sur le frottis et hyperréticulocytose ;
  - hémosidérinurie (l'hémoglobine filtrée est réabsorbée par les cellules tubulaires et le fer stocké sous forme d'hémosidérine est éliminé par desquamation des ces cellules).

– Formes aiguës : urgence médicale +++ risque vital !
  - anémie aiguë brutale, malaise général, frissons, fièvre, choc, céphalée, nausée, lombalgies (ictère décalé ou absent) ;
  - anémie normocytaire d'abord arégénérative puis régénérative, possible thrombocytose et hyperleucocytose d'entraînement, hémoglobinémie ;
  - oligurie, urines brunes ;
  - deux risques évolutifs :
    - insuffisance rénale oligo-anurique par tubulopathie,
    - CIVD, thrombose.

– Formes chroniques :
  - possible carence martiale par perte urinaire (piège car pas d'hyperréticulocytose) ;
  - penser aux valves cardiaques mécaniques.

3. Hyperhémolyse intramédullaire

- Lorsqu'elle est pratiquée, l'étude de la durée de vie des hématies marquées montre une diminution ; l'épreuve isotopique permet en outre de préciser le siège de la destruction érythrocytaire.
- Anémie. Possible ictère.
- Penser à la maladie de Biermer, à l'anémie réfractaire…
- Augmentation des LDH, augmentation de BNC, réticulocytes non élevés.

Diagnostic différentiel

- Éliminer les autres causes d'anémie régénérative :
  . réparation d'une anémie centrale ;
  . hémorragie aiguë récente.
- Éliminer les autres causes d'élévation de la bilirubine non conjuguée :
  . résorption d'hématome volumineux ;
  . maladie de Gilbert ou déficit acquis en glycuronyl-transférase hépatique (rifampicine).

4. Enquête étiologique

4.1. Interrogatoire

- Origine ethnique, malformation osseuse, défaut de croissance (thalassémie).
- Enquête familiale (arbre généalogique) recherchant une maladie hémolytique.
- Date de début des signes (début précoce oriente vers une cause génétique).
- Prise médicamenteuse, voyages en pays tropical, transfusion récente, grossesses…
- Contexte infectieux, port de valves mécaniques.
- Notion de maladie auto-immune.

4.2. Examens biologiques

En l'absence de contexte : 2 examens clés, le **frottis sanguin** et le **test de Coombs**.
Si contexte : hémoculture, goutte épaisse si fièvre.

4.2.1. Pour démontrer l'origine corpusculaire de l'hémolyse

- Anomalies morphologiques érythrocytaires visibles sur lame.
- Électrophorèse de l'hémoglobine.
- Résistance globulaire aux solutions hypotoniques et étude de l'auto-hémolyse *in vitro*.
- Dans un second temps : dosages des enzymes érythrocytaires. Étude de la stabilité de l'hémoglobine, ecktacytométrie (étudie la déformabilité des GR).

4.2.2. Pour démontrer l'origine extracorpusculaire de l'hémolyse

- Aspect des hématies sur lame : schizocytes, etc.
- Test de Coombs globulaire.
- Selon le contexte : hémocultures, goutte épaisse, etc.

4.3. Étiologies des anémies hémolytiques

<table>
<tr><td rowspan="8">Corpusculaires : constitutionnelles (héréditaires)</td><td rowspan="2">Anomalie de la membrane</td><td colspan="2">– Sphérocytose héréditaire de Minkowski-Chauffard</td></tr>
<tr><td colspan="2">– Acanthocytose, stomatocytose (rare)...</td></tr>
<tr><td rowspan="4">Hémoglobinopathies</td><td colspan="2">– Thalassémies : anomalie quantitative de synthèse de chaînes α ou β</td></tr>
<tr><td rowspan="3">– Hémoglobinoses : anomalie quantitative de synthèse (mutation remplaçant un acide aminé de la globine par un autre)</td><td>Drépanocytose (ou hémoglobinose H)</td></tr>
<tr><td>Hémoglobinoses C, D, E</td></tr>
<tr><td>Hémoglobinoses instables (mutation d'un acide aminé impliqué dans la stabilité de l'Hb avec formation de corps de Heinz entraînant l'hémolyse)</td></tr>
<tr><td rowspan="2">Enzymopathies</td><td colspan="2">– Déficit en G6PD (shunt des pentoses)</td></tr>
<tr><td colspan="2">– Déficit en pyruvate-kinase (voie principale de la glycolyse)</td></tr>
<tr><td rowspan="6">Extra-corpusculaires, acquises</td><td rowspan="3">Coombs positif</td><td rowspan="3">– Immunologiques (anticorps ou de complexes immuns à la surface des GR)</td><td>Auto-immune</td></tr>
<tr><td>Allo-immune (post-transfusion-nelle, fœto-maternelle)</td></tr>
<tr><td>Immuno-allergiques (médicaments)</td></tr>
<tr><td rowspan="3">Coombs négatif</td><td colspan="2">– Mécanique</td></tr>
<tr><td colspan="2">– Infectieuse</td></tr>
<tr><td colspan="2">– Toxique</td></tr>
<tr><td colspan="4">Exception : hémoglobinurie paroxystique nocturne : anomalie corpusculaire mais acquise</td></tr>
</table>

Devant une anémie hémolytique chronique

Il faut penser à rechercher des lithiases biliaires : échographie.

Devant une élévation isolée de la bilirubine « libre » (non conjuguée)

Il faut évoquer :
- l'hémolyse ;
- la maladie de Gilbert.

Chapitre 3

Hyperéosinophilie

– Item 311 | Éosinophilie

Définition : augmentation du nombre de polynucléaires éosinophiles circulants au-dessus de $0,5 \times 10^9/L$ (vérifiée sur plusieurs numérations), quel que soit le pourcentage.

1. Principales étiologies des hyperéosinophilies

Parasitoses : helminthiases	Contexte géographique, examen parasitologique, sérologies – Métropolitaine : oxyure, ascaris, taenia, distomatose... – Voyage en pays d'endémie : bilharziose, filariose...
Allergies	– Asthme – Eczéma, rhinite, urticaire – Allergie médicamenteuse
Hémopathies et cancers	– Leucémie myéloïde chronique – Maladie de Hodgkin – Cancers (foie, poumons, digestif...)
Maladie de système	– Périartérite noueuse, syndrome de Churg et Strauss – Lupus érythémateux disséminé – Polyarthrite rhumatoïde – Sarcoïdose
Dermatoses	– Phemphigus – Dermatite herpétiforme – Hématodermie – Polymyosites
Divers	– Radiothérapie, brûlures étendues – Maladie de Crohn, de Whipple, rectocolite hémorragique – Splénectomie – Maladie d'Addison – Infarctus du myocarde
Syndrome hyperéosinophilique primitif	– Leucémie à éosinophiles

2. Conduite diagnostique

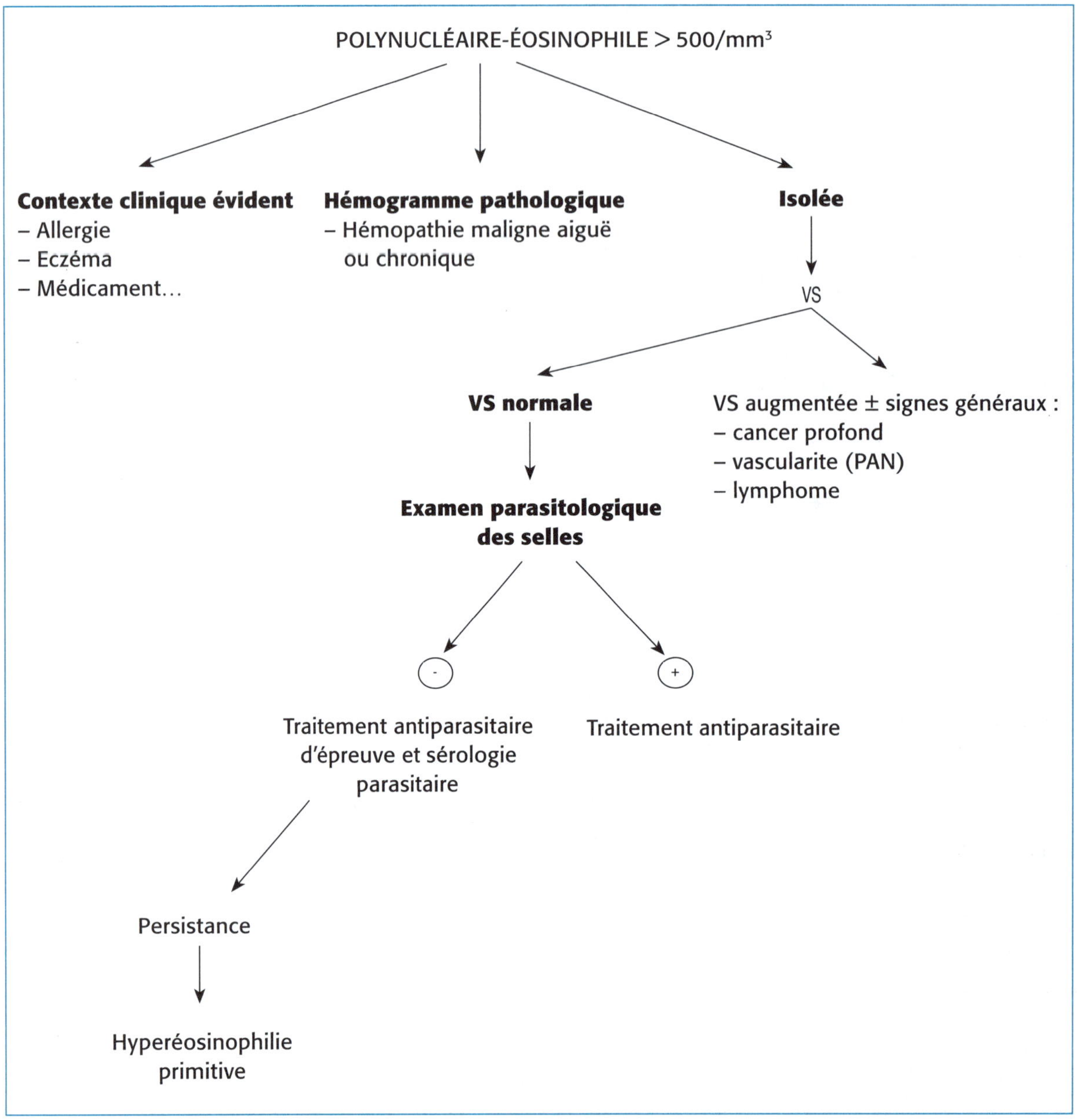

Chapitre 4

Hémogramme : indications et interprétation

Item 316 | Hémogramme : indications et interprétation

Hyperlymphocytose

Augmentation absolue du nombre des lymphocytes circulants :
- chez l'adulte > 4,5 × 10^9/L ;
- chez l'enfant > 8 × 10^9/L.

1. Enquête étiologique

Elle tient compte des éléments suivants :
- âge, contexte clinique (signes infectieux, organes hématopoïétiques) ;
- importance de la lymphocytose ;
- aspect sur lame des lymphocytes ;
- lymphocytose aiguë ou chronique ;
- immunomarquage.

2. Éliminer les fausses lymphocytoses

- Inversion de formule où la valeur brute des lymphocytes reste normale (+++).
- Lymphoblastes des leucémies aiguës lymphoblastiques.
- Syndrome mononucléosique.

Tableau 1 : Principales étiologies des hyperlymphocytoses

Lymphocytose	Aspect des lymphocytes	Étiologies
Aiguë	Normal	– Virales : oreillons, varicelle, rougeole, rubéole, VIH – Bactériennes : coqueluche, maladie de Carl-Smith, brucellose
	Atypique	– Syndromes mononucléosiques : . viral : VIH, MNI, CMV, hépatites virales . parasitaire : toxoplasmose – Réaction immuno-allergique médicamenteuse
Chronique (2 mois)	Normal	– Pathologies malignes : . leucémie lymphoïde chronique (+++) . maladie de Waldenström . lymphome non hodgkinien leucémisé
	Atypique	– Syndrome de Cesary – Leucémie à tricholcocytes (inconstant) – Lymphome non hodgkinien leucémisé

En cas d'hyperlymphocytose chronique (> 2 mois) chez un adulte, pour trancher entre une LLC typique ou un lymphome leucémisé, il faut faire :
- frottis sanguin ;
- immunomarquage des lymphocytes circulants *(cf. chapitre 30, LLC)*.

Myélémie

La myélémie consiste en un passage dans le sang circulant d'éléments immatures des lignées myéloïdes médullaires (myélocytes, métamyélocytes, promyélocytes...).

Tableau 2 : Étiologies	
Myélémies réactionnelles (souvent modérées < 10 %)	- Infections bactériennes sévères - Syndromes inflammatoires importants - Tuberculose aiguë
Myélémies par régénération (modérées et transitoires, contexte)	- Réparation d'une agranulocytose - Régénération post-chimiothérapie - Compensation post-hémolyse et post-hémorragie aiguës - Administration de facteur de croissance hématopoïétique
Syndrome myéloprolifératif (myélémie persistante et souvent importante)	- Leucémie myéloïde chronique (+++) - Maladie de Vaquez - Thrombocytémie essentielle - Splénomégalie myéloïde
Myélofibrose	- *Cf. tableau page 164*
Envahissement médullaire	- Métastase médullaire de cancer - Leucémie aiguë

Une myélémie mineure et transitoire (1-2 %) ne revêt pas forcément un aspect pathologique.

Polynucléose neutrophile

Augmentation du nombre absolu des polynucléaires neutrophiles circulants au-dessus de 7×10^9/L.

1. Principales étiologies des hyperneutrophilies

Tableau 3 : Étiologies	
Infections bactériennes (sauf tuberculose, brucellose, typhoïde)	- Locales : foyer ORL ou stomatologique - Générales : septicémie, endocardite
Syndrome inflammatoire	- Polyarthrite rhumatoïde - Crise de goutte - Myosites - Etc.

Hémopathies/cancers	– Cancers : poumons, pancréas – Syndromes myéloprolifératifs – Lymphomes non hodgkiniens – Maladie de Hodgkin
Régénération médullaire (myélémie, thrombocytose associées)	– Hémorragie aiguë – Hémolyse aiguë – Agranulocytose
Nécrose tubulaire	– Infarctus du myocarde
Maladies métaboliques	– Insuffisance rénale – Maladie de Cushing – Acido-cétose diabétique
Médicaments	– Corticoïde, lithium, adrénaline – Facteur de croissance hématopoïétique
Tabagisme	– Discrète polyglobulie associée
Splénectomie	– Thrombocytose associée
Causes physiologiques	– Grossesse – Nouveau-né – Stress, effort violent, digestion

2. Démarche diagnostique

2.1. Contexte clinique

– Il est d'emblée évocateur : pas d'exploration hématologique particulière :
  • infection bactérienne évolutive ;
  • maladie inflammatoire chronique (lupus, polyarthrite...) ;
  • cancer évolutif ;
  • infarctus du myocarde récent ;
  • grossesse au troisième trimestre (polynucléose modérée) ;
  • prise médicamenteuse : corticoïde, lithium.

– À part :
  • nouveau-né ;
  • exercice violent (NFS à contrôler au repos) ;
  • menstruations (NFS à contrôler à différentes périodes du cycle).

2.2. Absence de contexte clinique et élévation de la VS

– Confirmer l'existence d'un syndrome inflammatoire par la recherche d'une élévation des taux de CRP, de fibrinogène, une hyperα-2-globulinémie.

– Exploration étiologique du syndrome inflammatoire :
  • recherche d'une infection latente (dentaire, sinusienne, urinaire, gynécologique...) ;
  • recherche d'une tumeur profonde (rénale, pulmonaire, colique...) ;
  • il faut évoquer des micro-blessures souillantes à répétition chez les travailleurs manuels ;
  • maladie auto-immune (lupus, polyarthrite rhumatoïde)...

2.3. Polynucléose neutrophile isolée

– **Absence de contexte clinique.**

– **VS normale, absence de syndrome inflammatoire.**

– Rechercher une grossesse.

– Rechercher une prise médicamenteuse (corticoïde, lithium).

– Rechercher une splénomégalie, une myélémie à la recherche d'un syndrome myéloprolifératif.

– Tabagisme : un test d'arrêt doit permettre la normalisation en quelques mois.

– Si le bilan est totalement négatif, la polynucléose stable, il peut s'agir d'une forme idiopathique.

Neutropénies

- La neutropénie se définit par un taux de polynucléaires neutrophiles circulants < $1{,}5 \times 10^9$/L.
- Il existe des variations physiologiques imposant de contrôler sur de nouveaux hémogrammes la réalité de la neutropénie. Il faut également tenir compte de l'origine ethnique : les sujets noirs ont physiologiquement un taux plus bas de polynucléaires circulants (pouvant aller jusqu'à 800/mm^3).
- Le risque infectieux n'apparaît qu'en cas de neutropénie sévère : < 1, voire $0{,}5 \times 10^9$/L.
- La neutropénie pose un problème étiologique :
  . elle peut résulter d'un excès de destruction par des mécanismes auto-immuns ou une séquestration splénique ;
  . elle peut être liée à une insuffisance de production médullaire globale ou élective.

Un myélogramme peut être nécessaire pour orienter le diagnostic quand la cause n'est pas évidente.

1. Neutropénies acquises

Elles sont les plus fréquentes.

1.1. Neutropénies aiguës

- Médicamenteuses (*cf. chapitre 26*).
- Infectieuses :
  • virales : MNI, CMV, hépatites virales, oreillons, grippe, rubéole, rougeole ;
  • bactériennes : typhoïde, brucellose, septicémie, tuberculose grave ;
  • parasitaires : paludisme, kala-azar.
- Intoxication alcoolique aiguë (fréquente thrombopénie associée).
- Neutropénie néonatale allo-immune : transmission d'anticorps maternels antipolynucléaires (spontanément régressive en quelques semaines).

1.2. Neutropénies chroniques

- Hypersplénisme (thrombopénie modérée généralement associée).
- Le syndrome de Felty associe une polyarthrite rhumatoïde, une splénomégalie et une leuconeutropénie. Cette dernière est de mécanisme complexe : central (trouble de la production) et périphérique (margination, hypersplénisme, auto-immun).
- Insuffisance médullaire : envahissement (leucémie, lymphome, métastase), aplasie, dysmyélopoïèse, carence vitaminique. La neutropénie ici est le plus souvent associée à une thrombopénie et/ou une anémie.
- Auto-immunes : isolées (rarement) ou associées à une maladie auto-immune type lupus.
- Toxiques : médicaments, radiothérapie.
- Idiopathiques (bénignes) : affectent plus volontiers la femme aux environs de la ménopause (elles semblent liées à un défaut de démargination des polynucléaires).
- Lymphocytose à grains (sur le frottis). Phénotype T. Mécanisme inconnu.

2. Neutropénies congénitales

Elles sont rares et généralement chroniques :
- agranulocytose de Kostmann : notion familiale, infections multiples chez un nourrisson. Le pronostic est souvent fatal (amélioré par les facteurs de croissance comme le G-CSF) ;
- composante de la maladie de Fanconi (*cf. chapitre 5, p. 27*) ;
- neutropénie cyclique : périodicité de 3 à 4 semaines et durant 4 à 5 jours. Il existe parfois une notion familiale.

3. À part : les anomalies qualitatives

- Granulomatose chronique de l'enfant :
  - transmission récessive liée au sexe ;
  - défaut de bactéricidie des polynucléaires neutrophiles ;
  - infections à répétitions ;
  - diagnostic par l'étude fonctionnelle *in vitro* : défaut de réduction du nitro-bleu de tétrazolium (NBT).
- Maladie de Chediak-Higashi :
  - transmission autosomique récessive ;
  - albinisme, hépatosplénomégalie, infections à répétition ;
  - granulations géantes intracytoplasmiques.
- Anomalies qualitatives acquises au cours d'hémopathies malignes, d'une corticothérapie ou de la consommation d'alcool.

Chapitre 5

Aplasie médullaire

- Hors programme

1. Définition et physiopathologie

– Atteinte quantitative, généralement sévère et durable, de la production des trois lignées myéloïdes avec une moelle hypocellulaire, voire déserte.
– Elle est liée à une raréfaction et/ou une baisse d'activité mitotique des cellules souches médullaires.
– Les étiologies sont multiples, mais la maladie est souvent idiopathique.

2. Circonstances révélatrices

– Découverte fortuite sur un hémogramme systématique, ou lors de la surveillance d'un sujet à risque.
– Complications infectieuses ou hémorragiques.
– Syndrome anémique.

3. Diagnostic

3.1. Examen clinique

– Souvent normal : absence d'hépatosplénomégalie et d'adénopathies.
– Syndrome hémorragique (inconstant) : purpura, épistaxis.
– Syndrome anémique.

3.2. Hémogramme : pancytopénie de profondeur variable

– Anémie normochrome, normocytaire, arégénérative (oriente vers une cause centrale).
– Thrombopénie.
– Leuconeutropénie.
– Ailleurs : bicytopénie ou baisse isolée d'une des trois lignées.

3.3. Myélogramme

La moelle est pauvre avec une atteinte quantitative de toutes les lignées, une absence de cellules étrangères à la moelle et de cellules blastiques. Il existe une augmentation relative des lignées non myéloïdes (lymphocytes, plasmocytes).

3.4. Biopsie ostéo-médullaire

Elle est indispensable :
– tissu médullaire pauvre ou même désert ;
– elle élimine les diagnostics différentiels d'une moelle pauvre au myélogramme : myélofibrose ou envahissement par des cellules malignes.

3.5. En marge du bilan diagnostique

Un typage HLA du patient et de sa fratrie doit être réalisé en vue d'une éventuelle allogreffe de moelle.

4. Bilan étiologique

4.1. Causes acquises

- **Infectieuses** : VIH, hépatite virale non A non B non C non D non E (en fait virus hépatotrope inconnu), parvovirus B19 chez le sujet immunodéprimé, virus de la dengue (tuberculose des organes hématopoïétiques à part car peut se manifester par une pancytopénie, mais sans aplasie proprement dite).
- **Toxiques** : solvants (benzène), insecticides.
- **Médicamenteuses** (à distinguer des chimiothérapies ou radiothérapie à l'origine d'aplasies « volontaires ») : chloramphénicol, amydopyrine, hydantoïnes, antithyroïdiens de synthèse, colchicine, sels d'or, etc.
- **Aplasies pré-leucémiques** : un tableau d'aplasie peut précéder de plusieurs mois l'apparition d'une blastose médullaire et sanguine.
- **Associées à une hémoglobinurie paroxystique nocturne ou à un thymone.**
- **Idiopathiques** (les plus fréquentes) : souvent imputées à un mécanisme auto-immunitaire mal défini.

4.2. Causes constitutionnelles

Maladie de Fanconi : anomalie héréditaire du système des DNA-réparases (de transmission autosomique récessive), plusieurs mutations distinctes sont identifiées :
- syndrome polymalformatif : pouces, reins, dysmorphie faciale, retard de croissance ;
- taches cutanées café au lait (notion familiale) ;
- caryotype : cassures chromosomiques majorées par les alkylants (*in vitro*) ;
- évolution : aggravation progressive de l'insuffisance médullaire qui apparaît entre 5 et 10 ans. Décès dans l'adolescence (sans traitement) par aplasie ou par évolution vers une leucémie aiguë.
- **Syndrome de Zinsser-Engman-Cole** (ou dyskératose congénitale) : beaucoup plus rare.

5. Évolution et pronostic

5.1. Critères pronostiques

- Étiologie : gravité des aplasies post-hépatitiques (non A $\Rightarrow$ non E).
- Numération :

	Formes sévères	Formes atténuées
Polynucléaires ($\times 10^9$/L)	< 0,5	0,5-1,5
Réticulocytes ($\times 10^9$/L)	< 20	20-50
Plaquettes ($\times 10^9$/L)	< 20	20-100

5.2. Évolution

- Les guérisons spontanées sont rares. Les corrections des cytopénies rapides (< 3 mois) spontanément ou sous traitement sont de bon augure.
- Les formes sévères ont 80 % de décès à 6 mois par complications infectieuses ou hémorragiques.
- Rarement, on observe l'apparition ultérieure d'une hémopathie sous-jacente (leucémie aiguë ou hémoglobinurie paroxystique nocturne).

6. Traitement

6.1. Traitement symptomatique

- Concentrés de globules rouges, phénotypés irradiés, concentrés plaquettaires irradiés. Les apports transfusionnels doivent être réduits au minimum si une allogreffe de moelle est envisagée (afin de ne pas favoriser un rejet ultérieur).
- Traitement symptomatique des infections par antibiothérapie à large spectre, décontamination digestive selon les cas, hospitalisation en chambre stérile, voire sous flux laminaire, bains de bouche, nourriture stérile.
- Proscrire biopsie, injection intramusculaire, rasage à la main.
- Le recours à des transfusions de concentrés leucocytaires est rare et est réservé à des infections graves non contrôlées par une antibiothérapie à large spectre.

6.2. Traitement spécifique

- **Étiologique dans certains cas** : arrêt d'un médicament.
- **Les traitements immunosuppresseurs** sont utilisés dans l'hypothèse d'un mécanisme auto-immun de l'aplasie :
  • sérum anti-lymphocytaire ;
  • sandimmun (Cyclosporine®) associés.
- Les délais de réponse hématologique aux traitements sont longs, de plusieurs semaines à plusieurs mois. Les effets indésirables ne sont pas négligeables (maladie sérique, immunosuppression, risque de choc anaphylactique avec les sérums anti-lymphocytaires ; toxicité rénale, gingivopathie, arthralgies avec la Cyclosporine®).
- **Androgénothérapie** : intéressante dans les aplasies de gravité moyenne ; le délai de réponse thérapeutique inconstante est de l'ordre de 3 mois. Les effets secondaires possibles sont : crampes, action virilisante, hépatopathie.
- **Les facteurs de croissance hématopoïétiques** (G-CSF, GM-CSF) s'avèrent décevants.
- **La greffe de moelle allogénique** après un conditionnement destiné à éviter le rejet de greffe (Endoxan® et sérum antilymphocytaire) est indiquée dans les aplasies graves, après échec des thérapeutiques précédentes chez les patients jeunes disposant d'un donneur HLA identique.

Chapitre 6

Purpura non thrombopénique

– Item 330 | Purpura chez l'enfant et chez l'adulte

- Le purpura est un syndrome clinique fait de taches hémorragiques pourpres, non effaçables par la pression (à la différence des angiomes et des érythèmes), lié à l'extravasation spontanée des hématies hors des vaisseaux dans la peau, disparaissant en quelques jours sans séquelle avec les stades de la biligénie.
- On distingue quatre types de purpura :
  - pétéchial : taches pourpres rondes, bien limitées, de la taille d'une tête d'épingle ;
  - ecchymotique : taches hémorragiques plus larges, aux contours moins bien limités ;
  - nodulaire : caractérisé par une infiltration palpable ;
  - nécrotique : pétéchies ou ecchymoses surélevées par une zone de nécrose.
- Un purpura signe un trouble de l'hémostase primaire et pose un problème étiologique. L'élément discriminant essentiel est le taux de plaquettes :
  - s'il est diminué : thrombopénie (*cf. chapitre 7*) ;
  - s'il n'est pas diminué : il peut s'agir d'un dysfonctionnement plaquettaire ou d'un purpura vasculaire.
- Le temps de saignement distingue ces deux mécanismes.

1. Le temps de saignement est allongé

Les causes principales d'allongement du temps de saignement sans baisse du taux de plaquettes sont (dysfonctionnement plaquettaire) acquises ou liées aux thrombopathies constitutionnelles (*cf. chapitre 11, p. 53*).

1.1. Causes acquises

- Médicaments : aspirine, anti-inflammatoires non stéroïdiens, pénicilline ou céphalosporine à forte dose, anti-agrégants plaquettaires.
- Insuffisance rénale chronique.
- Myélome et Waldenström. L'Ig monoclonale par hyperviscosité gêne l'agrégation.
- Cirrhose éthylique.
- Syndromes myéloprolifératifs, dysmyélopoïèses acquises.
- Anémie importante (troubles rhéologiques).

1.2. Thrombopathies constitutionnelles (hors programme)

(*Cf. p. 35.*)

2. Le temps de saignement est normal

Le purpura est vasculaire :
- un purpura vasculaire est lié aux lésions des parois des vaisseaux cutanés ;
- le bilan d'hémostase est normal : les tests de coagulation, le taux et les fonctions des plaquettes sont normaux ; la seule anomalie peut être une baisse de la résistance capillaire (mesurée au pli du coude sur le nombre de pétéchies apparues cinq minutes après la compression par tensiomètre ou après dépression par ventouse) ;
- les purpuras vasculaires sont le plus souvent pétéchiaux, parfois infiltrés au toucher comme dans le purpura rhumatoïde, mais sans hémorragie muqueuse associée. Dans le *purpura fulminans* toutefois, le purpura est ecchymotique et nécrotique, associé à des hémorragies de CIVD ;
- un purpura vasculaire typique est parfois évocateur par son caractère mécanique, dont témoigne sa topographie : partie inférieure du corps, avec poussées déclenchées par l'orthostatisme.

2.1. Purpura vasculaire infectieux

À évoquer devant tout purpura fébrile ou associé à un état de choc, car certaines formes sont de pronostic vital comme le *purpura fulminans*. Ce type de purpura peut être dû à une atteinte de l'endothélium vasculaire par l'agent infectieux ou par les toxines qu'il produit, et/ou à des lésions de vascularite par dépôts de complexes immuns :

- ***purpura fulminans* méningococcique** : grande urgence pédiatrique *(cf. p. 31)* ;
- **septicémie à Gram positif ou négatif** : le purpura peut être ici bulleux et ecchymotique (le prélèvement d'une sérosité permet parfois d'isoler un germe en cause comme un staphylocoque) ;
- **endocardite d'Osler** : intérêt diagnostique du purpura et de sa localisation particulière (sus-claviculaire, conjonctivale) dans l'enquête étiologique d'un souffle chez un malade fébrile ;
- **syndrome malin des maladies infectieuses éruptives** : il peut s'observer dans les formes graves de varicelle, de rougeole, de scarlatine.

2.2. Purpura vasculaire d'origine immunologique

Il est lié à une vascularite induite par le dépôt de complexes immuns circulants aboutissant à l'inflammation et à la nécrose de la paroi vasculaire :

- **lupus, polyarthrite rhumatoïde, périartérite noueuse** ;
- **prise médicamenteuse** : par un mécanisme immuno-allergique, certains médicaments (pénicilline, sulfamides, AINS, aspirine) peuvent être responsables de rashs allergiques qui se purpurisent ;
- **purpura rhumatoïde de Schœnlein-Henoch** ;
- **purpura hyperglobulinémique** : pétéchial, parfois ecchymotique, évoluant par poussées, touchant les régions déclives, responsable de traces pigmentées séquellaires (dermite ocre). Il peut survenir dans deux contextes :
  - une hypergammaglobulinémie sans pic monoclonal : prédominance féminine, peut évoluer sur des années par poussées, survient parfois dans le contexte d'une pathologie auto-immune générale (lupus, polyarthrite, etc.) ou d'une cirrhose hépatique ;
  - une cryoglobuline monoclonale (chercher un Waldenström ou un myélome) ou polyclonale ;
- **purpura par auto-sensibilisation des hématies (rare)** : purpura ecchymotique, prédominant dans les régions déclives, évoluant par poussées, douloureux, de mécanisme inconnu. Prédominance féminine, avec contexte psychologique particulier. L'injection intradermique des propres hématies de la patiente reproduit les lésions.

2.3. Purpura lié à une fragilité capillaire acquise ou constitutionnelle

- La « fragilité capillaire » ne peut être explorée que par des tests de surpression (brassard) ou de dépression (ventouse), qui n'ont de valeur que s'ils sont franchement positifs.
- On ne peut conclure à une fragilité capillaire que si le reste du bilan d'hémostase est strictement normal.

2.3.1. Fragilité capillaire acquise

- Purpura « sénile » (taches purpuriques sur les avant-bras et les mains) : bénin et très fréquent chez le sujet âgé.
- Corticothérapie prolongée, maladie de Cushing.
- Fragilité capillaire du sujet diabétique.
- Carence vitaminique C majeure (Scorbut).
- Les malades atteints d'insuffisance rénale ou de cirrhose peuvent présenter une certaine fragilité capillaire.
- Amylose.

2.3.2. Fragilité capillaire constitutionnelle

- Maladie héréditaire du tissu conjonctif (Ehler-Danlos, syndrome de Marfan).
- « Fragilité capillaire isolée » (femme, notion familiale).

2.4. Dermatose avec purpura

Dermite ocre des membres inférieurs (secondaire à une stase veineuse prolongée).

2.5. Purpura vasculaire associée à l'infection par le virus de l'hépatite C avec cryoglobuline

Diagnostic différentiel d'un purpura vasculaire

1. Éliminer ce qui n'est pas un purpura

- Un angiome est une tumeur vasculaire, congénitale ou acquise, s'effaçant à la vitropression. L'angiome stellaire est fréquent au cours de la cirrhose et de la grossesse.
- Une tache rubis est un angiome nodulaire de couleur rouge rubis, légèrement saillant, ne s'effaçant pas à la vitropression et à l'étirement de la peau.
- Une télangiectasie est une dilatation pulsatile permanente de petits vaisseaux de la peau et des muqueuses, s'effaçant à la vitropression et pouvant saigner longtemps après un traumatisme.

2. Éliminer les purpuras non vasculaires

- Purpuras thrombopéniques : *cf. chapitre 7, p. 33.* Attention à l'association entre un purpura vasculaire et un purpura thrombopénique comme dans le *purpura fulminans* avec CIVD.
- Dysfonctionnements plaquettaires : taux de plaquettes normal, mais allongement du temps de saignement par perturbation du fonctionnement des plaquettes *(cf. chapitre 11, p. 52).*

***Purpura fulminans* méningococcique : grave !**

- Grande urgence pédiatrique de pronostic gravissime.
- Le *purpura fulminans* peut survenir dans le contexte d'une septicémie à méningocoque ou être révélateur de la méningococcie (autres germes possibles : pneumocoque, BG-).
- Début brutal chez un enfant en bonne santé antérieure : purpura ecchymotique et nécrotique, diffus, en contours géographiques, survenant dans un contexte d'aggravation rapide vers un choc infectieux (pouls rapide, tension effondrée, extrémités froides, hypothermie, torpeur), avec un syndrome méningé généralement discret.
- Souvent association à une CIVD responsable d'hémorragies muqueuses et d'une gangrène des extrémités.
- Demander en urgence : NFS-plaquettes, groupe-RAI, bilan d'hémostase à la recherche d'une CIVD, hémocultures et prélèvements bactériologiques (pustules, LCR), gaz du sang.
- Grande urgence thérapeutique : le pronostic dépend de la rapidité de la réanimation :
  . voie veineuse et réanimation du choc (macromolécules) sous surveillance de la PVC ;
  . antipyrétiques en prévention des convulsions ;
  . traitement de la CIVD : plaquettes en cas de thrombopénie majeure, plasma, héparine ;
  . céphalosporine de 3e génération.
- Chez les malades qui survivent, la principale séquelle est l'amputation nécessitée par la gangrène des extrémités.
- Prophylaxie de l'entourage.

Purpura rhumatoïde de Schœnlein-Henoch

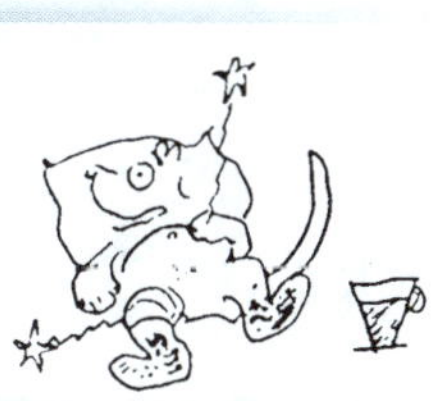

- Terrain : enfant et adulte jeune.
- Étiologie inconnue. Fréquent.
- Un syndrome infectieux bénin, d'allure virale, est parfois retrouvé comme facteur déclenchant.
- Des immuns complexes à IgA sont retrouvés dans les lésions de vascularite.
- Le diagnostic est clinique :
  . purpura pétéchial (parfois nodulaire, en léger relief) et d'allure « mécanique » : déclive (membres inférieurs, abdomen), avec poussées déclenchées par l'orthostatisme (éléments d'âge différents), bilatéral et grossièrement symétrique, sans aucun signe hémorragique associé ;
  . parfois association d'un érythème, d'un urticaire, d'un œdème inflammatoire. L'état général est conservé (discret syndrome infectieux) ;
  . possibilité de douleurs abdominales intenses, d'arthralgies mobiles et fugaces dans le même territoire que le purpura (grosses articulations des membres inférieurs) et souvent marquées par un œdème péri-articulaire ;

(...)

Purpura rhumatoïde de Schœnlein-Henoch (suite)

. complications évolutives possibles :
- digestives : invagination intestinale aiguë (chez l'enfant), occlusion, perforation intestinale (chez l'adulte),
- rénales : glomérulonéphrite pouvant évoluer vers une insuffisance rénale,
- orchite,
- biopsie d'un élément cutané : infiltrat périvasculaire polymorphe (lymphocytes, polynucléaires, monocytes) avec complexes immuns à IgA.

– Biologie :
. bilan d'hémostase normal (sauf baisse isolée de la résistance capillaire, parfois baisse du taux du facteur XIII) ;
. syndrome inflammatoire biologique : VS augmentée, hyperα-2 et hypergammaglobulinémie, hyperleucocytose à polynucléaires ;
. complément sérique normal, sérologie lupique négative ;
. bilan rénal systématique (créatinine, urée, ECBU, protéinurie des 24 heures).

– Traitement :
. repos horizontal pour éviter l'orthostatisme qui favorise les poussées ;
. corticoïdes dans trois indications : atteinte rénale sévère, douleurs abdominales intenses, orchite.

Chapitre 7

Thrombopénie et purpura thrombopénique

– Item 335 | Thrombopénie

– Le terme de « purpura thrombopénique » désigne un syndrome hémorragique comportant un purpura et une thrombopénie.
– Thrombopénie signifie que le taux de plaquettes circulantes est inférieur à 150×10^9/L. Toutefois, il faut que la thrombopénie soit profonde ($< 20 \times 10^9$/L) pour occasionner à elle seule des manifestations purpuriques, sinon il faut rechercher un mécanisme associé.
– Le purpura signe un trouble de l'hémostase primaire. Il s'agit d'une extravasation des hématies dans la peau et dans les muqueuses.
– Le problème est étiologique. Il s'agit également de reconnaître rapidement les critères de gravité.

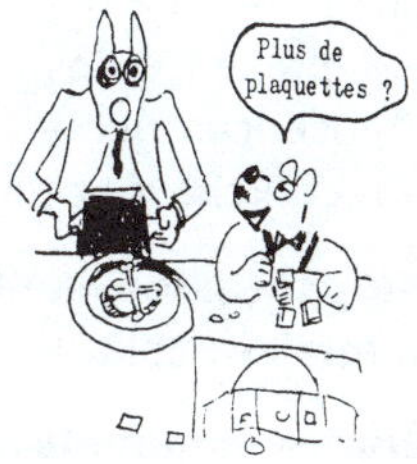

1. Diagnostic

1.1. Examen clinique

– Il vise à reconnaître le purpura :
  • taches hémorragiques pourpres, non effaçables à la vitropression, disparaissant en quelques jours sans séquelle, en passant par les différentes teintes de la biligénie locale ;
  • disséminé ou siégeant préférentiellement sur les parties déclives (membres inférieurs) et aux points de pression ;
  • recherche également sur les muqueuses : face interne des joues, voile du palais.
– Il en existe différents types :
  • pétéchial : macules punctiformes en tête d'épingle (1 à 2 mm de diamètre), de couleur initialement rouge sombre ;
  • ecchymotique : suffusion hémorragique plus abondante en placard ;
  • vibices : ecchymoses linéaires aux plis de flexion ;
  • nodulaire et nécrotique : infiltré (concerne plutôt les purpuras non thrombopéniques) ;
– Recherche de signes hémorragiques associés : épistaxis, gingivorragies, bulles sanglantes buccales, ménorragies, méléna.
– L'association purpura et hémorragies muqueuses est très évocatrice de thrombopénie.

1.2. Examen biologique

Numération plaquettaire $< 50 \times 10^9$/L. S'assurer de la réalité de la thrombopénie par un second prélèvement sur tube citraté et lecture sur lame afin d'écarter une fausse thrombopénie liée à l'agglutination *in vitro* des plaquettes à l'EDTA (dans cette dernière circonstance il n'existe pas de syndrome hémorragique).

2. Diagnostic étiologique

2.1. Interrogatoire

– Le terrain : le nouveau-né, la femme enceinte, une transfusion récente sont des éléments d'orientation.
– Ancienneté des troubles et allure évolutive du syndrome hémorragique.
– Antécédents hémorragiques personnels : type de saignement, facteurs déclenchants, notion d'accidents hémorragiques lors d'interventions chirurgicales (extraction dentaire, amygdalectomie).
– Rechercher une prise médicamenteuse, une intoxication alcoolique, une maladie en cours, un syndrome grippal, un facteur de risque de l'infection par le VIH, un séjour récent en zone tropicale.
– S'enquérir d'antécédents hémorragiques familiaux.

2.2. Examen clinique

- Rechercher un syndrome anémique, des signes infectieux évocateurs d'insuffisance médullaire.
- Palper foie, rate et aires ganglionnaires à la recherche d'un syndrome tumoral évoquant une hémopathie maligne.
- Rechercher des arthralgies, des éruptions cutanées évoquant une maladie auto-immune.

2.3. Examens biologiques

Hémogramme :
- précise l'atteinte d'une autre lignée ;
- recherche sur le frottis de cellules anormales (blastes), de schizocytes, de plaquettes dysmorphiques ;
- renseigne sur l'impact anémique du syndrome hémorragique.

Bilan d'hémostase : recherche d'une CIVD (TP, TCA, taux de fibrinogène, temps de thrombine, co-facteurs, complexes solubles).

Myélogramme par ponction sternale : réalisation indispensable en dehors d'une cause évidente (CIVD, hypersplénisme lié à une cirrhose) :
- la présence de nombreux mégacaryocytes dans la moelle atteste l'origine périphérique de la thrombopénie, leur absence oriente vers un mécanisme central ;
- recherche de cellules blastiques, de cellules étrangères à la moelle, d'une atteinte des autres lignées.

Biopsie ostéo-médullaire non systématique, mais utile pour préciser le mécanisme de certaines thrombopénies centrales : aplasie, lymphome, myélofibrose.

Études immunologiques par la recherche d'anticorps anti-plaquettes : intérêt médiocre (nombreux faux positifs).

Bilan complémentaire selon les points d'appels : bilan hépatique, sérologies virales particulières, hémocultures, goutte épaisse, recherche d'auto-anticorps.

2.4. Étude isotopique des plaquettes

Elle est utile lors de difficultés diagnostiques :
- des plaquettes sont marquées *in vitro* par un isotope puis transfusées au patient ;
- la durée de vie des plaquettes marquées est normale (8-11 jours) en cas de thrombopénie centrale, et raccourcie lors de thrombopénie périphérique ;
- le comptage externe permet de préciser le lieu privilégié de destruction des plaquettes.

Tableau 1 : Conduite diagnostique en cas de purpura

Numération plaquettaire	Thrombopénie : faire un myélogramme	Centrale ⇒ insuffisance de production
		Périphérique ⇒ hyperdestruction ou trouble de la répartition
	Taux normal de plaquettes : faire un temps de saignement	Allongé ⇒ thrombopathies
		Normal ⇒ purpura vasculaire

3. Étiologies

3.1. Purpuras thrombopéniques centraux *(cf. tableau 2)*

3.1.1. Purpuras acquis

- Primitifs :
  - le purpura thrombopénique peut être le signe révélateur d'une aplasie médullaire (à confirmer par une biopsie ostéo-médullaire) ;
  - dysmyélopoïèses (ou anémies réfractaires), où la thrombopénie peut accompagner l'anémie ;
  - carence en folates et/ou en vitamine B12, où la thrombopénie est souvent modérée et s'accompagne d'une anémie ;
  - hémoglobinurie paroxystique nocturne *(cf. p. 98)* ;

– Secondaires :
  • envahissement médullaire par une leucémie aiguë, un lymphome, un myélome, un cancer, une fibrose ;
  • toxiques : de nombreux médicaments ont une toxicité médullaire (en particulier les chimiothérapies) mais certains ont une toxicité élective sur les mégacaryocytes : œstrogènes, sels d'or, thiazidiques, Bactrim® ;
  • intoxication alcoolique aiguë ;
  • virose : VIH, rubéole, rougeole ;
  • tuberculose hématopoïétique.

3.1.2. Purpuras constitutionnels

Causes rares. Une notion familiale est parfois retrouvée ; les thrombopénies constitutionnelles les mieux connues peuvent être distinguées selon leur mode de transmission :
– mode autosomique récessif :
  • la maladie de Fanconi *(cf. chapitre 5, p. 27)* ;
  • la dystrophie thrombocytaire hémorragipare de Bernard-Soulier : la thrombopathie s'accompagne d'une thrombopénie modérée, les plaquettes sont géantes et présentent un défaut d'agrégation à la ristocétine. Il s'agit d'un déficit de la glycoprotéine Ib (qui permet normalement l'adhésion au facteur Willebrand et donc au sous-endothélium) ;
  • l'amégacaryocytose congénitale (parfois accompagnée d'une atrésie radiale) ;
– mode autosomique dominant : le syndrome MYH9 (maladie de May-Hegglin) = thrombopénie modérée avec plaquettes géantes, inclusions intracytoplasmiques dans les polynucléaires (corps de Döhle) ; mutation du gène MHY9 à l'origine d'anomalies contractiles du cytosquelette, cataracte, glomérulopathie, surdité ;
– mode récessif lié au sexe : syndrome de Wiskott-Aldrich, qui associe thrombopénie, thrombopathie, eczéma et déficit immunitaire (l'évolution est mortelle au cours de la petite enfance) ; mutation du gène WASP.

Tableau 2 : Purpuras thrombopéniques centraux

Thrombopénies centrales	Constitutionnelles – Rares – Contexte familial	– Syndrome de Wiskott-Aldrich – Amégacaryocytose congénitale – Dystrophie thrombocytaire hémorragipare – Syndrome MHY9 (maladie de May-Hegglin...) – Aplasie de Fanconi – Etc.
	Acquises	– Insuffisance médullaire globale : aplasie, leucémie, lymphome, myélome, cancer, myélofibrose, dysmyélopoïèse, carence en vitamine B12, en folates, etc. – Atteinte sélective des mégaryocytes : . alcoolisme aigu . toxique : Bactrim®, chlorotiazides, anti-inflammatoire non stéroïdien, etc. . virales : VIH, rubéole, oreillons, rougeole, varicelle, etc.

3.2. Purpuras thrombopéniques périphériques *(cf. tableau 3)*

3.2.1 Purpuras par hyperdestruction

Les mécanismes sont immunologiques :
– origine auto-immune :
  • le PTI : une cause très fréquente (*cf. chapitre 23, p. 100*) ;
  • intégré dans un syndrome d'Evans (anémie hémolytique et thrombopénie auto-immune) ou plus largement à une maladie de système type lupus ;
  • associé à un syndrome lymphoprolifératif (leucémie lymphoïde chronique, lymphome, où la thrombopénie peut aussi résulter d'une insuffisance médullaire) ;
– origine immuno-allergique : thrombopénie profonde et brutale quelques jours après le début du traitement ou immédiatement en cas de sensibilisation préalable (même lointaine) : héparine, quinine, quinidine, sulfamides, digitoxine, rifampicine. Les tests *in vitro* (sérum du patient + médicament + plaquettes) sont d'intérêt controversé. La guérison survient rapidement à l'arrêt du médicament responsable, qui ne doit plus être administré ;
– origine allo-immune :
  • incompatibilité dans le système antigénique plaquettaire (le plus souvent HPA-1) entre la mère et le fœtus, pouvant entraîner une thrombopénie fœtale et néonatale ;
  • purpura post-transfusionnel *(cf. chapitre 38, p. 190)* ;

– origine virale :
  • le VIH : cause fréquente ;
  • rougeole, rubéole, oreillons, varicelle, mononucléose infectieuse, grippe, hépatites virales B et C, cytomégalovirus, etc. (thrombopénie ici le plus souvent bénigne et rapidement résolutive).

3.2.2. Purpuras par hyperconsommation

– CIVD : la thrombopénie s'accompagne d'un allongement du TQ et du TCA, d'une chute des facteur V, II, VII + X, d'une hypofibrinogénémie, de la présence de complexes solubles et de produits de dégradation de la fibrine.
– Les septicémies et le paludisme peuvent comporter une thrombopénie (avec ou sans CIVD associée).
– Les micro-angiopathies diffuses :
  • syndrome hémolytique et urémique chez l'enfant ;
  • syndrome de Moschowitz chez l'adulte (purpura thrombotique thrombocytopénique) : fièvre, hypertension artérielle, troubles neurologiques, insuffisance rénale, anémie hémolytique avec schizocytes, thrombopénie.
– Les coagulations intravasculaires localisées : hémangiome géant, syndrome de Kasabach-Meritt (angiodysplasie).
– Les causes mécaniques : prothèse valvulaire.

<table>
<tr><th colspan="3">Tableau 3 : Purpuras thrombopéniques périphériques</th></tr>
<tr><td rowspan="3">Thrombopénies périphériques</td><td>Hyperdestruction</td><td>– Auto-immune :
. purpura thrombopénique immunologique
. lupus
. syndrome d'Evans
. syndrome lymphoprolifératif (leucémie lymphoïde chronique)
– Allo-immune : fœto-maternel, post-transfusionnel
– Immuno-allergique</td></tr>
<tr><td>– Virose : VIH, VHB, VHC
– Hyperconsommation</td><td>– CIVD
– Microangiopathies diffuses : syndrome de Moschowitz
– Septicémie, paludisme
– Hémangiome géant
– Prothèse valvulaire, circulation extracorporelle
– Héparine (1 %)</td></tr>
<tr><td>Trouble de répartition</td><td>– Hypersplénisme
– Transfusion massive</td></tr>
</table>

3.2.3. Purpuras par trouble de répartition

L'hypersplénisme, responsable d'une séquestration de plaquettes, est une cause rare de purpura, car la thrombopénie est généralement modérée.

3.2.4. Purpuras par perte de plaquettes

– Thrombopénie d'une hémorragie massive.
– Thrombopénie par transfusion massive de concentrés globulaires. Idem pour exsanguino-transfusion et circulation extracorporelle.

4. Éléments pronostiques

Le grand risque est l'hémorragie cérébro-méningée :
– importance de la thrombopénie : $< 10 \times 10^9$/L (toutefois, il n'existe pas de parallélisme absolu entre la profondeur de la thrombopénie et les signes hémorragiques) ;
– apparition brutale et extension rapide du purpura ;
– existence de bulles hémorragiques buccales, d'hémorragies rétiniennes au fond d'œil, d'hémorragies muqueuses (gingivorragies), de fièvre (qui majore la consommation de plaquettes et le risque hémorragique) ;
– une cause locale ou générale favorisant un saignement : ulcère gastrique, hypertension artérielle ;
– le grand âge : mauvais état vasculaire ;
– coexistence d'une autre anomalie de l'hémostase : CIVD, insuffisance hépatocellulaire ;
– étiologie de la thrombopénie.

5. Diagnostic différentiel

5.1. Purpuras non thrombopéniques

- Purpura vasculaire :
  - taux de plaquettes normal ;
  - temps de saignement normal ;
  - pas de localisation muqueuse.
- Dysfonctionnements plaquettaires et thrombopathies.

5.2. Fausses thrombopénies

- Agglutination *in vitro* des plaquettes lorsque le prélèvement est réalisé sur EDTA. Présence d'agrégats plaquettaires visibles sur le frottis.
- La macrothrombocytopénie méditerranéenne : thrombopénie modérée ($> 100 \times 10^9$/L), asymptomatique, à grosses plaquettes, chez des sujets originaires du pourtour méditerranéen.

6. Traitement

6.1. Transfusion de concentrés de plaquettes

- Surtout indiquée dans les thrombopénies centrales ; quasi-inefficace dans une thrombopénie périphérique car les plaquettes transfusées subissent rapidement le même sort que les plaquettes du sujet.
- Le taux de plaquettes seuil le plus souvent reconnu pour l'indication d'une transfusion est de 20×10^9/L. Ce seuil peut être modulé selon le terrain, le risque hémorragique ou la présence d'un syndrome hémorragique menaçant.
- La posologie requise est de 1 à 2 unités de plaquettes pour 10 kg de poids (*cf. chapitre 38, p. 184*).

6.2. Mesures symptomatiques

Il s'agit de :
- proscrire les injections intramusculaires, les biopsies viscérales, les médicaments déprimant l'hémostase (aspirine, anti-inflammatoires non stéroïdiens, antivitamines K) ;
- bloquer les règles de façon préventive (contraception orale).

6.3. Traitement étiologique

Chapitre 8

Thrombocytose

Item 316 | Hémogramme : indications et interprétation

– Définition : taux de plaquettes > 500 × 10^9/L.
– Il existe deux grandes catégories de thrombocytose : primitive ou secondaire.

1. Thrombocytoses primitives

Elles résultent d'une prolifération intrinsèque à la moelle osseuse quant à son mécanisme : une prolifération monoclonale de cellules souches est orientée vers une différenciation mégacaryocytaire.
Une mutation du gène JAK-2 est retrouvée dans 50 % des cas au niveau des cellules hématopoïétiques, à l'origine de l'hyperactivité de la lignée mégacaryocytaire.

1.1. Thrombocytémie essentielle

Elle est un diagnostic d'élimination.

1.1.1. Diagnostic et bilan

– Le terrain : sujet de la cinquantaine mais peut se rencontrer plus jeune, sex ratio = 1.
– Découverte fortuite (hémogramme systématique) ou complication thrombo-embolique révélatrice.
– Examen clinique souvent normal ou splénomégalie isolée.
– Hémogramme : thrombocytose, parfois majeure (> 1 000 × 10^9/L), isolée, avec anomalies morphologiques (plaquettes géantes). Lignées blanche et rouge normales ou hyperleucocytose modérée et discrète myélémie possibles.
– Myélogramme : inutile au diagnostic (moelle riche, nombreux mégacaryocytes).
– Biopsie ostéo-médullaire : inutile au diagnostic (forte densité cellulaire, disparition des adipocytes, mégacaryocytes nombreux et dystrophiques).
– Recherche d'un transcript *bcr-abl* par biologie moléculaire (PCR) dans le sang, afin de dépister une atypique leucémie myéloïde chronique (*cf. chapitre 35*) ; en cas de doute avec une maladie de Vaquez si l'hématocrite est élevée, mesure isotopique des volumes globulaires. Ces derniers éléments sont fondamentaux car le pronostic et la prise en charge thérapeutiques différeront radicalement.
– En cas de doute diagnostique, recherche de prolifération spontanée de progéniteurs mégacaryocytaires en culture (laboratoires spécialisés).
– Mutation du gène JAK-2 dans 50 % des cas (*cf. chapitre 32*).

1.1.2. Le pronostic est bon

Avec un traitement bien conduit, les patients ont une espérance de vie comparable à celle d'une population appariée sans thrombocytémie.

1.1.3. Complications

– Thromboses artérielles et/ou veineuses.
– Hémorragies (surtout digestives et ORL).
– Douleur (brûlures) des extrémités (érythromélalgie) bien calmée par aspirine.

1.2. Autres syndromes myéloprolifératifs

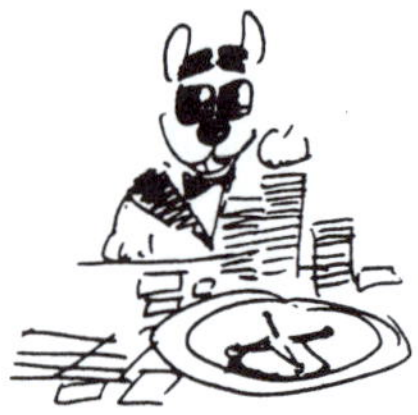

Ils peuvent avoir une composante thrombocytémique importante :
– maladie de Vaquez ;
– leucémie myéloïde chronique ;
– splénomégalie myéloïde.

2. Thrombocytoses secondaires (ou réactionnelles)

Elles résultent d'une stimulation (exogène à la moelle) de la lignée mégacaryocytaire ou d'une anomalie de répartition périphérique du stockage des plaquettes (notamment dans la rate). L'augmentation du taux de plaquettes est souvent modérée ($< 800 \times 10^9/L$) et transitoire. Les complications thrombotiques ou hémorragiques sont rares dans ces thrombocytoses secondaires. Les fonctions plaquettaires sont normales. Les causes principales sont les suivantes.

2.1. Carence martiale

La thrombocytose s'observe dans 30 % des cas ; le diagnostic est fait sur le dosage du fer sérique et surtout de la ferritine :
- fer sérique et ferritine abaissés confirment la carence martiale ;
- fer sérique bas et ferritine élevés orientent vers un mécanisme inflammatoire.

2.2. Syndrome inflammatoire chronique

Tuberculose, vascularite (lupus, PAN, polyarthrite rhumatoïde), sarcoïdose, cancer...

2.3. Splénectomie

Élévation immédiate du taux de plaquettes, (parfois majeure $> 1\,000 \times 10^9/L$), revenant généralement à la normale en 3 à 6 mois. De même, asplénie fonctionnelle (recherche de corps de Jolly sur le frottis sanguin).
Les hématies porteuses du corps de Jolly sont, en principe, éliminées par la rate.

2.4. Période postopératoire

Thrombocytose transitoire, en réaction à une thrombopénie per-opératoire par consommation.

2.5. Régénération médullaire

Après une chimiothérapie cytopéniante, une anémie hémolytique, une hémorragie massive.

Tableau : Diagnostique étiologique d'une thrombocytose		
Caractéristiques	**Thrombocytose primitive**	**Thrombocytose secondaire**
Augmentation du taux de plaquettes	Importante et durable	Rare
Complications	Fréquentes : thrombose et hémorragie	
Modifications fonctionnelles des plaquettes	Fréquentes : temps de saignement allongé, tests fonctionnels perturbés	Rare
Étiologies	– Thrombocytémie essentielle – Syndrome myéloprolifératif	– Syndrome inflammatoire – Carence martiale – Splénectomie – Régénération médullaire
Traitement	Hydréa®/aspirine	Étiologique
Mutation du gène JAK-2	50 % des cas	0 %

3. Prise en charge thérapeutique

3.1. Traitement étiologique dans les formes secondaires

3.2. Abstention thérapeutique dans les formes modérées (< 600×10^9/L) et non symptomatiques

- Hydroxyurée (Hydréa®) : antimitotique d'effet décroissant rapide sur le taux de plaquettes ; principalement indiqué dans les formes primitives symptomatiques et/ou excédant 800×10^9 plaquettes/L.
- Anti-agrégant plaquettaire pour la prévention des complications thrombotiques (mais accentuation du risque hémorragique à peser). Exemple : aspirine à dose anti-agrégante : 250 mg/j.
- Éventuellement interféron pour les formes rebelles ou chez la femme enceinte.
- Surveillance régulière de l'hémogramme.

Taux de plaquettes > 500×10^9/L :
- antécédent de splénectomie ;
- corps de Jolly ;
- bilan martial ,
- syndrome inflammatoire : VS.

} Si bilan négatif ⇒ thrombocytémie essentielle.

Chapitre 9

Splénomégalie

- **Item 332** | Splénomégalie

1. Physiologie splénique

- La rate est un organe lymphoïde très vascularisé, qui se draine dans le système veineux porte.
- Ses fonctions physiologiques principales sont :
  - action immunitaire ;
  - stockage de plaquettes (le tiers du pool circulant) et de facteur VIII ;
  - élimination des hématies anormales ou vieillies, élimination des particules étrangères ;
  - activité hématopoïétique durant la vie fœtale.

2. Circonstances de découverte

- Un examen clinique systématique ou une affection intercurrente.
- Une masse de l'hypochondre gauche source de pesanteur, de troubles digestifs liés à la compression.
- Une complication : infarctus splénique, rupture de rate après traumatisme minime.
- Manifestation d'hypersplénisme : cytopénie découverte sur une numération.

3. Diagnostic positif

3.1. Diagnostic

Il est avant tout clinique, par la palpation : le patient est placé en décubitus dorsal ou latéral droit, et doit respirer amplement. On palpe une masse superficielle dans l'hypochondre gauche, s'abaissant à l'inspiration. Le bord antérieur est crénelé (mesure sur un calque). Toute rate palpable doit être considérée comme pathologique.

3.2. Imagerie

Dans les cas difficiles (obésité, ascite, paroi abdominale tonique) :

- **une échographie** précise l'existence de la splénomégalie et sa taille (normale < 10 à 12 cm). Elle élimine les autres masses de l'hypochondre gauche : tumeur du rein gauche, tumeur de la queue du pancréas, tumeur de l'angle colique gauche. Elle précise l'existence d'une hypertension portale par Doppler ;
- **la tomodensitométrie abdominale** par scanner spiralé est plus performante que l'échographie pour apprécier la taille de la rate. Elle précise les structures pathologiques orientant le diagnostic (abcès, hématome, tumeur) ;
- **l'imagerie** permet de visualiser les vaisseaux spléniques, de rechercher une hypertension portale et des localisations tumorales associées (adénopathies profondes, hépatomégalie) ;
- **les indications des épreuves isotopiques sont très réduites :** scintigraphie à l'indium 111 pour le diagnostic de métaplasie myéloïde de la rate. Peu d'intérêt pratique.

4. Complications de la splénomégalie

4.1. Hémodilution

– L'augmentation de volume de la rate, organe très vascularisé, entraîne une inflation volémique plasmatique à l'origine d'une dilution des éléments figurés du sang, responsable d'une fausse anémie ou paraissant majorer une anémie préexistante. La mesure isotopique de la masse globulaire peut permettre dans des cas douteux de faire la part entre une baisse absolue ou relative du taux d'hémoglobine.
– Une hémodilution importante peut être à l'origine d'une insuffisance cardiaque à débit élevé.

4.2. Hypersplénisme

Il entraîne une séquestration excessive des leucocytes et des plaquettes dans la rate. Il peut en résulter une bicytopénie d'origine périphérique, généralement modérée et bien supportée. Les complications infectieuses ou hémorragiques sont rares.

4.3. Hypertension portale d'apport

Développement de volumineuses varices œsophagiennes en raison de l'augmentation du débit sanguin splénique.

4.4. Baisse du taux de facteur V (séquestré dans la rate)

4.5. Risque de rupture ou d'infarctus spléniques (rares)

5. Diagnostic étiologique

Conduite diagnostique :
– interrogatoire : âge, origine ethnique, voyages, etc. ;
– examen clinique : signes d'hypertension portale, syndrome tumoral (adénopathies, hépatomégalie), signes infectieux ;
– hémogramme ;
– haptoglobine, réticulocyte, bilirubine (recherche anémie hémolytique ou hémolyse compensée sans anémie) ;
– recherche d'un syndrome inflammatoire biologique, sérologies virales, bilan infectieux et parasitaire, électrophorèse des protéines sériques. Bilan hépatique ;
– selon les éléments d'orientation initiaux, des examens complémentaires seront réalisés (exemple : fibroscopie à la recherche de varices œsophagiennes, biopsie ganglionnaire ou médullaire, etc.) ;
– en dernier lieu, splénectomie à visée diagnostique devant une splénomégalie isolée évolutive.

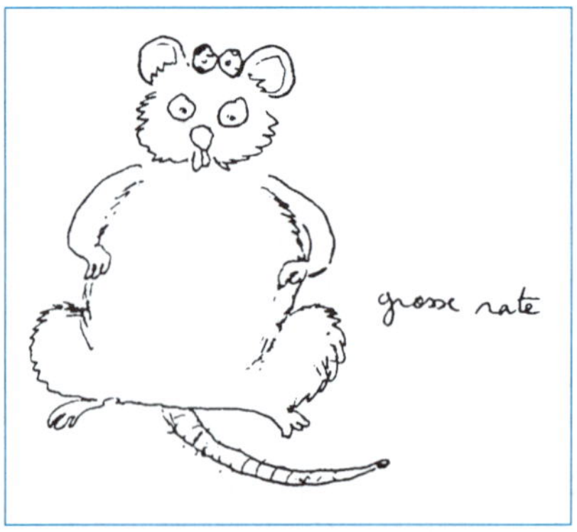

Étiologies principales des splénomégalies

Splénomégalies infectieuses

- Bactériennes :
  - . septicémies à pyogènes, endocardites ;
  - . brucellose, fièvre typhoïde, syphilis secondaire ;
  - . tuberculose des organes hématopoïétiques.
- Virales :
  - . VIH, syndrome mononucléosique (MNI, CMV, etc.) ;
  - . hépatites virales, rubéole, entérovirus.
- Parasitaires :
  - . paludisme (première cause mondiale de splénomégalie) ;
  - . toxoplasmose ;
  - . kala-azar (leishmaniose viscérale), trypanosomiase, bilharziose, hydatidose.
- Mycotiques : septicémie à Candida.

Splénomégalies hématologiques

- Bénignes : anémies hémolytiques chroniques (ou hémolyse compensée sans anémie).
- Malignes :
  - . syndromes myéloprolifératifs : LMC, Vaquez, splénomégalie myéloïde ;
  - . syndromes lymphoprolifératifs : LLC, Waldenström, leucémie à tricholeucocytes ;
  - . maladie de Hodgkin et lymphomes malins non hodgkiniens ;
  - . leucémies aiguës.

Splénomégalies d'hypertension portale

- Bloc hépatique :
  - . cirrhose alcoolique, post-hépatitique ;
  - . bilharziose, sarcoïdose, maladie de Wilson.
- Bloc sous-hépatique :
  - . splénomégalie sans hépatomégalie ;
  - . thrombose portale, atrésie portale, cavernome ;
  - . compression par tumeur pancréatique, par adénopathies.
- Bloc sus-hépatique :
  - . syndrome de Budd-Chiari ;
  - . insuffisance cardiaque congestive.

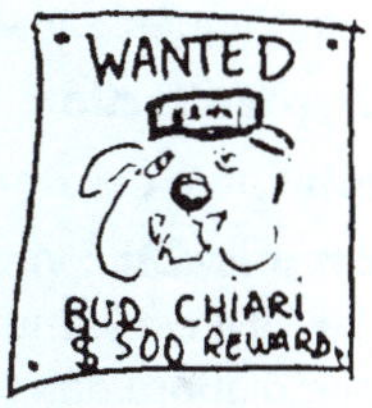

Splénomégalies inflammatoires avec dysimmunité

- Polyarthrite rhumatoïde, syndrome de Felty.
- Lupus, périartérite noueuse, maladie périodique.

Splénomégalies de surcharge

- Surcharge lipidique : maladies métaboliques congénitales :
  - . maladie de Gaucher ;
  - . maladie de Niemann-Pick.
- Amylose.
- Hémochromatose.

Splénomégalies tumorales

- Bénignes : kystes, angiomes, hamartomes.
- Malignes : lymphome, métastases.

Splénomégalies idiopathiques

- Fréquentes en Afrique du Nord.

Chapitre 10

Syndrome mononucléosique

— Item 334 | Syndrome mononucléosique

– Un syndrome mononucléosique est caractérisé par la présence dans le sang circulant de grandes cellules mononucléaires bleutées. Ce sont des cellules de grande taille, au cytoplasme étendu et bleuté (par hyperbasophilie), sans granulation, au noyau arrondi ou ovale, parfois accolé au bord, à chromatine encore fine. Ce sont des lymphocytes T activés, exprimant l'antigène CD8 et ayant des fonctions cytotoxiques.
– Le diagnostic des syndromes mononucléosiques se fait en deux temps :
  • reconnaître le syndrome mononucléosique ;
  • déterminer sa cause.
– Les étiologies des syndromes mononucléosiques sont nombreuses, dominées par la mononucléose infectieuse. Pour les autres étiologies, le pronostic est dominé par le terrain : sujet immunodéprimé, femme enceinte.

1. Mononucléose infectieuse (MNI)

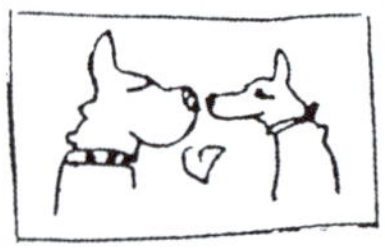

C'est l'étiologie la plus fréquente des syndromes mononucléosiques :
– **transmission par contage salivaire** : l'infection est relativement peu contagieuse (pas d'épidémie) et survient par cas sporadiques, sans prédominance saisonnière ;
– **terrain de prédilection** : adolescent et adulte jeune (« maladie du baiser ») ;
– **incubation** : un à deux mois ;
– **agent responsable** : virus d'Epstein-Barr (cet herpès-virus est également associé à certains lymphomes de Burkitt). La MNI est la manifestation de la primo-infection par ce virus. Chez le sujet récemment infecté, le virus se multiplie d'abord dans les lymphocytes B et dans les cellules épithéliales de l'oropharynx (période d'incubation), puis dans ceux du sang et des tissus. Le syndrome mononucléosique est la réaction immunitaire au cours de laquelle les lymphocytes T activés inhibent la prolifération des lymphocytes B infectés et constituent les grands mononucléaires bleutés circulants. Le virus est excrété dans la salive au cours des mois qui suivent la maladie. La primo-infection confère une immunité protectrice vis-à-vis d'une réinfection par un virus exogène.

1.1. Diagnostic clinique

– Les formes cliniquement inapparentes ou simplement d'allure pseudo-grippale sont les plus fréquentes.
– Dans une forme symptomatique évocatrice, le début est d'installation rapide :
  • les signes pharyngés peuvent être révélateurs de l'infection : angine d'allure souvent banale, modérément dysphagiante, érythémateuse ou érythémato-pultacée, parfois avec œdème de la luette, pétéchies ; rarement angine pseudo-membraneuse d'allure diphtérique (dans la MNI, les membranes sont isolées, non hémorragiques et respectent la luette) ; rarement angine ulcéro-nécrotique simulant une angine de Vincent ;
  • les signes généraux évoquant une virose sont d'intensité variable selon les malades : fièvre, asthénie importante (souvent anorexique), céphalées, myalgies.
– L'examen clinique peut montrer, associés à l'angine :
  • une conjonctivite, un œdème palpébral (évocateur) ;
  • une polyadénopathie à prédominance cervicale et occipitale évocatrice, d'allure non inflammatoire, souvent associée à une splénomégalie, plus rarement à une hépatomégalie ;
  • un rash érythémateux discret (mais une éruption maculo-papuleuse allergique s'observe en cas de prise d'ampicilline prescrite au vu de l'angine et régresse à l'arrêt de l'antibiotique).
– Les autres expressions cliniques de la MNI sont plus rares mais constituent autant de formes cliniques qui peuvent être trompeuses lorsqu'elles sont au premier plan :
  • œdème asphyxiant de la glotte (par surinfection de l'angine);
  • forme neurologique (méningite lymphocytaire, encéphalite, polyradiculonévrite), pulmonaire (pleurésie, pneumonie), cardiaque (péricardite, myocardite), hépatique (une augmentation modérée des transaminases

est fréquente dans une MNI), hématologique (anémie hémolytique auto-immune à Coombs de type IgG + complément, purpura thrombopénique immunologique), immunologique (cryoglobuline), chirurgicale (rupture de rate atraumatique).

1.2. Diagnostic biologique

Hémogramme :

- hyperleucocytose modérée (mais leucopénie possible) :
  - neutropénie modérée ;
  - hyperlymphocytose : le frottis sanguin montre que cette lymphocytose est constituée de lymphocytes normaux, des grands mononucléaires bleutés (hyperbasophiles) qui caractérisent le syndrome mononucléosique, et de nombreuses formes intermédiaires ;
- taux d'hémoglobine et de plaquettes en principe normal (rarement anémie hémolytique ou thrombopénie d'origine auto-immune).

Sérologies utilisées lors de la reconnaissance de l'infection à EBV

Des anticorps de type IgM signent une infection récente ; les anticorps de type IgG persistent toute la vie.
MNI-test (mise en évidence d'une agglutination sur lame des hématies de cheval par le sérum du malade) : test de dépistage simple et d'obtention rapide, mais dont la positivité ne signifie pas que l'infection est récente. Ce test, pouvant donner des faux positifs, doit être complété par :

- réaction de Paul-Bunnel-Davidson (mise en évidence des anticorps hétérophiles par réaction d'agglutination des hématies de mouton par le sérum du malade) : test positif huit jours après le début des symptômes (mais faux négatifs possibles) et jusqu'au 2e mois ;
- recherche d'anticorps anti-EBV en cas de difficultés diagnostiques avec les tests précédents :
  - anticorps anti-VCA (Viral Capsid Antigen) de type IgM : ils apparaissent les premiers et leurs IgG persistent toute la vie ;
  - anticorps anti-EA (Early Antigen), transitoires et inconstants ;
  - anti-EBNA (Epstein-Barr Nuclear Antigen), qui apparaissent plus tardivement (plusieurs semaines après la disparition des symptômes) mais persistent toute la vie.

1.3. Diagnostic différentiel

- Un diagnostic différentiel possible du syndrome mononucléosique est la leucémie aiguë lorsque les grandes cellules mononucléées prennent une allure lymphoblastoïde. Mais les autres lignées hématologiques sont respectées dans la MNI (si le doute persiste, un myélogramme peut montrer l'absence d'invasion blastique de la moelle).
- Le véritable diagnostic différentiel est constitué par les autres étiologies des syndromes mononucléosiques *(cf. plus loin, p. 46-47)*.

1.4. Évolution

Dans la forme la plus fréquente, la fièvre est modérée, l'angine peu douloureuse et l'état général conservé. La symptomatologie régresse en 2 à 3 semaines. La convalescence est souvent marquée par une asthénie, qui peut persister quand les autres symptômes ont disparu depuis longtemps. Dans cette forme d'évolution favorable et bénigne, la maladie disparaît sans séquelle et laisse une bonne immunité.

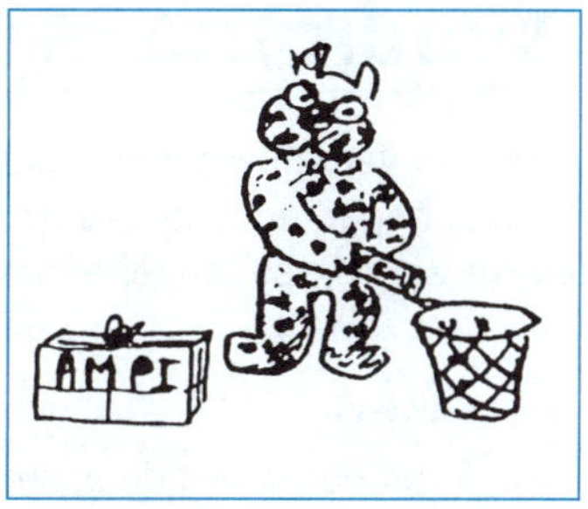

1.5. Traitement

– Dans la forme bénigne habituelle : repos simple.
– Antibiothérapie en cas de surinfection de l'angine (pas d'ampicilline !).
– Dans une forme grave (dysphagie très douloureuse, atteinte viscérale ou hyperfébrile, anémie ou thrombopénie auto-immunes) : corticothérapie.

2. Infection à cytomégalovirus

– Cet herpès-virus se transmet par voie respiratoire ou sanguine et peut s'accompagner d'un syndrome mononucléosique. L'incubation est d'environ trois semaines.
– L'expression clinique et le pronostic dépendent du terrain :
  • adulte non immunodéprimé : la primo-infection est souvent asymptomatique ou d'intensité modérée (fièvre, asthénie, myalgie), sans angine (diagnostic différentiel avec la MNI), avec adénopathies inconstantes. Guérison en quelques semaines ;
  • risque fœtal majeur chez une femme enceinte séronégative infectée pendant les deux premiers trimestres de grossesse ;
  • sujet immunodéprimé : infection opportuniste très grave (dans laquelle le syndrome mononucléosique est inconstant) : pneumopathie, rétinite, encéphalopathie, méningite, cytopénies, etc.
– Diagnostic : virémie par isolement du virus, mise en culture et recherche d'un effet cytopathogène ; sérodiagnostic (IgM) ; augmentation du taux d'anticorps spécifiques sur deux prélèvements successifs. Chez le malade immunodéprimé, la mise en évidence d'IgM ne distingue pas primo-infection et réactivation : virémie et antigénémie.

3. Toxoplasmose

– Le syndrome mononucléosique est inconstant dans cette infection.
– Transmission du parasite (*Toxoplasma gondii*) : contacts avec un chat, ingestion de viande mal cuite.
– Terrain : sujet jeune.
– L'expression clinique et le pronostic dépendent du terrain :
  • adulte non immunodéprimé : infection le plus souvent inapparente ou peu symptomatique avec fièvre, quelques adénopathies, splénomégalie. La guérison spontanée est rapide ; parfois une adénopathie cervicale isolée ;
  • sujet immunodéprimé : localisations viscérales graves (toxoplasmose cérébrale dans le SIDA) ;
  • femme enceinte : risque de malformation fœtale.
– Diagnostic : sérodiagnostic spécifique (IgM puis IgG ; majoration du taux sur deux prélèvements successifs).
– Traitement : spiramycine ou Rovamycine®.

4. Primo-infection par le VIH

Un syndrome mononucléosique est fréquemment observé lors de la primo-infection par le VIH, quelques jours à quelques semaines après le contact infectant du virus avec l'organisme.

5. Autres causes de syndrome mononucléosique

Le syndrome mononucléosique y est inconstant et généralement modéré :
– infections virales : rubéole, rougeole, oreillons, hépatite virale (A surtout), varicelle ;
– infections bactériennes : typhoïde, brucellose, syphilis secondaire, rickettsiose, Osler ;
– allergie médicamenteuse.

> En dehors de la MNI, l'expression clinique et le pronostic des deux autres syndromes mononucléosiques les plus fréquents (infection à cytomégalovirus et toxoplasmose) dépendent du terrain :
> – sujet non immunodéprimé : forme très généralement bénigne ;
> – malade immunodéprimé : infection opportuniste grave ;
> – femme enceinte : risque fœtal.

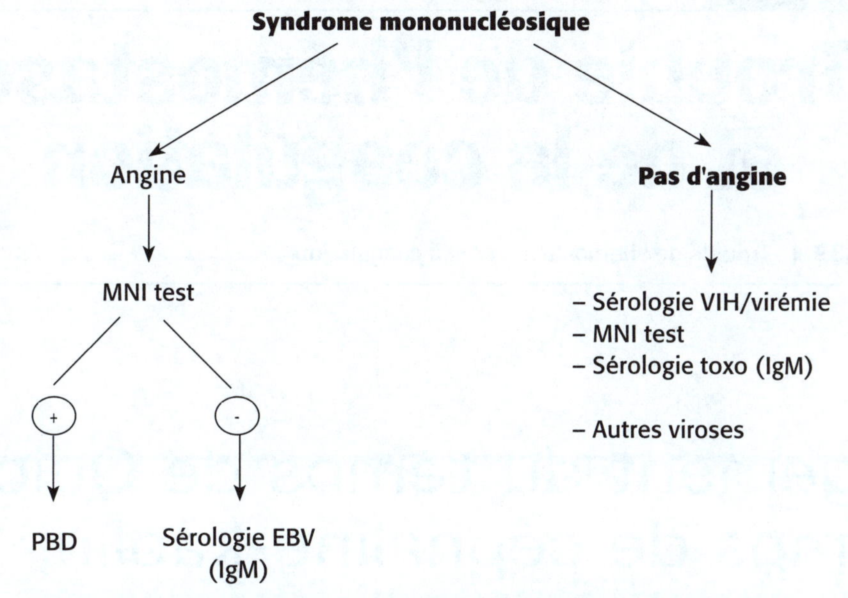

Figure : Conduite diagnostique

Chapitre 11

Trouble de l'hémostase et de la coagulation

Item 339 | Trouble de l'hémostase et de la coagulation

Allongement du temps de Quick, du temps de céphaline-kaolin, du temps de saignement

- Le temps de Quick (TQ), le temps de céphaline-kaolin (TCK) et le temps de saignement explorent respectivement la voie exogène de la coagulation, la voie endogène de la coagulation et l'hémostase primaire.
- Les résultats de ces trois tests doivent être associés à la numération du taux de plaquettes.
- L'allongement pathologique inexpliqué d'un ou de plusieurs de ces trois temps implique une enquête étiologique.

1. Allongement du temps de Quick (TQ)

- Le temps de Quick explore la voie extrinsèque de la coagulation : facteurs VII, X, V, II, fibrinogène.
- C'est le temps de coagulation à 37 °C du mélange : plasma citraté pauvre en plaquettes + calcium + thromboplastine (mélange de facteur tissulaire et de phospholipides).
- Valeurs normales : environ 12 secondes avec la plupart des réactifs utilisés.
- Le résultat est exprimé en pourcentage par rapport au TQ d'un plasma témoin normal : pathologique en dessous de 70 %.
- Le test est parfois appelé « TP » pour « taux de prothrombine », terme assez impropre puisque le test n'explore pas que le taux de facteur II.
- La constatation d'un TQ allongé (ou d'un TP abaissé) inexpliqué impose une enquête étiologique. On raisonne en fonction du TCK.

1.1. Le TCK est trouvé normal

Il s'agit d'un allongement isolé du TQ, donc d'une atteinte de la voie extrinsèque au niveau du facteur VII (proconvertine) :
- déficit constitutionnel en facteur VII (rare) : le TP est corrigé par le mélange du plasma du malade avec un plasma témoin normal ;
- inhibiteur anti-VII (rare) : le TP n'est pas corrigé par le mélange du plasma du malade avec un plasma témoin normal ;
- le plus souvent, début d'un traitement par antivitamine K (le taux de facteur VII étant le premier à baisser lors de l'induction de ce traitement, car c'est, après la protéine C, le facteur vitamine K-dépendant à la durée de vie la plus courte).

1.2. Le TCK est trouvé allongé

Raisonner alors en fonction du temps de thrombine. Ce test explore les premières étapes de la fibrinoformation (c'est le temps de coagulation du plasma citraté en présence de thrombine).

1.2.1. Le temps de thrombine est normal

Doser alors les facteurs V, VII, X et II.

Tableau 1 : Allongement du temps de Quick, du temps de Céphaline-Kaolin, du temps de saignement

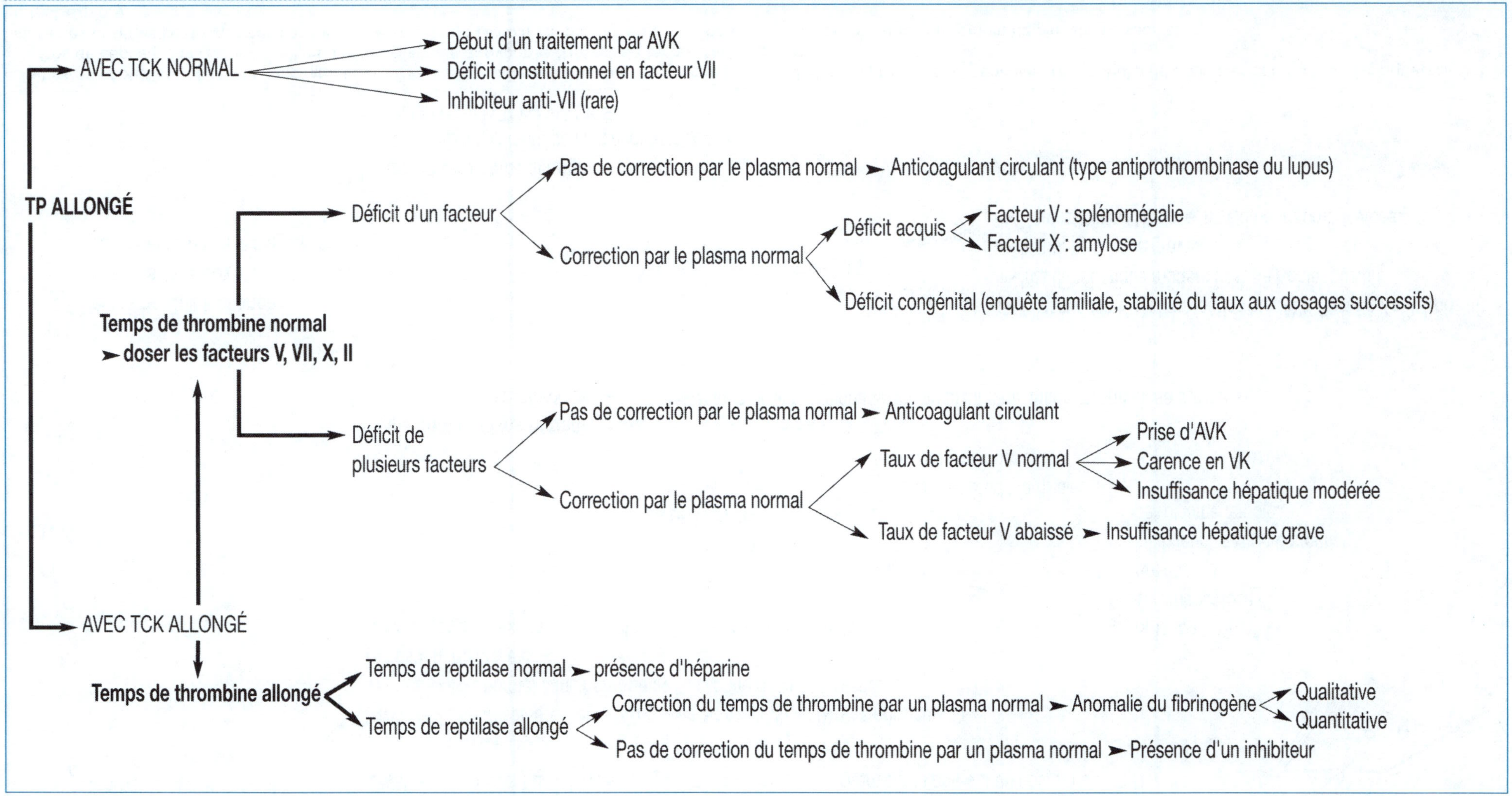

Tableau 2 : Allongement du temps de céphaline : exploration de la voie intrinsèque ou endogène

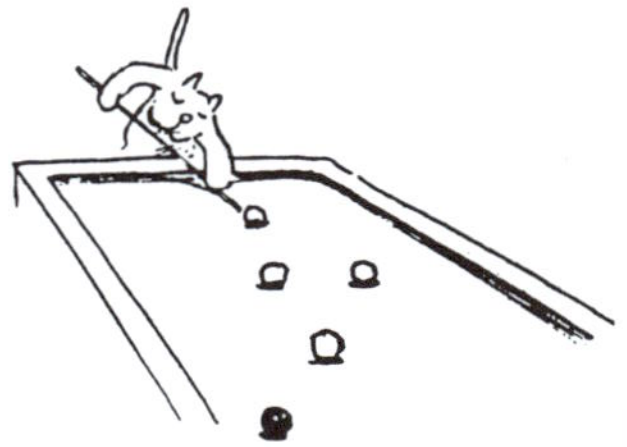

- **TCK**
  - **Temps de Quick normal :** faire TCK du mélange plasma malade + témoin.
    - Ne corrige pas le TCK : **inhibiteur**.
      . Chercher son site d'action (XII, IX, VIII) et son titre.
      . C'est le plus souvent un inhibiteur acquis immunologique : auto-anticorps anti-VIII au cours d'un lupus.
    - Corrige le TCK : doser le VIII et le IX, puis les autres si VIII et IX sont normaux.
      . VIII bas -> TS : normal dans **hémophilie** A, allongé dans Willebrand.
      . IX bas = hémophilie B.
      . Déficits congénitaux en XII, XI, Fletcher, Flaugeac (exceptionnels).
  - **Temps de Quick allongé :** toutes les causes d'allongement du TQ, sauf le déficit en VII, allongent le TCK.
    - **Temps de thrombine normal :** doser le complexe prothrombique (V, VII + X, II)
      - Déficit d'un facteur (X ou V ou II)
        - Acquis
          - Splénomgalie (V)
          - Thrombocytose (II)
          - Amylose (X)
          - Inhibiteur : pas de correction par plasma témoin.
        - Congénital : étude familiale, taux stable aux dosages.
      - Aucun déficit : anticoagulant circulant type antiprothrombinase du lupus.
      - Déficits associés : Facteur V
        - Normal
          - Avitaminose K ou intoxication aux AVK (test de Kohler positif).
          - Insuff. hépatique modéré (test de Kohler positif).
        - Diminué
          - Insuff. hépatique grave.
          - Hémopathies : leucose, myélome, thrombocytose.
    - **Temps de thrombine allongé :** une anomalie importante de la fibrinoformation peut retentir sur le TQ et le TCK.

« Temps de céphaline » = temps de coagulation d'un plasma pauvre en plaquettes, citraté puis recalcifié, en présence de céphaline (phospholipide équivalent du facteur-3-plaquettaire).
« Temps de céphaline activé » = Kaolin ou acide éllagique activent le contact de façon standardisée.
Les temps obtenus sont exprimés par rapport à un plasma témoin : le plasma étudié ne doit pas dépasser le temps du témoin de plus de 10 sec.
Le test explore :
– le système intrinsèque : facteurs XII, XI, IX, VIII, Fletcher (prékallicréine), Flaugeac (kininogène de Haut PM) ;
– le tronc commun (moins le facteur-3-plaquettaire) : X, V, II, I.

➤ Un seul facteur est trouvé déficitaire

- Déficit acquis :
  - inhibiteur acquis contre un facteur (pas de correction avec le mélange plasma du malade + plasma témoin normal) ;
  - déficit isolé en facteur X dans l'amylose primitive ;
  - déficit isolé en facteur V dans une splénomégalie.
- Déficit constitutionnel : taux stable dans le temps, enquête familiale, correction par le mélange avec un plasma normal.

➤ Plusieurs facteurs sont trouvés déficitaires

Étudier le mélange plasma du malade + plasma témoin normal :
- pas de correction du plasma du malade : inhibiteur (type antiprothrombinase dans le lupus) ;
- correction du plasma du malade, doser les cofacteurs :
  - facteur V normal (non vitamine K-dépendant), facteurs II, VII, X diminués :
    - prise d'antivitamines K,
    - carence en antivitamines K : maladie hémorragique du nouveau-né, carence chez l'adulte,
    - insuffisance hépatique modérée (ou insuffisance hépatocellulaire importante, mais avec une élévation du facteur V liée à un hépatocarcinome) ;
  - facteur V diminué : insuffisance hépatique importante.

1.2.2. Le temps de thrombine est allongé

Faire alors un temps de reptilase (cette enzyme transforme le fibrinogène en fibrine sans être, contrairement à la thrombine, neutralisable par l'héparine) :
- **le temps de reptilase est normal : présence d'héparine (souvent contamination accidentelle du prélèvement) ;**
- **le temps de reptilase est allongé : doser le taux de fibrinogène plasmatique (valeurs normales : 2-4 g/L) :**
  - hypofibrinogénémie :
    - congénitale ;
    - acquise : par consommation (CIVD, fibrinolyse pathologique ou thérapeutique par thrombolytiques) ou par défaut de synthèse (insuffisance hépatique importante, L-asparaginase),
  - hyperfibrinogénémie : dans un syndrome inflammatoire ;
  - taux de fibrinogène normal :
    - dysfibrinogénémie : acquise (hépatopathies, cancers) ou constitutionnelle ;
    - anticoagulant inhibant la fibrinoformation : immunoglobuline monoclonale (myélome, Waldenström), présence de produits de dégradation de la fibrine (PDF) dans les coagulopathies de consommation (CIVD, fibrinolyse).

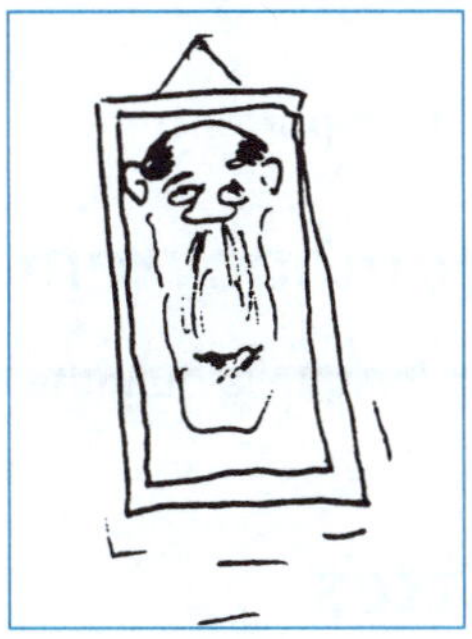

2. Allongement du temps de céphaline-kaolin (TCK)

- C'est le temps de coagulation à 37 °C d'un plasma pauvre en plaquettes et décalcifié, après apport d'un équivalent des phospholipides plaquettaires (céphaline) + calcium + activateur standardisant l'activation des facteurs contacts (exemple : le kaolin).
- Le TCK explore la voie intrinsèque de la coagulation : fibrinogène, facteurs II, X, V, VIII, IX, X et XI, prékallicréine, kininogène de haut poids moléculaire. Normal : 30 à 40 secondes.
- Le plasma étudié est testé en même temps qu'un plasma témoin normal : le temps du plasma étudié ne doit pas dépasser de plus de 6 à 8 secondes le plasma normal.
- La constatation d'un TCK allongé inexpliqué impose une enquête étiologique. On raisonne en fonction du temps de Quick (TQ).

2.1. Le TQ est trouvé normal

Il s'agit d'un allongement isolé du TCK. Il faut alors étudier le mélange plasma du malade + plasma normal :
- pas de correction du plasma du malade : anticoagulant circulant :
  - le plus souvent anti-VIII : maladie auto-immune (lupus) ; allo-anticorps chez un hémophile A transfusé ; anticoagulant lié à une prise médicamenteuse ;
  - anticoagulant anti-IX, plus rare ;
- correction du plasma du malade : il s'agit d'une maladie constitutionnelle. Doser alors les facteurs VIII et IX et faire un temps de saignement :
  - baisse isolée du facteur VIII : hémophilie A ;
  - baisse isolée du facteur IX : hémophilie B ;
  - temps de saignement allongé : orientation vers une maladie de Willebrand ;
  - rares : déficits constitutionnels en facteur XI, XII, prékallicréine, kininogène de haut poids moléculaire.

2.2. Le TQ est trouvé allongé

Il faut alors raisonner en fonction du temps de thrombine (voir 1.1 « Allongement du temps de Quick »).

3. Allongement du temps de saignement

- Le temps de saignement (TS) explore *in vivo* les éléments de l'hémostase primaire :
  - taux et qualité des plaquettes ;
  - taux plasmatique du facteur Willebrand ;
  - taux plasmatique de fibrinogène (qui intervient également dans l'hémostase primaire) ;
  - qualité de la paroi vasculaire.
- Le TS correspond au délai écoulé entre l'établissement d'une petite coupure cutanée et l'arrêt du saignement. On le réalise par un dispositif standardisé par incision à la face antérieure de l'avant-bras, sous une pression de 4 cm de mercure au tensiomètre, avec mise en route immédiate du chronomètre. Le sang est recueilli à l'aide de buvards :
  - le TS est reconnu pathologique quand l'hémorragie se prolonge au-delà de dix minutes ;
  - la constatation d'un TS allongé inexpliqué impose une enquête étiologique. On raisonne en fonction du taux de plaquettes.

3.1. Thrombopénie (< 150 $\times$ 10^9/L plaquettes)

(Cf. chapitre 7).
L'allongement du TS est grossièrement corrélé à l'importance de la thrombopénie.

3.2. Thrombocytose ou thrombocytémie

Il s'agit de trombocytose ou de thrombocytémie lorsque la quantité de plaquettes est supérieure à 500 $\times$ 10^9/L. *(cf. chapitre 8).*

3.3. Taux normal de plaquettes

- Chercher un dysfonctionnement plaquettaire :
  - soit par thrombopathie (anomalie qualitative des plaquettes) ;
  - soit par anomalie plasmatique modifiant l'activité des plaquettes.
- Les tests d'exploration plaquettaire sont perturbés.

3.3.1. Causes acquises

Le dysfonctionnement plaquettaire est ici généralement modéré et bien toléré (peu ou pas hémorragique) :
- médicaments : aspirine, anti-inflammatoires non stéroïdiens, pénicilline ou céphalosporine à forte dose, anti-agrégants plaquettaires (Ticlid®) ;
- insuffisance rénale chronique ;
- myélome et Waldenström (Ig monoclonale perturbe la fonction des plaquettes) ;
- cirrhose éthylique ;
- syndromes myéloprolifératifs, dysmyélopoïèses acquises ;
- anémie importante (par modifications rhéologiques).

3.3.2. Causes constitutionnelles

L'expression clinique (hémorragies) est plus fréquente. Chercher une notion familiale.

➤ Anomalies plasmatiques

– Maladie de Willebrand ; QS.
– Afibrinogénémie (exceptionnelle), car des traces de fibrinogène sont nécessaires dans l'hémostase primaire.

➤ Thrombopathies

– Dystrophie thrombocytaire hémorragipare (maladie de Bernard-Soulier) :
  • pathologie de l'adhésion plaquettaire (interaction plaquette - conjonctif vasculaire) par absence d'une glycoprotéine de membrane plaquettaire (Gp Ib) qui est le récepteur du facteur Willebrand ;
  • transmission autosomique récessive. Parfois notion de consanguinité ;
  • légère thrombopénie associée ; plaquettes géantes sur lame, parfois en amas ;
  • tests plaquettaires montrant une adhésion anormale.
– Thrombasthénie de Glanzmann :
  • pathologie de l'agrégation (interaction plaquette-plaquette) par déficit de la glycoprotéine plaquettaire Gp IIb/IIIa ;
  • transmission autosomique récessive ;
  • plaquettes de morphologie normale, isolées ;
  • tests plaquettaires montrant une adhésion normale et une agrégation perturbée.
– Maladie du pool vide :
  • défaut de libération des granules plaquettaires denses ;
  • transmission autosomique dominante.

3.4. Si l'enquête étiologique est entièrement négative

Il faut conclure à un allongement isolé du TS.

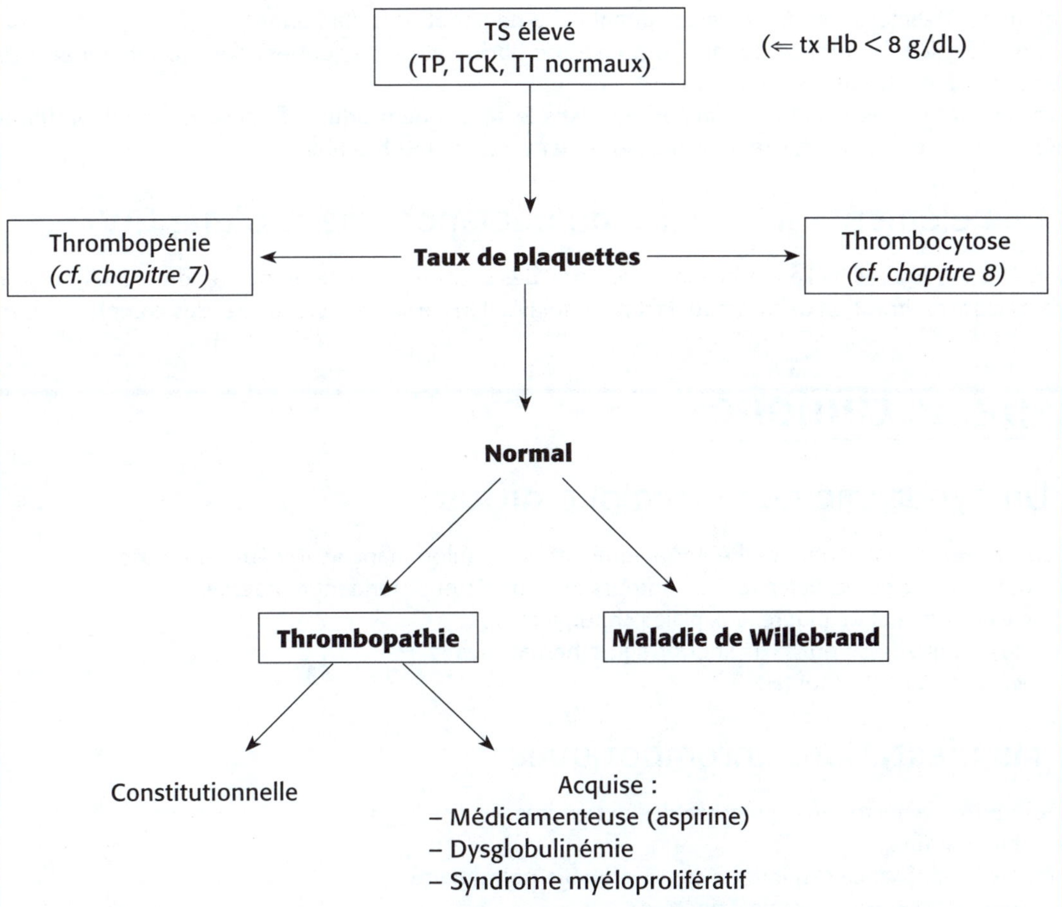

Figure : Conduite diagnostique

Coagulation intravasculaire disséminée (CIVD)

1. Physiopathologie

1.1. La CIVD

C'est un syndrome de défibrination lié à une diffusion pathologique du processus physiologique de la coagulation et de l'agrégation plaquettaire. Dans une situation normale, l'extension de la coagulation est évitée par divers mécanismes :
- la dilution des facteurs activés de la coagulation dans le courant sanguin ;
- la fibrinolyse locale ;
- l'épuration des facteurs activés et des thromboplastines tissulaires par le système réticulo-endothélial hépatique ;
- l'intervention des inhibiteurs physiologiques de la coagulation : anti-thrombine III, protéines C et S.

1.2. Tous les éléments limitants

Ils peuvent être débordés dans plusieurs circonstances aboutissant à la CIVD, dont l'élément clé consiste en une production exagérée de thrombine. Il s'ensuit des hémorragies (liées à une consommation excessive des facteurs de la coagulation et des plaquettes) et des thromboses. De façon schématique, cette hyperactivation de la coagulation entraîne :
- une diminution du taux des facteurs sensibles à l'action de la thrombine : fibrinogène, facteurs II, VIIIc (VIII coagulant), V ;
- l'apparition dans le secteur vasculaire de thrombine favorise l'apparition de « complexes solubles » (composés de monomères de fibrine, de fibrinogène et de produits de dégradation de la fibrine) ;
- l'apparition de D-Dimères plasmatiques résultant de la dégradation de la fibrine ;
- l'apparition de microthrombi de fibrine (composés de fibrine et de plaquettes) dans le secteur vasculaire peut être responsable de thromboses diffuses ;
- la lyse des dépôt fibrineux entraîne l'apparition dans le sérum de produits de dégradation de la fibrine (PDF), eux-mêmes pourvus d'une activité anticoagulante par un effet antithrombine.

1.3. Les éléments à l'origine du déclenchement d'une CIVD

Ils peuvent être des lésions de l'endothélium vasculaire, des sécrétions bactériennes (endotoxines), des sécrétions tumorales, l'acidose, l'irruption de thromboplastine tissulaire dans le secteur vasculaire, des complexes immuns, etc.

2. Aspects cliniques

2.1. Un syndrome hémorragique diffus

Les aspects cliniques d'un syndrome hémorragique diffus à prédominance cutanéo-muqueuse sont :
- purpura pétéchial et/ou ecchymoses de contours mal limités et s'étendant rapidement ;
- hémorragies aux points de piqûre, aux plaies chirurgicales ;
- hémorragies muqueuses : épistaxis, métrorragies, hématuries ;
- aucune tendance à l'arrêt spontané.

2.2. Manifestations thrombotiques

- Cutanées : purpura nécrotique, gangrène des extrémités.
- Rénales : oligo-anurie.
- Pulmonaires : insuffisance respiratoire aiguë, embolie pulmonaire.
- Neurologiques : convulsion, hémiplégie, coma.
- Thromboses veineuses profondes.

3. Diagnostic biologique

Dans la forme typique et complète :
- thrombopénie (< 150 × 10^9/L) ;
- allongement du temps de céphaline activé (TCA), du temps de Quick (TQ) et du temps de thrombine (TT) en raison du déficit des facteurs de la coagulation, du fibrinogène et de l'action anticoagulante des produits de dégradation de la fibrine (PDF) ;
- hypofibrinogénémie (< 2 g/L) ;
- diminution des facteurs de la coagulation en particulier le V et le VIIIc (en raison de leur activation préférentielle suscitée par la thrombine).

Tableau 3 : Diagnostic différentiel d'une CIVD

	Normes	CIVD	Fibrinolyse primitive	Insuffisance hépatique
Taux de plaquettes	150-400 × 10^9/L	Abaissé	Normal	Plus ou moins abaissé (hypersplénisme)
Fibrinogène	2-4 g/L	Abaissé	Abaissé	Abaissé
TQ	70 à 100	Allongé	Allongé	Allongé
TCA	≤ 1,2 × témoin	Allongé	Allongé	Allongé
TT	≤ 1,2 × témoin	Allongé	Allongé	Allongé
V	60-110 %	Très diminué	Diminué	Diminué
VIIIC	60-110 %	Très diminué	Diminué	Diminué
Complexes solubles	Absence	Présents +++	Absence	Absents
D-dimères	Absence	Élevés	Présents	Absents
PDF < 10 µg/mL élevés	Peu élevés	± élevés	Taux normal	Taux normal
Temps de lyse des euglobulines	> 3 heures	Normal ou raccourci	Très raccourci	Normal ou raccourci

La CIVD est associée à des signes de fibrinolyse réactionnels :
- la présence de produits de dégradation de la fibrine (PDF) ;
- les D-dimères plasmatiques résultent de la dégradation réactionnelle de la fibrine : leur présence n'est pas spécifique de CIVD, mais leur absence exclut une CIVD ;
- des complexes solubles et des monomères de fibrine sont présents et détectables par le test à l'éthanol (test rapide mais non quantitatif). Leur absence n'élimine pas le diagnostic de CIVD (si le fibrinogène est très bas ⇒ pas de complexes solubles) ;
- le temps de lyse des euglobulines plasmatiques explore l'activité fibrinolytique circulante ;
- la présence de schizocytes doit être recherchée sur un frottis sanguin dans certains contextes de CIVD (cancer, syndrome hémolytique).

4. Étiologies

Une CIVD peut compliquer de nombreuses situations pathologiques :
- infections : choc infectieux (cause la plus fréquente de CIVD aiguë, par libération d'endotoxines activatrices), septicémies, *purpura fulminans*, accès pernicieux palustre ;
- chirurgie pelvienne, pancréatique, thoracique ;
- polytraumatisme, brûlures étendues, crush syndrome, grande rhabdomyolyse (où de grandes quantités de thromboplastine peuvent se déverser dans la circulation) ;
- cancers métastasés (prostate, utérus, poumons) ;
- hémopathies malignes (principalement la leucémie aiguë promyélocytaire) ;
- syndrome de lyse tumorale spontané ou induit par la chimiothérapie ;
- hémolyse intravasculaire aiguë (incompatibilité transfusionnelle ABO) ;
- pancréatite aiguë, insuffisance hépatique aiguë, état de choc ;
- coagulopathies obstétricales (hématome rétroplacentaire, embolie, mort fœtale) ;
- hémangiome géant ;
- morsure de serpent.

5. Diagnostic référentiel

5.1. Fibrinolyse aiguë primitive *(cf. tableau 3)*

- Il s'agit d'un syndrome de défibrination rare. L'apparition de plasmine conduit à la lyse du fibrinogène circulant. Il faut une libération importante d'activateur tissulaire du plasminogène, la plasmine (enzyme clé de la fibrinolyse), alors formée, lyse le fibrinogène circulant, les facteurs V et VIIIc circulants. La consommation des facteurs et l'apparition importante de PDF (à l'action antithrombine) peuvent entraîner un syndrome hémorragique.
- Étiologies :
  - pathologies obstétricales (les mêmes que la CIVD) ;
  - anastomose porto-cave, circulation extracorporelle ;
  - cancer de la prostate, du pancréas ;
  - insuffisance hépatique aiguë, pancréatites aiguës, etc.

5.2. Insuffisance hépatique

- Diminution de synthèse hépatique de certains facteurs de la coagulation.
- Un hypersplénisme, une intoxication alcoolique associés peuvent être à l'origine d'une thrombopénie, mais il n'existe en règle ni complexes solubles, ni D-dimères, ni PDF (cependant des formes biologiques « frontières » peuvent se rencontrer).
- Il faut se méfier :
  - d'une insuffisance hépatique favorisant la survenue d'une CIVD ;
  - d'une fibrinolyse compliquant une CIVD.

6. Formes cliniques

6.1. Une CIVD « biologique »

Elle est sans retentissement hémorragique ou thrombotique, d'évolution chronique (exemple : dans un cancer prostatique métastasé). Le risque est l'aggravation vers une forme aiguë symptomatique.

6.2. Une CIVD « compensée »

Elle l'est par une hyperproduction de facteurs comme le fibrinogène dans un syndrome inflammatoire (la CIVD ne fait qu'en normaliser le taux), ou un niveau initial élevé de plaquettes (syndrome inflammatoire). Un taux normal de fibrinogène et de plaquettes n'élimine donc pas la possibilité d'une CIVD.

7. Traitement

7.1. Le traitement de la cause

Le traitement de la cause est primordial.

7.2. Le traitement substitutif

Le traitement substitutif est à coordonner avec le centre de transfusion. La perte des facteurs de la coagulation et des plaquettes peut être partiellement compensée dans les formes sévères par la transfusion de concentrés plaquettaires (dans une thrombopénie inférieure à 50×10^9/L) et de plasma.

7.3. Héparinothérapie

- L'héparinothérapie à la posologie de 100 UI/kg/24 heures à la pompe (voire 500 UI/kg/24 h selon les cas) empêche, par son action antithrombinique, la formation de nouveaux microthrombi, permettant de freiner la consommation des facteurs de la coagulation et des plaquettes. À débuter quand le taux de plaquettes est maintenu supérieur à 50×10^9/L. Cependant en milieu chirurgical ou obstétrical, son emploi est à discuter en raison du risque accru d'hémorragie. Les transfusions visent à obtenir un TP > 45 %, un taux de fibrinogène > 1 g/L, un taux de plaquettes > 70×10^9/L, ce qui permet alors d'introduire l'héparine.

– À part : le traitement d'une fibrinolyse primitive, après avoir formellement écarté une CIVD associée, peut reposer sur l'emploi des antifibrinolytiques comme :
  • les antiplasmines (Iniprol®) ;
  • les inhibiteurs des activateurs du plasminogène (Hémocaprol®).
– Mais là encore, le traitement est essentiellement étiologique.
– Le PBSC est contre-indiqué (car contient des facteurs activés).

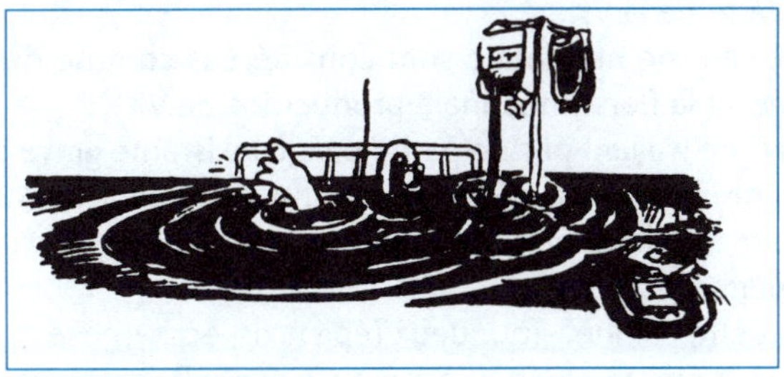

Hypovitaminose K

– L'hypovitaminose K peut être responsable d'un syndrome hémorragique lié à la baisse du taux plasmatique des formes fonctionnelles des quatre facteurs vitamine K (VK)-dépendants :
  . prothrombine (facteur II) ;
  . proconvertine (facteur VII) ;
  . facteur Stuart (facteur X) ;
  . facteur anti-hémophilique B (facteur IX).
– Elle entraîne également une baisse du taux plasmatique des protéines C et S (inhibiteurs physiologiques de la coagulation), qui sont également VK-dépendantes.

1. Physiopathologie

1.1. Métabolisme de la VK

Il existe plusieurs variétés de VK, toutes dérivées de la naphtoquinone.
– L'origine est double :
  • exogène (pour 70 %) : c'est la VK1, apportée par l'alimentation = végétaux (salade, chou, épinard, brocoli), animaux (foie, jaune d'œuf). Le lait de vache est quatre fois plus riche en VK que le lait de femme ;
  • endogène (30 %) : c'est la VK2, synthétisée par la flore bactérienne intestinale.
– L'absorption de la VK au grêle requiert la présence de sels biliaires, car la VK est liposoluble. Elle atteint l'hépatocyte par le système porte et est stockée au niveau du foie.
– L'origine de la VK étant double (exogène et endogène), il faut souvent un tarissement des deux sources pour qu'une carence soit responsable d'un syndrome hémorragique.

1.2. Conséquences d'une carence en VK

– En l'absence de VK (ou en présence d'anti-VK), les facteurs de coagulation VK-dépendants sont fabriqués par l'hépatocyte sous forme non fonctionnelle.
– La VK est en effet nécessaire à la γ-carboxylation d'acides glutamiques portés par ces facteurs sur leur extrémité NH2-terminale.
– Cette γ-carboxylation post-transcriptionnelle (par une carboxylase active en présence de VK) rend les facteurs fonctionnels en permettant leur fixation au calcium ionisé et aux phospholipides intervenant dans le processus de la coagulation.
– En l'absence de VK (ou chez les malades sous anti-VK), les facteurs VK-dépendants ne peuvent subir cette carboxylation et sont donc appelés « PIVKA » (*Protein-Induced by VK Absence*) : le déficit des formes fonctionnelles des facteurs VK-dépendants entraîne une hypocoagulabilité.
– Le TP (temps de Quick) explore trois des quatre facteurs VK-dépendants : II, VII, X.

2. Terrain et expression clinique d'une hypovitaminose K

2.1. « Maladie hémorragique du nouveau-né »

- C'est l'accentuation pathologique d'un phénomène physiologique. Elle associe les conséquences d'une immaturité cellulaire hépatique physiologique et d'une carence en VK par retard du développement de la flore intestinale et par faible passage transplacentaire de la VK.
- La prématurité, la gémellité et l'anoxie néonatale sont considérées comme des facteurs favorisants, de même qu'une antibiothérapie (qui détruit la flore intestinale productrice de VK).
- Cliniquement : chez un nouveau-né n'ayant pas de pathologie coexistante grave et n'ayant pas reçu de VK prophylactique, survenue d'un syndrome hémorragique après un intervalle libre de 48 heures, moins si la mère a pris des anticonvulsivants (inducteur enzymatique), parfois plus long, de l'ordre d'un à deux mois, chez les nourrissons recevant un allaitement maternel.
- Le saignement est diffus et peut être cutanéo-muqueux (épistaxis, ecchymoses), ombilical, digestif (hématémèse, méléna). Le principal danger est l'hémorragie méningée ou le céphalhématome (pouvant être responsable d'une anémie aiguë chez le nouveau-né).

2.2. Chez l'adulte

Le diagnostic n'est souvent suspecté que sur la biologie. Les principales étiologies sont les suivantes.

2.2.1. Malabsorption de la VK

- Par rétention (ictère cholestatique) ou par chélation des sels biliaires (prise de cholestyramine, de paraffine).
- Syndromes de malabsorption (type maladie cœliaque).
- Résections étendues du grêle en l'absence de prévention.

2.2.2. Carence d'apport en VK

- Alimentaire : par malnutrition (tiers-monde) ou par alimentation parentérale prolongée (réanimation) sans supplémentation en VK.
- Défaut de synthèse de la VK par la flore intestinale détruite par une antibiothérapie.

3. Diagnostic biologique

- Allongement du TP et du TCK, associé à un taux normal de plaquettes et de fibrinogène et à un temps de thrombine normal.
- Effondrement du taux des facteurs VII, X, IX et II, avec un taux normal de facteur V (qui n'est pas VK-dépendant) : seuls les facteurs VK-dépendants sont diminués.
- Chez le nouveau-né, interpréter les résultats des dosages des facteurs de la coagulation en fonction des variations physiologiques : le taux des facteurs VK-dépendants, bas à la naissance, diminue jusqu'à un minimum vers le 3e jour (à peu près 30 % des valeurs de l'adulte), puis remonte progressivement pour atteindre le taux de l'adulte en quelques semaines. Dans une maladie hémorragique du nouveau-né, le TP peut chuter à 10 %.
- La normalisation du TP dans les heures qui suivent l'injection de VK1 constitue un test diagnostique faisant la preuve d'une carence en VK.

4. Diagnostic différentiel

4.1. Chez le nouveau-né

Chez le nouveau-né, il faut éliminer les autres causes de syndrome hémorragique : thrombopénie néonatale, CIVD, maladie hémorragipare constitutionnelle à révélation précoce.

4.2. Chez l'adulte

- Insuffisance hépatocellulaire : baisse associée du facteur V.
- CIVD : diagnostic différentiel particulièrement important car la fraction PPSB, qui est efficace dans une carence en VK hémorragique, est formellement contre-indiquée dans une CIVD.
- Surdosage en anti-VK.

Les principaux éléments du diagnostic différentiel sont donnés dans le tableau ci-dessous.

Tableau 4 : Diagnostic différentiel de l'hypovitaminose K

	Hypovitaminose K	Insuffisance hépatocellulaire	CIVD	Surdosage en anti-VK
Taux de plaquettes	Normal	Normal ou bas	Bas	Normal
TP	Bas	Bas	Bas	Bas
TCK	Allongé	Allongé	Allongé	Allongé*
Temps de thrombine	Normal	Allongé	Allongé	Normal
Fibrinogène	Normal	Bas	Bas	Normal
Facteur II	Bas	Bas	Bas	Bas
Facteur VII + X	Bas	Bas	Bas	Bas
Facteur V	Normal	Bas*	Bas	Normal
Injection de VK	Efficace	Ne corrige pas	Ne corrige pas	Efficace

* Sauf en cas d'élévation du facteur V liée à l'existence d'un hépatocarcinome.

– À part : certaines céphalosporines (Moxalactam®) peuvent être responsables d'une baisse du TP, car elles empêchent la carboxylation des facteurs VK-dependants et miment ainsi les effets d'une carence en VK.

5. Traitement

5.1. Chez le nouveau-né

5.1.1. Traitement curatif d'une maladie hémorragique du nouveau-né

– En cas d'anémie mal supportée : concentrés globulaires pédiatriques.
– Injection par voie veineuse lente (les intramusculaires sont dangereuses dans une carence en VK) d'1 mg/kg de VK1.

5.1.2. Traitement préventif

– La systématisation de cette prévention a raréfié la maladie.
– Elle consiste en une injection intramusculaire d'1 mg de VK1 dans les premières heures de vie (apport oral parfois préconisé).

5.2. Chez l'adulte

5.2.1. Traitement curatif d'une hypovitaminose K

– Injection par voie veineuse lente (les intramusculaires sont dangereuses dans une carence en VK) de 20 mg de VK1 ; un syndrome hémorragique grave nécessitant une normalisation rapide de l'hémostase peut se combattre par apport de PPSB THP SD (après élimination formelle d'une CIVD).
– L'efficacité du traitement est appréciée sur la disparition du syndrome hémorragique et sur la normalisation rapide du TP.

5.2.2. Traitement préventif chez le malade

En alimentation parentérale prolongée (apport régulier de VK1).

Chapitre 12

Syndrome hémorragique

– Hors programme

Un syndrome hémorragique est caractérisé par des saignements, spontanés ou provoqués par des causes minimes, répétés, survenant sur plusieurs territoires, et traduit un trouble, acquis ou héréditaire, de l'hémostase.

La constatation d'un syndrome hémorragique entraîne deux démarches :
- apprécier le retentissement des hémorragies ;
- rechercher la cause du syndrome hémorragique.

1. Interrogatoire

Le but de l'entretien médical est de préciser le type de syndrome hémorragique et de regrouper les éléments en faveur d'une étiologie constitutionnelle ou acquise.

1.1. Siège des hémorragies

Cutanées (hématomes, purpura), muqueuses (gingivorragies, épistaxis, ménorragies), viscérales (hémoptysie, hématémèse, méléna), internes (hémarthrose, hématome profond). Le type d'hémorragie peut orienter (exemple : hémarthrose dans l'hémophilie).

1.2. Fréquence des hémorragies

Saignements simultanés ou successifs.

1.3. Âge au début du syndrome hémorragique

À la naissance (hémorragie ombilicale), dans l'enfance, etc.

1.4. Notion familiale (arbre généalogique), notion de consanguinité

Utile au diagnostic dans les syndromes hémorragiques constitutionnels (hémophilie, maladie de Willebrand).

1.5. Sexe

Seuls les garçons sont touchés dans l'hémophilie, les deux sexes peuvent être atteints dans une maladie de Willebrand.

1.6. Éléments de temps

Dater le début des hémorragies et chercher un facteur déclenchant et des circonstances où une tendance hémorragique préexistante aurait dû se manifester :
- intervention chirurgicale (avulsion dentaire, appendicectomie), accouchement ;
- prise médicamenteuse : aspirine.

1.7. Contexte pathologique général

Rechercher le contexte pathologique général dans lequel peut s'inclure le syndrome hémorragique : cirrhose hépatique, hémopathie maligne, etc.

2. Examen physique et bilan général

2.1. Apprécier l'importance et la gravité du syndrome hémorragique

– État hémodynamique : pouls, tension artérielle. Parfois, anémie mal supportée nécessitant la transfusion de concentrés globulaires.
– Examen cutané, en cherchant :
  • un purpura (qui oriente vers un trouble de l'hémostase primaire) :
    - rapidité d'extension,
    - siège : un purpura vasculaire a souvent un siège déclive et touche les membres inférieurs,
    - type : pétéchial, ecchymotique ;
  • des bulles hémorragiques buccales ;
  • des hématomes.
– Apprécier la menace d'hémorragie cérébro-méningée : existence de céphalées ; faire un fond d'œil à la recherche d'hémorragies rétiniennes.

2.2. Examen général

Foie, rate, ganglions, etc.

2.3. Groupe sanguin et RAI

Proscrire les injections intramusculaires, les ponctions et les médicaments déprimant l'hémostase.

3. Bilan d'hémostase

3.1. Bilan de dépistage

– Temps de saignement et numération plaquettaire : exploration de l'hémostase primaire. Toute thrombopénie doit être vérifiée sur le frottis sanguin (car fausse thrombopénie par agrégation *in vitro* à l'EDTA).
– TCK : exploration de la voie intrinsèque et du tronc commun de la coagulation (facteurs VIII, IX, X, V, II, fibrinogène, et les facteurs du système contact : XII, XI, prékallicréine, kininogène de haut poids moléculaire).
– Temps de Quick : exploration de la voie extrinsèque et du tronc commun de la coagulation (facteurs VII, X, V, II, fibrinogène).
– Temps de thrombine : exploration de la fibrinoformation.
– Taux de fibrinogène plasmatique (valeur normale : 2 à 4 g/L).

3.2. Autres examens

Les autres examens d'hémostase sont demandés en fonction des résultats des tests globaux du bilan de dépistage. On dispose de :
– dosage des facteurs du complexe prothrombique : facteur II (prothrombine), VII (proconvertine), X (Stuart), V (proaccélérine) ;
– dosage des facteurs VIII (anti-hémophilique A) et IX (anti-hémophilique B) ;
– recherche d'un anticoagulant circulant par l'absence de correction de l'allongement du temps de coagulation du plasma étudié après mélange avec un plasma témoin normal ;
– recherche de signes biologiques de coagulation intravasculaire disséminée (CIVD) et de fibrinolyse aiguë :
  • présence de complexes solubles (par le test à l'éthanol) ;
  • présence de PDF (produits de dégradation de la fibrine) ;
  • temps de lyse des euglobulines.

4. Principales étiologies

4.1. Étiologies constitutionnelles

– Maladie de Willebrand : *Cf. chapitre 24.*
– Hémophilie A ou B : *Cf. chapitre 25.*

- Autres pathologies constitutionnelles de l'hémostase primaire ou de la coagulation :
  • thrombopathies constitutionnelles (rares) ;
  • hypofibrinogénémie constitutionnelle ;
  • déficit constitutionnel en facteur XIII.

4.2. Étiologies acquises

- Pathologies acquises de l'hémostase primaire : *Cf. chapitre 11* :
  • thrombopénies (centrale ou périphérique) ;
  • dysfonctionnements plaquettaires.
- Pathologies acquises de la coagulation : *Cf. chapitre 11* :
  • insuffisance hépatocellulaire ;
  • hypovitaminose K ;
  • coagulopathies de consommation (CIVD, fibrinolyse aiguë) ;
  • anticoagulant circulant.

Tableau : Conduite diagnostic d'un syndrome hémorragique	
Temps de saignement allongé Taux de plaquettes normal Temps de Quick normal TCK normal	Dysfonctionnement plaquettaire (exemple : prise d'aspirine)
Temps de saignement allongé Taux de plaquettes normal Temps de Quick normal TCK un peu allongé	Rechercher une maladie de Willebrand
Temps de saignement normal Taux de plaquettes normal Temps de Quick normal TCK allongé	Atteinte de la voie intrinsèque de la coagulation : – Hémophilie ? – Anticoagulant circulant ?
Temps de saignement allongé Taux de plaquettes normal Temps de Quick allongé TCK allongé	Demander : temps de thrombine, dosage du fibrinogène, dosage des facteurs II, V, VII, X : – Insuffisance hépatique ? – Carence en vitamine K ? – Prise d'antivitamines K ?
Temps de saignement allongé Taux de plaquettes diminué Temps de Quick allongé TCK allongé	Rechercher une CIVD
Temps de saignement allongé Taux de plaquettes diminué Temps de Quick normal TCK normal	Thrombopénie à explorer

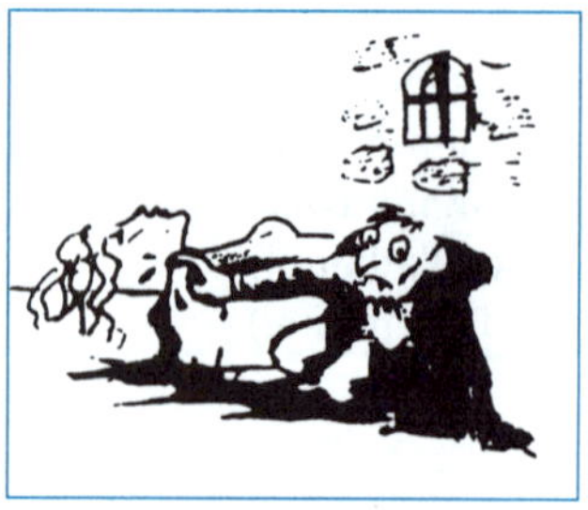

Chapitre 13

Thromboses veineuses et artérielles récidivantes

Item 135 | Thrombose veineuse profonde et embolie pulmonaire

La constatation d'accidents thrombotiques répétés, en particulier chez un sujet jeune, surtout s'il existe des antécédents familiaux, doit faire rechercher une anomalie congénitale dans le système antithrombotique (antithrombine III, protéine C, protéine S ou facteur V muté) ou dans le système fibrinolytique.

1. Le déficit en antithrombine III (AT III)

1.1. Physiopathologie

- L'AT III, glycoprotéine de synthèse hépatique, est le plus puissant inhibiteur physiologique de la coagulation. Cette inhibition s'effectue par la formation de complexes stables entre l'AT III et les facteurs de coagulation activés :
  - le principal point d'impact de l'AT III est la thrombine (ou facteur II activé), qu'elle neutralise progressivement, en formant avec elle un complexe inactif. L'héparine agit en accélérant la formation de ce complexe (l'AT III étant le « cofacteur de l'héparine ») ;
  - l'AT III forme également un complexe irréversible avec d'autres facteurs : IX, X, XI, XII sous leur forme activée. Cette activité inhibitrice est également accélérée par l'héparine.
- Un déficit en AT III déséquilibre donc le processus de la coagulation et entraîne un risque thrombotique par formation de thrombine.

1.2. Le déficit constitutionnel en AT III

- Transmission autosomique dominante (les formes homozygotes sont exceptionnelles).
- Fréquence : 1/5 000. La fréquence serait de l'ordre de 4 % des sujets explorés pour thrombose.
- Diagnostic à évoquer devant des accidents thrombotiques récidivants et inexpliqués (sans facteur déclenchant majeur, ou lors d'un simple alitement, ou lors de prise d'œstroprogestatifs), d'autant que le patient est jeune (avant 40 ans) et qu'existent des antécédents familiaux thrombo-emboliques.
- Les accidents thrombotiques peuvent survenir chez un malade sous héparine. Comme l'AT III est le « cofacteur de l'héparine », celle-ci est moins efficace chez le malade déficitaire, chez lequel elle va encore aggraver le déficit. Les accidents thrombotiques peuvent donc survenir sous héparinothérapie, et cette « résistance à l'héparine » doit faire évoquer le diagnostic.

1.3. Le déficit acquis en AT III

Il est observé :
- dans l'insuffisance hépatique (défaut de synthèse de l'AT III), mais les complications thrombotiques sont relativement rares chez les cirrhotiques car il existe une baisse parallèle des facteurs de coagulation ;
- dans le syndrome néphrotique (par perte urinaire d'AT III) : à suspecter lorsque le taux d'albumine sérique est bas ;
- dans la CIVD (par consommation d'AT III) ;
- lors de thérapeutiques : héparinothérapie à dose curative (les héparines de bas poids moléculaire ne semblent pas entraîner de diminution de l'AT III), œstrogènes et œstoprogestatifs (responsables d'une diminution modérée du taux physiologique), L-asparaginase (utilisée dans le traitement de certaines leucémies aiguës).

1.4. Dosage de l'AT III

- Le taux plasmatique normal est entre 80 à 120 %.
- Le dosage doit être effectué en dehors de toute héparinothérapie, car l'héparine diminue le taux d'AT III physiologique.

– Dosage biologique (activité fonctionnelle de l'AT III) et immunologique (taux d'antigène) : le déficit constitutionnel apparaît plus souvent quantitatif que qualitatif.
– Le déficit est modéré dans les formes constitutionnelles (il peut être plus important dans une forme acquise) : il existe donc une discordance entre la sévérité des thromboses et l'abaissement modéré du taux d'AT III.

1.5. Traitement

En cas d'accident thrombotique chez un malade déficitaire en AT III : héparinothérapie de bas poids moléculaire et concentrés en AT III, relais par antivitamine K le plus tôt possible.

2. Le déficit en protéine C

2.1. Physiopathologie

– La protéine C est un inhibiteur physiologique de la coagulation, de synthèse hépatique vitamine K-dépendante, circulant dans le plasma sous forme inactive.
– Elle est activée au niveau de la cellule endothéliale par la thrombine en présence de deux cofacteurs : la thrombomoduline (qui est une protéine de la surface endothéliale) et la protéine S. Activée, la protéine C inactive par protéolyse les facteurs V et VIII sous leur forme activée.
– Un inhibiteur plasmatique de la protéine C activée limite son action.
– Un déficit en protéine C entraînera donc un défaut d'élimination des facteurs V et VIII activés, d'où une production accrue de thrombine, qui transforme le fibrinogène en fibrine, d'où une tendance thrombotique. De plus, la protéine C activée stimule le système fibrinolytique.

2.2. Le déficit constitutionnel en protéine C

– Transmis sur le mode autosomique dominant.
– Plus fréquent que le déficit constitutionnel en AT III.
– Diagnostic à suspecter devant :
  • avant tout, la survenue d'accidents thrombotiques à répétition chez un sujet jeune (avant 40 ans), surtout avec une notion familiale et l'absence de facteur déclenchant net ;
  • la survenue de nécroses lors de l'induction d'un traitement par antivitamines K.
– Dépister dans la famille les sujets déficitaires encore asymptomatiques.

2.3. Le déficit acquis en protéine C

Il est observé dans :
– l'insuffisance hépatique (par défaut de synthèse) ;
– la prise d'antivitamines K (la protéine C étant vitamine K-dépendante) ;
– la CIVD (par consommation).

2.4. Dosage de la protéine C

– Dosage immunologique et biologique, permettant de distinguer déficit quantitatif (le plus fréquent) et déficit qualitatif.
– Le résultat du dosage est difficile à interpréter quand le malade est sous antivitamines K (prescrites à la suite d'accidents thrombotiques antérieurs), puisque la protéine C est de synthèse vitamine K-dépendante. Le dosage doit donc être fait quand le malade est encore sous héparine.

2.5. Traitement

– Chez un malade déficitaire constitutionnel ayant un accident thrombotique : héparinothérapie, puis antivitamines K (les antivitamines K accentuent le déficit en protéine C mais abaissent aussi le taux des formes fonctionnelles des facteurs de coagulation vitamine K-dépendants, ce qui prévient la récidive thrombotique).
– Des concentrés de protéine C existent.

3. Le déficit en protéine S

- Glycoprotéine plasmatique vitamine K-dépendante, cofacteur de la protéine C activée.
- Son activité de cofacteur est régulée par la thrombine, qui scinde la protéine S.
- Le déficit constitutionnel, qui est de transmission autosomique dominante, donne un tableau comparable aux déficits constitutionnels précédents.

4. Mutation du gène du facteur V (type Leiden)

Une mutation du gène du facteur V de la coagulation, responsable d'une résistance à l'action de la protéine C activée, est associée à un risque accru de thrombose surtout chez les homozygotes (diagnostic par biologie moléculaire). Très fréquent (> 1 % de la population).

Déficit congénital en antithrombine III ou en protéine C ou S, ou facteur V muté

- Il faut l'évoquer devant :
  - des accidents thrombotiques récidivants et inexpliqués ;
  - chez un patient jeune (avant 40 ans) ;
  - avec une notion familiale d'antécédents thrombo-emboliques.
- Importance de l'enquête familiale +++ (dépister les sujets déficitaires encore asymptomatiques).

5. Mutation de la prothrombine (rare)

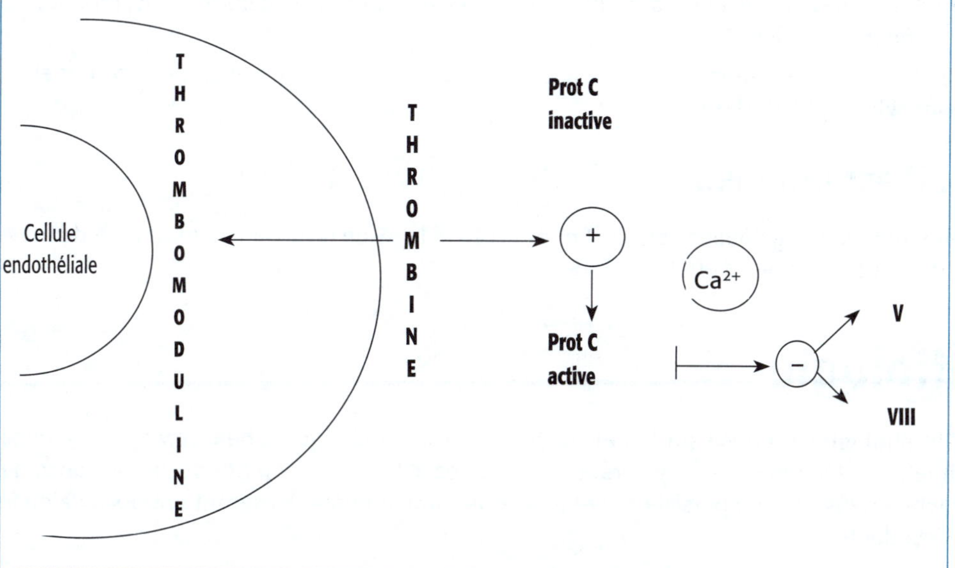

Figure : Activation de la protéine C

6. Syndrome des antiphospholipides

Recherche d'un anticoagulant circulant (acquis) : antiphospholipide type lupus (TCA allongé), anticorps anti-β-2 GPI à titre élevé.

7. Syndromes myéloprolifératifs

Thrombocytose et éventuelle thrombopathie…

Chapitre 14

Augmentation de la vitesse de sédimentation (VS)

– Item 112 | Réaction inflammatoire : aspects biologiques et cliniques. Conduite à tenir

1. Définition

- C'est la hauteur de la colonne de plasma se constituant au-dessus des globules rouges dans un tube de sang calibré, citraté, maintenu vertical, lue au bout d'une heure de sédimentation (la deuxième heure a peu d'intérêt).
- Les valeurs normales sont : < 15 mm chez l'homme, < 20 mm chez la femme (à jeun).
- **Les seules valeurs justifiant une exploration : VS > 30.**

2. Facteurs influençant la VS

2.1. Globulaires

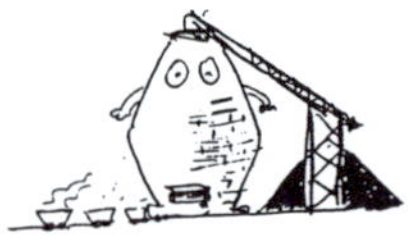

- Nombre : dans une anémie, les hématies moins nombreuses sédimentent plus vite car elles sont moins freinées par le plasma. Le phénomène inverse s'observe dans les polyglobulies où la VS peut être nulle.
- Forme : les hématies déformées forment des rouleaux avec difficulté et sédimentent mal (drépanocytes, sphérocytes).

2.2. Plasmatiques

Une augmentation des globulines plasmatiques accélère la VS en favorisant la formation de rouleaux érythrocytaires. Le taux d'albumine n'a pas d'effet sur la VS.

3. Étiologie

L'enquête étiologique repose sur l'interrogatoire, l'examen clinique, l'hémogramme, le dosage de protéines de l'inflammation, l'électrophorèse des protéines sériques. Il faut tenir compte de l'importance de l'accélération et de son caractère transitoire ou persistant. Les examens complémentaires seront entrepris selon les éléments d'orientation précédents.

3.1. Augmentation « physiologique » de la VS

- Âge élevé (augmentation modérée).
- Grossesse où une VS normale peut aller jusqu'à 50 mm à la première heure, à partir du deuxième trimestre et quelque semaines après l'accouchement. Ce phénomène est lié à l'inflation plasmatique.
- Obésité.

3.2. Syndrome inflammatoire

- Infection aiguë ou chronique.
- Cancer, hémopathie.
- Maladie de système et vascularite : maladie de Horton, lupus, polyarthrite rhumatoïde, etc.

3.3. Gammapathie monoclonale

Myélome, maladie de Waldenström, lymphome, gammapathie monoclonale bénigne.

3.4. Gammapathie polyclonale

Hépatite chronique, SIDA, maladie auto-immune, sarcoïdose, certains lymphomes T.

3.5. Autres causes

- Anémie (quelle qu'en soit la cause) profonde (< 8 g/dL).
- Hépatite.
- Syndrome néphrotique, insuffisance rénale chronique.
- Thyroïdite.
- Immuno-allergie médicamenteuse.
- Traitement par solutés macro-moléculaires.
- Hyperlipoprotéinémie.
- Test de Coombs positif (TCD) : les anticorps fixés sur les GR favorisent les agglutinats et donc la VS.

4. Quelques problèmes

- Devant l'association d'une immunoglobuline monoclonale et d'un syndrome inflammatoire, le dosage de protéines de l'inflammation (protéine C-réactive, haptoglobine ou fibrinogène) permet d'évaluer la part de responsabilité du syndrome inflammatoire dans l'augmentation de la VS.
- L'augmentation de la VS liée à un syndrome inflammatoire peut rapidement se corriger sous corticothérapie alors que les autres marqueurs de l'inflammation demeurent encore perturbés.
- Urgence thérapeutique de la maladie de Horton qui peut être révélée par une augmentation majeure de la VS.

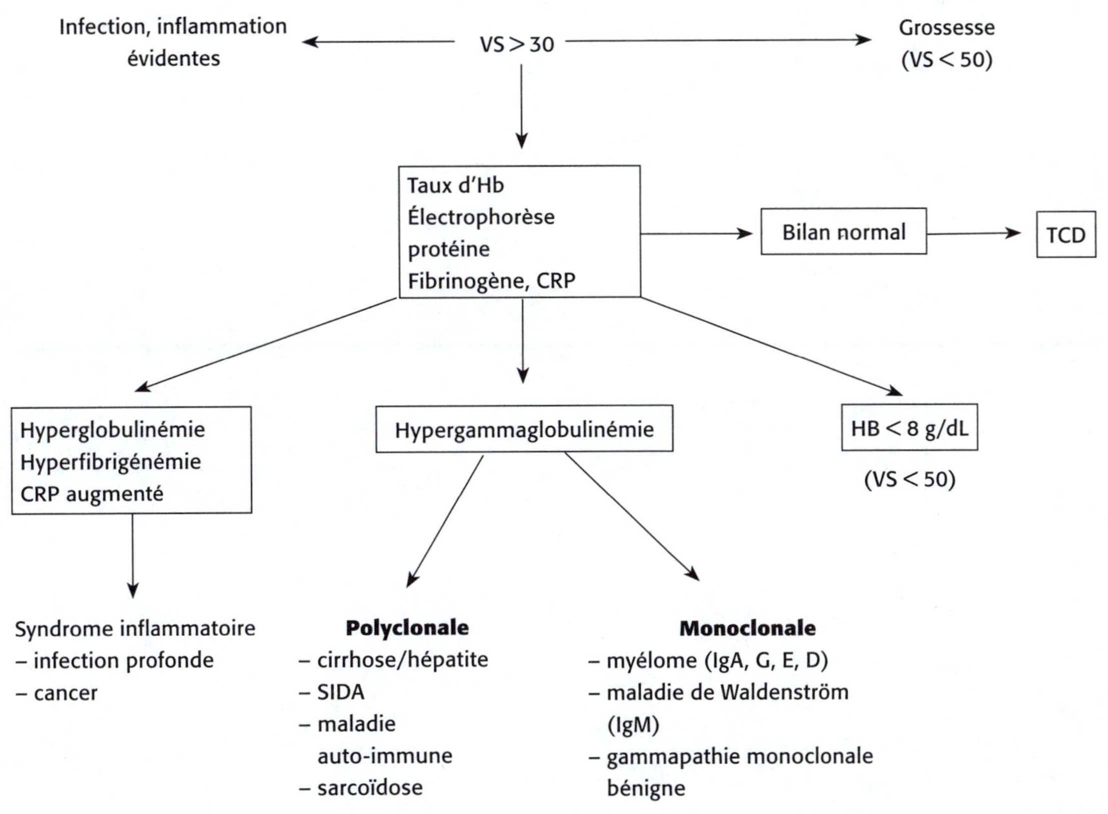

Figure : Conduite à tenir

Partie 2

Pathologies

Hématologie

Chapitre 15

Anémie par carence en fer

– Item 222 | Anémie par carence martiale

L'anémie ferriprive est une des plus fréquentes causes d'anémie. Le diagnostic d'une anémie ferriprive implique la recherche de son étiologie (qui est le plus souvent un saignement occulte). Son traitement spécifique est médical (et exceptionnellement transfusionnel), son traitement étiologique est primordial.

1. Métabolisme du fer

Le métabolisme du fer s'effectue en cercle clos :
- une alimentation normale couvre les besoins, sauf en cas de forte majoration de ces besoins (grossesse, allaitement et nourrisson). Les sources alimentaires principales sont la viande, le jaune d'œuf, le poisson, le vin rouge, les légumes verts, les fruits secs ;
- l'absorption est duodénale, après une décomplexation du fer et de ses protéines dans l'estomac, et transformation du fer ferrique en fer ferreux absorbable. Cette absorption concerne environ 10 à 20 % du fer ingéré ;
- les pertes quotidiennes moyennes sont de 1 mg chez l'homme (selles, desquamation cutanéo-phanérienne), du double chez la femme (les mêmes + pertes menstruelles) ;
- les réserves totales chez l'adulte sont d'environ 4 g :
  - 75 % sont dans l'hémoglobine (un litre de sang contient 0,5 g de fer) et la myoglobine : fer héminique ;
  - 25 % (fer non héminique) sont stockés dans le système macrophagique et les hépatocytes, et comprend deux formes :
    - la ferritine, forme de réserve facilement échangeable,
    - l'hémosidérine, réserve lentement mobilisable (repérable par la coloration de Perls sur la moelle) ;
- le fer plasmatique provient essentiellement de la destruction des hématies les plus anciennes par le système macrophagique de la moelle et du foie. Il circule dans le plasma lié à une molécule porteuse, la transferrine (ou sidérophiline), qui est une β-globuline d'origine hépatique ;
- ce fer circulant porté par la transferrine est capté par les érythroblastes médullaires (un passage direct du fer du système macrophagique aux érythroblastes est possible mais de faible importance) ;
- l'hepcidine (de synthèse hépatique) agit sur les entérocytes pour limiter l'absorption du fer, et provoque également une rétention du fer dans les macrophages (syndrome inflammatoire).

2. Physiopathologie de la carence en fer et de l'anémie ferriprive

- La déplétion se fait d'abord aux dépens des réserves : elle se manifeste par une baisse progressive du taux de ferritine plasmatique, anomalie la plus précoce d'une carence martiale débutante. Puis, par réaction à l'épuisement des réserves, le taux plasmatique de transferrine (dont la synthèse est stimulée par un rétrocontrôle négatif du fer sérique abaissé) augmente. Puis le fer sérique chute. Le fer sérique dosé est le fer lié à la transferrine (et non pas du fer à l'état libre dans le plasma, qui est présent seulement en quantité « infinitésimale » et par conséquent jamais dosé).
- Le déficit en fer (qui est le principal constituant de l'hème) induit une diminution de synthèse de l'hémoglobine dans l'érythroblaste, qui est responsable d'une augmentation du nombre de mitoses érythroblastiques, d'où apparition d'une microcytose, suivie par l'hypochromie (et enfin l'anémie).
- Une anémie microcytaire apparaît quand la carence est devenue importante (c'est donc une anémie centrale par insuffisance médullaire qualitative). S'y surajoute une note hémolytique liée à l'avortement précoce de certaines hématies.

– La cinétique des anomalies observées est ainsi la suivante : baisse de la ferritine, augmentation de la capacité totale de fixation (CTF) de la sidérophiline, baisse du fer sérique, apparition de la microcytose, puis hypochromie et baisse du taux d'hémoglobine. Le traitement martial corrigera toutes les anomalies, dans la séquence inverse de leur apparition.

> Sidérophiline = transferrine.

3. Le diagnostic d'anémie ferriprive

3.1. Clinique

– L'anémie est souvent bien supportée, car elle s'est installée progressivement (elle peut ainsi être révélée par un bilan systématique). Elle peut parfois avoir un retentissement plus important et révélateur : asthénie, dyspnée d'effort, tachycardie, voire lipothymies.
– La symptomatologie liée à la carence en fer elle-même (indépendamment de l'anémie) est souvent modérée ou absente : fragilité des phanères (ongles mous, cassants et concaves, cheveux secs et cassants) ; dans une forme plus évoluée, peau sèche, fissure des commissures labiales (perlèche), signes d'atrophie muqueuse digestive (glossite, dysphagie, brûlures œsophagiennes et gastriques). Chez l'enfant surtout, la carence peut être responsable d'une tendance aux infections, d'une fébricule, d'une splénomégalie discrète.
– L'examen note la pâleur de la peau et des muqueuses et constate parfois les signes de fragilité de la peau et des phanères.
– Troubles du comportement alimentaire (la pica) induits par la carence en fer (et non le contraire) : consommation de terre, de craie, de glaçon... qui disparaîtront après le traitement martial.

3.2. Biologie

– Anémie microcytaire (VGM souvent très inférieur à 80 fL) et hypochrome (CCMH < 32 %). Dans une forme débutante, l'anémie pourra être normocytaire. Le taux d'hémoglobine peut être plus bas que ne le laisse supposer la symptomatologie fonctionnelle. Le frottis sanguin montre une microcytose, une hypochromie, une anisocytose (hématies de taille variable), une poïkilocyose, des hématies en cible.
– Taux de leucocytes normal ou légère leuconeutropénie, thrombocytose modérée fréquente (le taux de réticulocytes, inutile au diagnostic, serait abaissé).

Cette anémie microcytaire arégénérative fait demander les dosages suivants :
– ferritinémie : effondrée (parfois < 10 ng/mL) ;
– fer sérique : très diminué (< 10 micromoles/L) ;
– capacité totale de fixation (CTF) de la sidérophiline : élevée (> 70 micromoles/L) ;
– coefficient de saturation (CS) de la sidérophiline (rapport fer sérique/CTF) : abaissé (< 20 %).

Le myélogramme est sans apport diagnostique.
(En pratique : fer sérique + CTF ou fer sérique + ferritine suffisent).
VS normale.

3.3. Diagnostic différentiel

C'est celui des autres anémies microcytaires :
– l'anémie inflammatoire, qui peut être dans une forme très évoluée microcytaire et hypochrome :
  • contexte clinique d'inflammation, biologie (VS et fibrinogénémie augmentés) ;
  • fer sérique abaissé mais CTF normale ou abaissée et ferritinémie élevée ;
– la thalassémie hétérozygote :
  • origine géographique ;
  • fer sérique élevé et pseudo-polyglobulie (nombre de globules rouges élevé avec un taux subnormal d'hémoglobine), mais avec hématocrite normale ;
  • électrophorèse de l'hémoglobine normale si α-thalassémie mineure ;
  • hémoglobine A2 élevée sur l'électrophorèse de l'hémoglobine dans la β-thalassémie hétérozygote ;
– une anémie sidéroblastique congénitale peut être microcytaire : fer sérique non diminué, myélogramme avec coloration de Perls montrant des sidéroblastes en couronne (rare).

3.4. Causes d'erreur

- Carence en fer et inflammation associées : penser à un cancer digestif qui saigne.
- Carence mixte (fer et folates) : pas de microcytose, mais une population d'hématies microcytaires et hypochromes visibles sur le frottis sanguin.
- Carence martiale associée à une thalassémie hétérozygote : cette dernière se démasquera au décours du traitement martial.
- Carence en fer et syndrome néphrotique ou insuffisance hépatique (transferrine diminuée).

4. Diagnostic étiologique de l'anémie ferriprive

4.1. Pertes de fer

Il s'agit d'un saignement chronique, souvent ignoré ou négligé par le patient.

4.1.1. Perte digestive

Les éléments du diagnostic reposent sur les éléments suivants :
- interrogatoire : recherche d'une symptomatologie digestive, notion de sang dans les selles (méléna ou rectorragie), de prise médicamenteuse (aspirine, corticoïdes, anticoagulants, AINS, etc.) ;
- toucher rectal : sang, tumeur rectale, hémorroïdes internes ;
- fibroscopie œso-gastro-duodénale + **biopsie** (atrophie villositaire : maladie cœliaque à l'origine d'une malabsorption du fer) ;
- coloscopie ;
- transit du grêle ou vidéocapsule si le bilan étiologique digestif reste entièrement négatif.

Les pathologies révélées par ces investigations peuvent être, selon l'organe :
- œsophage : cancer, ulcère peptique, varices œsophagiennes ;
- estomac-duodénum : ulcère, gastrite, hernie hiatale, cancer ;
- grêle : tumeurs bénignes ou malignes, maladie de Crohn, diverticule de Meckel, maladie cœliaque ;
- côlon-rectum : hémorroïdes, cancer, recto-colite hémorragique, diverticulose, polype ;

Danger du diagnostic de facilité : hémorroïdes masquant un cancer colique hémorragique.

4.1.2. Perte gynécologique

Les causes gynécologiques sont les plus fréquentes chez la femme avant la ménopause. Les éléments du diagnostic reposent sur les éléments suivants :
- interrogatoire : importance et régularité des ménorragies, recherche de métrorragies, présence de caillot ;
- examen gynécologique : à demander systématiquement chez une femme ayant une carence martiale, même si une pathologie digestive paraît expliquer la carence martiale.

Les pathologies révélées par ces investigations gynécologiques peuvent être : ménorragies abondantes (+++), fibrome, cancer utérin, endométriose, stérilet.
Indépendamment de ces causes locales, penser à un trouble général sous-jacent de l'hémostase (maladie de Willebrand).

4.1.3. Causes plus rares de pertes de fer

- Retraits de sang répétés : donneur de sang ; syndrome de Lasthénie de Ferjol (saignements provoqués par le patient lui-même dans un contexte psychiatrique) ; prises de sang trop rapprochées aux âges extrêmes.
- Hématurie chronique macroscopique.
- Angiodysplasie isolée ; maladie de Rendu-Osler (épistaxis à répétition, notion familiale).
- Hémolyse intravasculaire chronique, avec hémosidérinurie.
- Hémosidérose pulmonaire avec hémoptysies à répétition.

4.2. Défaut d'absorption du fer

- Résection digestive haute (gastrectomie).
- Malabsorption du grêle : résection intestinale, maladie de Crohn sévère, maladie cœliaque (carence souvent mixte : fer et folates). Intérêt +++ de la biopsie duodénale.

- Gastrite atrophique associée à une infection chronique par l'*Helicobacter pylori* à documenter par un *breath-test* (test respiratoire à l'uréase) si carence martiale inexpliquée. Le traitement par antibiotiques et inhibiteur à la pompe à protons.
- Buveurs de thé vert.

4.3. Majoration des besoins en fer ou carence d'apport

- Chez le nourrisson, notamment en cas d'hypotrophie, de prématurité, de gémellité, de régime à tort non supplémenté en fer (le lait est pauvre en fer).
- Grossesses répétées et rapprochées (fréquent contexte socio-économique) : carence souvent mixte (fer et folates).
- La carence martiale par carence d'apport alimentaire n'existe pas (en dehors du nourrisson).

5. Traitement

5.1. Traitement curatif

5.1.1. Transfusion de concentrés globulaires

Elle est tout à fait inutile (donc à proscrire) dans la très grande majorité des cas, car l'anémie par carence en fer réagit parfaitement au traitement martial. La transfusion n'est de mise que s'il existe une très mauvaise tolérance de l'anémie et/ou un risque cardio-vasculaire important immédiat.

5.1.2. Traitement étiologique

Il est essentiel.

5.1.3. Traitement martial

- Il s'effectue quasi toujours par voie orale. Il peut faire appel à divers médicaments : fumarate de fer (Fumafer®) ou sulfates de fer (Ferograd®). Le recours à la forme parentérale en IM (Fer Lucien®) est devenu exceptionnel (malabsorption majeure, suspicion de non-compliance au traitement oral) ; ses formes IV (Jectofer®) sont intéressantes.
- Posologie : chez l'adulte, la dose optimale quotidienne est de 200 mg de fer métal (exemple : un comprimé de Fumafer® contient 66 mg de fer métal), à fractionner en deux ou trois prises, au moment des repas pour limiter les effets secondaires digestifs. Chez le nourrisson et l'enfant, la dose quotidienne est de 5 mg/kg, en deux à trois prises.
- Durée du traitement : pleine dose jusqu'à la complète normalisation de l'hémogramme, c'est-à-dire pendant 4 mois, pour reconstituer pleinement les réserves (tant que la ferritinémie, dernier signe de la carence à se corriger, n'est pas normalisée ; sinon, prolonger le traitement d'1 mois).
- À côté de la coloration des selles en noir (effet quasi constant, dont il faut prévenir le patient), les effets secondaires du traitement par le fer peuvent être :
  - troubles digestifs : constipation ou diarrhée, nausées, douleurs abdominales (si la tolérance digestive est mauvaise, diminuer la dose et prolonger le traitement) ;
  - céphalées, vertiges.
- Éléments de surveillance : avec une thérapeutique martiale bien conduite, l'évolution est favorable :
  - tous les signes cliniques liés à l'anémie ou à la carence en fer elle-même disparaissent sans séquelle ;
  - hémogramme : la crise réticulocytaire du 10e jour reflète la compliance et la bonne réponse au traitement ; le taux d'hémoglobine se corrige dans les semaines qui suivent (cette surveillance est en fait inutile) ;
  - normalisation de la ferritinémie quand les réserves en fer se sont reconstituées (à contrôler à 4 mois du début du traitement, puis ultérieurement pour dépister une éventuelle rechute) ;
  - en cas d'échec thérapeutique, rechercher :
    - une erreur de diagnostic : l'anémie n'était pas ferriprive, ou pas uniquement ferriprive (carence mixte),
    - une mauvaise compliance au traitement, une malabsorption,
    - une persistance de la cause de la déplétion en fer (comme la persistance du saignement causal).

5.2. Traitement préventif

Le traitement préventif consiste en un apport de fer aux patients à haut risque de carence :
- apport systématique au prématuré ;
- chez le nourrisson, lait supplémenté en fer et diversification précoce de l'alimentation ;
- prescription de fer aux 2e et 3e trimestres de grossesse ;
- prescription dès le début des prélèvements de sang pour transfusion autologue.

Biologie de l'anémie ferriprive

- Anémie microcytaire, hypochrome et arégénérative.
- Frottis : microcytose, hypochromie, anisocytose, poïkilocyose, hématies en cible.
- Taux de leucocytes normal (ou légère leuconeutropénie), thrombocytose modérée fréquente.
- Ferritinémie effondrée.
- Fer sérique très diminué.
- Capacité totale de fixation (CTF) de la sidérophiline élevée.
- Coefficient de saturation (CS) de la sidérophiline abaissé.

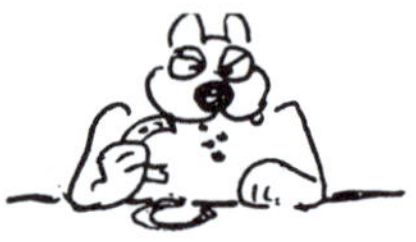

Traitement de l'anémie ferriprive

- 200 mg fer/j pendant 4 mois (exemple : Fumafer® 2 à 3 cp/j).
- NFS-ferritinémie à la fin du traitement.

NB : *Ne pas laisser le fer à portée des enfants : il s'agit d'un médicament à l'origine de toxicité neurologique aiguë grave en cas de fort surdosage.*

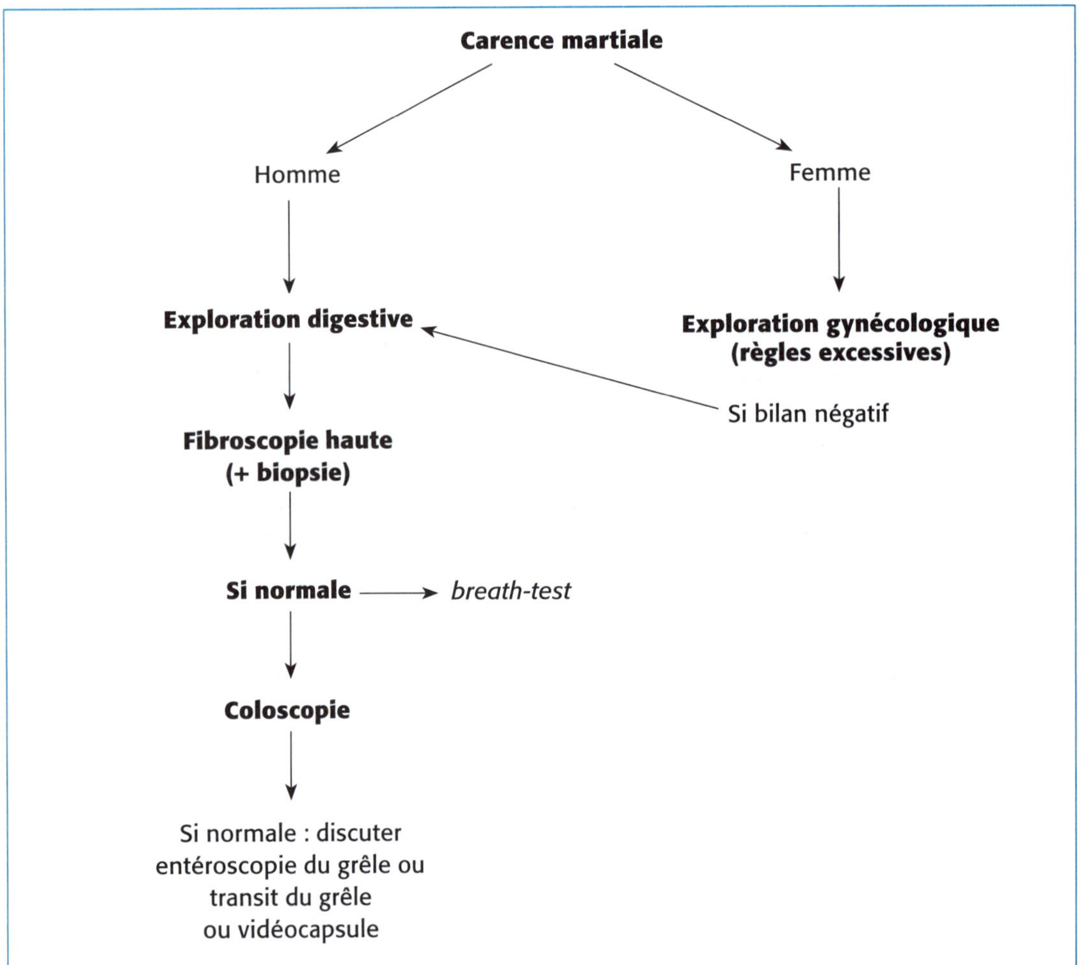

Figure : Enquête étiologique de la carence partiale

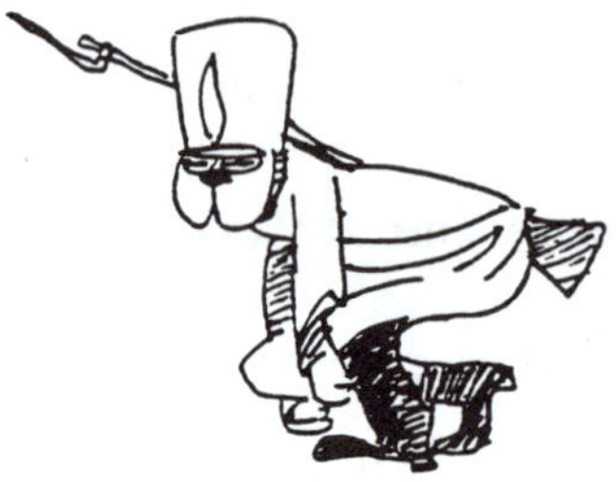

La carence martiale

Chapitre 16

Anémies macrocytaires carentielles

Item 297 | Anémie

– Une macrocytose correspond à une augmentation du VGM au-dessus de 100 fL.
– La plus fréquente cause de macrocytose sans anémie est l'alcoolisme.
– Les anémies macrocytaires peuvent être :
  • régénératives, avec un taux de réticulocytes augmenté : hyperhémolyse, hémorragie aiguë en cours de régénération, régénération d'une anémie centrale en cours de correction ;
  • arégénératives, dues à une insuffisance de production médullaire :
    - les principales causes sont les carences en folates ou en vitamine B12 : traitées dans ce chapitre ;
    - les causes d'anémies macrocytaires non carentielles sont principalement :
      · anémie macrocytaire de l'alcoolisme : le mécanisme est plurifactoriel (toxicité médullaire directe de l'alcool, altération du métabolisme des folates par le foie),
      · médicaments : AZT, Bactrim®, Malocid® ; chimiothérapies (méthotrexate),
      · myélodysplasies (anémies réfractaires) et autres hémopathies malignes affectant la moelle,
      · hypothyroïdie.

1. Physiopathologie de la carence en folates ou en vitamine B12

1.1. Folates (acide folique et dérivés)

– Les besoins quotidiens sont de 50 à 200 microgrammes. Dans un régime équilibré, les apports alimentaires les couvrent largement. La croissance, la grossesse, la lactation les majorent.
– Sources alimentaires : légumes verts, fruits, foie (mais les folates, thermolabiles, résistent mal à la cuisson).
– Absorption active au jéjunum proximal.
– Réserves (hépatiques) faibles : 5 à 10 mg. Le stock est donc épuisable en quelques mois.
– L'acide folique est réduit dans l'organisme en di- puis tétra-hydrofolate, tous deux physiologiquement actifs et agissant comme donneurs de méthyl dans la synthèse de l'ADN.

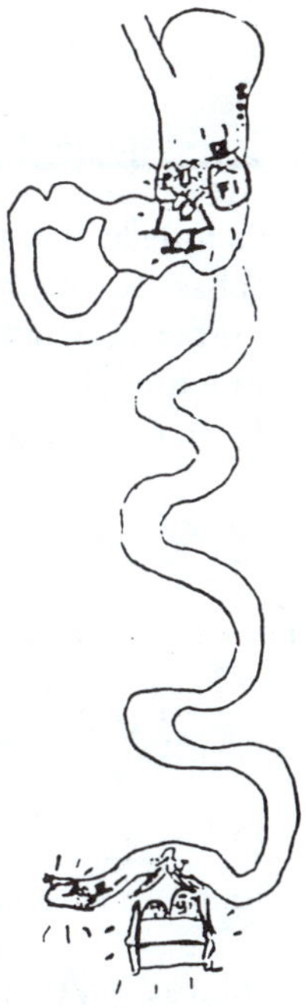

1.2. Vitamine B12

– Les besoins quotidiens sont de 2 à 4 microgrammes. Dans un régime équilibré, les apports alimentaires les couvrent largement.
– Sources alimentaires : viandes, foie, poissons.
– Absorption : la vitamine B12 est libérée de son support protidique par la pepsine et l'acide chlorhydrique gastriques, puis conjuguée dans l'estomac au facteur intrinsèque (glycoprotéine porteuse, sécrétée par les cellules pariétales gastriques). Le facteur intrinsèque lie deux molécules de vitamine B12, qu'il protège de la dégradation enzymatique. La vitamine se fixe à un récepteur iléal par l'intermédiaire du facteur intrinsèque, et une absorption active a lieu.
– La vitamine B12 est transportée dans le sang par les transcobalamines.
– Réserves (hépatiques) importantes (4 mg environ), suffisantes pour une longue période (plusieurs années) : il faudra donc une carence totale d'apport de plusieurs années (régime végétarien strict) pour qu'apparaissent les manifestations hématologiques carentielles.
– La vitamine B12 est utilisée comme co-enzyme dans la synthèse de l'ADN.

1.3. Mécanisme de l'anémie carentielle

L'acide folique est indispensable à la synthèse d'ADN : son dérivé tétrahydrofolate est nécessaire à la transformation de désoxy-uridine en désoxy-thymine, action qui est vitamine B12-dépendante. La carence en folate et/ou en vitamine B12 provoque un défaut de synthèse d'ADN qui a des conséquences sur les tissus à renouvellement cellulaire rapide :
- épithéliales : buccale, gastrique ;
- médullaires : les trois lignées subissent les effets de la carence, surtout la lignée érythroblastique : l'insuffisance de synthèse d'ADN diminue le nombre de mitoses, d'où une mégaloblastose avec un asynchronisme de maturation nucléo-cytoplasmique (le cytoplasme étant plus mûr que le noyau). Il existe de plus une hémolyse intramédullaire d'une partie des mégaloblastes.

2. Diagnostic de l'anémie carentielle

2.1. Circonstances de découverte

- Syndrome anémique : asthénie, pâleur (parfois jaunâtre par le subictère hémolytique intramédullaire) ; souvent, l'anémie est bien supportée car elle est d'apparition progressive.
- Symptômes d'atrophie épithéliale digestive : bouche sèche, brûlures de glossite atrophique (langue rouge, lisse et brillante), dysphagie, douleurs épigastriques.
- Syndrome neurologique (spécifique de la carence en vitamine B12) :
  - subjectifs : paresthésies des membres inférieurs, sensation de marcher sur du coton ;
  - objectifs : troubles sensitifs profonds (diapason, position des orteils), syndrome pyramidal fruste (Babinski bilatéral, hyperréflexivité ostéo-tendineuse).
- Mais le syndrome neurologique observé est le plus souvent discret (la forme complète n'existe que dans une carence ancienne et évoluée).

2.2. Hémogramme

- Anémie parfois très profonde, normochrome, très macrocytaire (> 120 fL) et arégénérative.
- Frottis sanguin : macrocytose avec anisocytose (hématies de taille variable) ; polychromatophilie et ponctuations basophiles (témoins de la présence d'acides nucléiques) ; corps de Jolly (débris nucléaires) et anneaux de Cabot (vestiges du fuseau), témoins des difficultés de mitose.
- Leuconeutropénie (avec polynucléaires grands et hypersegmentés) et thrombopénie (avec plaquettes géantes) d'intensité variable.
- Signes reflétant l'hémolyse intramédullaire : élévation des LDH, de la bilirubine à prédominance non conjuguée, du fer sérique.

2.3. Myélogramme

- La moelle apparaît bleue (par basophilie des cytoplasmes) et riche, très érythroblastique (ce qui contraste avec l'absence de réticulocytose : érythropoïèse inefficace).
- Certains érythroblastes sont des mégaloblastes : érythroblastes de grande taille, avec un asynchronisme de maturation nucléo-cytoplasmique (cytoplasme mûr et déjà riche en hémoglobine, mais noyau jeune à chromatine fine). Il existe aussi un gigantisme des précurseurs des deux autres lignées.

2.4. Enquête étiologique

Elle est à faire avant toute vitaminothérapie.

2.4.1. Dosages vitaminiques

	Valeurs normales	Carence en folates	Carence en B12
Folates sériques	5-10 µg/L	Diminués	Normaux ou élevés
Folates érythrocytaires	> 200 µg/L	Diminués dans une déplétion ancienne	Diminués
Vitamine B12 sérique	200-400 ng/L	Normaux ou élevée	Diminuée

2.4.2. *Importance du contexte clinique*

- Carence en folates : la carence d'apport est souvent associée à une consommation accrue des folates :
  - carence d'apport : alcoolique dénutri, alimentation parentérale sans prévention spécifique ; malnutrition dans les pays en voie de développement ;
  - malabsorption par pathologie jéjunale : résection, jéjunite, diarrhée chronique (maladie cœliaque), gastrectomie ;
  - besoins accrus :
    - grossesses répétées et rapprochées,
    - anémie hémolytique chronique,
    - cancer,
    - dermite exfoliatrice (psoriasis).
- Prise médicamenteuse : AZT, méthotrexate, sulfaméthoxazole (Bactrim®), hydantoïnes...
- Carence en vitamine B12 :
  - par déficit en facteur intrinsèque :
    - maladie de Biermer (cause la plus fréquente de carence en B12) : *cf. p. 80,*
    - gastrite atrophique ; gastrectomie totale sans vitaminothérapie substitutive.
  - par défaut d'absorption de la vitamine B12 : maladie de Crohn, résection iléale, pullulation microbienne intestinale, consommation intraluminale par un botriocéphale (parasitologie des selles et hyperéosinophilie).
- Carence mixte (folates et vitamine B12) : dans les malabsorptions.

2.4.3. *Test thérapeutique*

Une crise réticulocytaire se déclare dix jours après l'apport de la vitamine déficitaire (le plus souvent inutile).

2.4.4. *Piège diagnostique d'une carence mixte*

Le piège d'une carence mixte (carence en fer et en folates ou en vitamine B12) est que le VGM est trouvé normal.

3. Traitement de l'anémie carentielle

3.1. Transfusion de concentrés globulaires

La transfusion de concentrés globulaires est rarement justifiée, l'anémie étant généralement bien supportée et le traitement vitaminique corrigeant rapidement le trouble.

3.2. Traitement causal

Quand il est possible, mettre en place le traitement causal : traitement d'une malabsorption, etc.

3.3. Apport vitaminique

3.3.1. *Acide folique*

- Deux formes thérapeutiques :
  - orale : acide folique (Foldine®, comprimés de 5 mg) ;
  - parentérale : acide folique (et non pas folinique).
- Indications :
  - anémie carentielle : 2 comprimés par jour pendant 2 mois ;
  - prévention de la carence : derniers mois de grossesse, hémolyse chronique, pathologie intestinale chronique, certaines prises médicamenteuses (AZT, malocid) ;
  - la voie parentérale est réservée aux grandes malabsorptions.
- Pas d'effets secondaires (mais risque d'aggravation du syndrome neurologique en cas de prescription de folates dans une carence en vitamine B12).

3.3.2. *Vitamine B12*

- Ampoules de 1 000 microgrammes injectables par voie intramusculaire (tous les 2 à 3 mois).
- Indications :
  - anémie de Biermer : *cf. ci-dessous* ;
  - prévention de la carence : gastrectomie totale, résection iléale, iléopathie.
- Effets secondaires : urine colorée en rouge (prévenir le patient).

Gastrectomie

Elle peut entraîner une carence en :
- fer ;
- folates ;
- vitamine B12.

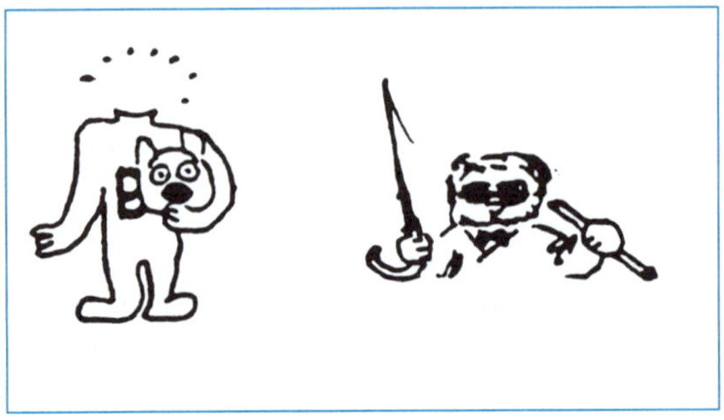

Biermer décapité par une vitaminothérapie aveugle

Maladie de Biermer

- Pathologie auto-immune, caractérisée par une malabsorption de vitamine B12 par tarissement de la sécrétion en facteur intrinsèque (liée à une auto-immunisation au niveau de la muqueuse gastrique aboutissant à une destruction des cellules pariétales produisant le facteur).
- Terrain : femme âgée ; parfois antécédents connus de pathologies auto-immunes : diabète, thyroïdite, etc.
- Début insidieux par des signes hématologiques, digestifs ou neurologiques.
- Hémogramme : anémie parfois très profonde, normochrome, très macrocytaire (> 120 fL) et arégénérative, avec leuconeutropénie et thrombopénie associées.
- Myélogramme : moelle bleue et riche, très érythroblastique, avec **mégaloblastose**.
- Dosages vitaminiques :
  . vitamine B12 sérique effondrée ;
  . folates sériques normaux ou élevés, folates globulaires un peu diminués.
- Tubage gastrique : achylie avec achlorhydrie pentagastrinorésistante.
- Fibroscopie gastrique (avec biopsies) : gastrite atrophique.
- Recherche d'anticorps dans cette pathologie auto-immune :
  . anticorps anti-cellules pariétales gastriques (non spécifiques) ;
  . anticorps anti-facteur intrinsèque dans le sérum ou dans le suc gastrique (spécifique mais inconstant): bloquants (type I le plus souvent) qui empêchent la liaison facteur intrinsèque-vitamine B12, ou facilitants (type II) empêchant la liaison au récepteur iléal ;
  . autres auto-anticorps : anti-thyroïde, Coombs globulaire, anti-surrénale, etc.
- Traitement : traitement d'attaque de 1 000 microgrammes de vitamine B12 une fois par semaine pendant 1 mois pour reconstituer les réserves, puis entretien par injection tous les 2 à 3 mois, en traitement à vie (éduquer le patient ou son entourage). Associer un apport martial au début pour prévenir une carence en fer qui peut se démasquer au bout de quelques jours de traitement.
- Évolution :
  . sans traitement : l'anémie s'aggrave, de même que les signes digestifs et neurologiques (« sclérose combinée de la moelle » par dégénérescence des cordons postérieurs et latéraux de la moelle, associant un syndrome pyramidal et un syndrome sensitif profond) ;
  . sous traitement : la mégaloblastose médullaire disparaît, une crise réticulocytaire survient vers le 8e jour du traitement, le taux d'hémoglobine se corrige en quelques semaines, et la macrocytose disparaît. Deux risques évolutifs :
    - la rechute par rupture du traitement (importance de la surveillance de l'hémogramme),
    - le cancer gastrique, dont la gastrite biermerienne passe pour un terrain prédisposant (surveillance fibroscopique régulière).

Chapitre 17

Sphérocytose héréditaire (Minkowski-Chauffard)

– Item 316 | Hémogramme : indications et interprétation

La sphérocytose héréditaire est la plus fréquente cause d'anémie hémolytique corpusculaire du sujet français métropolitain.

1. Physiopathologie

- Cette anémie hémolytique est de mécanisme corpusculaire, liée à différentes anomalies du cytosquelette de la membrane du globule rouge (certaines touchant la spectrine). L'anomalie entraîne une perte de surface membranaire, une augmentation de la perméabilité membranaire avec flux accru de sodium et d'eau dans le globule qui acquiert une forme sphérique (« sphérocyte ») : ronde et rigide, l'hématie est retenue et détruite dans les capillaires de la rate, qui sont les plus fins de l'organisme. De plus, la membrane, perdant des lambeaux phospholipidiques, diminue sa surface, aboutissant à une sphérocytose et non pas une microcytose (on parle souvent de microsphérocyte qui est un faux ami).
- La maladie est héréditaire, de transmission autosomique dominante (ou récessive) ; l'intensité de l'expression clinique peut varier d'un sujet à l'autre au sein d'une même famille. Cependant, la constatation de cas sporadiques (enquête familiale négative) n'est pas rare et correspond aux formes récessives.
- La répartition géographique est ubiquitaire.

2. Diagnostic

2.1. Découverte de la maladie

- La maladie peut se révéler à tout âge, mais le diagnostic est le plus souvent porté chez un sujet jeune.
- La découverte peut être néonatale à l'occasion d'un ictère précoce, survenant en dehors de toute incompatibilité fœto-maternelle, ou par le dépistage de la maladie dans une famille dont certains membres sont atteints.
- La maladie peut se révéler dans l'enfance : elle est évoquée devant la triade de l'anémie hémolytique chronique (anémie + ictère + splénomégalie) ou devant un épisode de déglobulisation aiguë qui peut être lié à une hyperdestruction périphérique des hématies ou à une érythroblastopénie aiguë (par primo-infection par le parvovirus B19).
- La révélation est parfois plus tardive dans la vie, lors d'un épisode de déglobulisation aiguë ou d'une complication de la maladie (lithiase biliaire).
- Les formes frustes ou bien compensées peuvent être découvertes à tout âge par un hémogramme systématique ou lors d'une enquête familiale.

2.2. Examen physique

Il note :
- une pâleur cutanéo-muqueuse liée à l'anémie (cette anémie est souvent bien supportée en raison de son intensité modérée et de sa chronicité). Parfois, la symptomatologie est plus marquée (dyspnée d'effort, vertiges), avec tachycardie et souffle systolique ;
- un subictère conjonctival ;
- une splénomégalie.

2.3. Hémogramme

- Anémie normochrome normocytaire, ou rarement macrocytaire en raison de l'hyperréticulocytose associée (mais celle-ci peut manquer dans une crise érythroblastopénique liée au parvovirus).
- Taux de leucocytes et de plaquettes normaux.
- Signes d'hémolyse : hyperbilirubinémie libre, haptoglobinémie abaissée.
- Frottis sanguin : sphérocytose.

2.4. Il faut alors réunir les éléments pour le diagnostic

Éléments diagnostiques de sphérocytose héréditaire

Enquête familiale : recherche de cas connus (avec arbre généalogique) : notion d'ictère, de transfusions, de splénectomie, de lithiase biliaire. L'argument familial, lorsqu'il est présent, est essentiel pour le diagnostic.

Splénomégalie

La constatation de sphérocytes sur le frottis est de valeur, mais n'est pas spécifique (on peut l'observer dans une anémie hémolytique auto-immune) : hématie ronde et petite, n'ayant plus de centre clair (un nombre variable d'hématies apparaît ainsi).

La diminution de la résistance globulaire à l'hémolyse en présence d'une solution salée hypotonique n'est pas davantage spécifique, mais constitue un bon test de dépistage. L'auto-hémolyse spontanée à 37 °C est un autre test non spécifique, mais d'intérêt diagnostique : l'auto-hémolyse est augmentée par rapport à celle du sujet témoin, avec correction par apport de glucose.

Importance de la négativité d'autres examens complémentaires : Coombs globulaire, électrophorèse de l'hémoglobine, dosage des enzymes érythrocytaires.

Demi-vie des hématies marquées au chrome 51 diminuée en autotransfusion, avec une séquestration des hématies purement splénique (en cas de doute).

Ektacytométrie pour les cas difficiles (étude de la déformabilité des hématies dans certains milieux).

2.5. Bilan des complications de la maladie

- Recherche d'une lithiase biliaire par échographie (cristaux de bilirubinate ± calcifiés).
- Bilan radiologique : dans une forme sévère à début précoce, médullaire des os longs élargie avec corticale amincie, os du crâne déformés.

3. Complications

L'évolution spontanée de la maladie se fait sur un mode chronique. L'anémie de base est souvent bien tolérée, mais des complications peuvent survenir (qui peuvent être révélatrices).

3.1. Complications aiguës

- **Crises de déglobulisation ; elles sont de deux types :**
  - périphérique par accentuation de l'hémolyse : la triade anémie-ictère-splénomégalie se majore, avec possibilité de fébricule et de douleurs abdominales. L'anémie reste nettement régénérative (transitoirement) ;
  - centrale par érythroblastopénie due à une primo-infection par le parvovirus : l'anémie de base se majore, mais sans signe d'hémolyse associé, et l'anémie est parfaitement arégénérative.

Sous traitement transfusionnel, ces deux types de déglobulisation aiguë évoluent favorablement en quelques jours.

- **Complications de la lithiase biliaire :** la sphérocytose héréditaire est la principale cause de lithiase biliaire chez l'enfant.

3.2. Complications chroniques

- Retard staturo-pondéral dans une forme sévère, déformation du crâne.
- Ulcères de jambe (exceptionnels).
- Carence en folates.

4. Traitement

4.1. Transfusion de concentrés globulaires phénotypés

Elle est nécessaire pour passer le cap d'une déglobulisation aiguë.

4.2. Administration de folates

On administre des folates, comme chez tout porteur d'hémolyse chronique, pour prévenir une carence.

4.3. Splénectomie : vrai traitement de la maladie

- Indication large (l'abstention chirurgicale est cependant discutée dans une forme fruste de diagnostic tardif).
- Après 5 ans d'âge (en raison de la sensibilité aux infections bactériennes de tout sujet splénectomisé).
- Prophylaxie par vaccin anti-pneumococcique, anti-méningocoque, anti-hémophilus.
- Après la splénectomie : mise sous oracilline (1 million d'unités matin et soir pendant 2 ans) et rocéphine IM à la moindre fièvre + hémoculture.
- Surveillance du taux de plaquettes dans les mois qui suivent la splénectomie : risque de thrombocytose secondaire à l'ablation de la rate (anti-agrégants lorsque le taux de plaquettes devient menaçant).
- Conseil génétique chez le patient et les autres membres de la famille porteurs de l'anomalie.
- La splénectomie fait disparaître l'hémolyse mais pas la sphérocytose.

5. Évolution après la splénectomie

- Le pronostic de la maladie après la splénectomie est excellent sur le plan hématologique : la durée de vie des hématies est prolongée, l'anémie disparaît, de même que le risque de déglobulisation aiguë et de lithiase biliaire.
- L'anomalie membranaire de l'hématie persiste cependant toute la vie : le frottis montre toujours des sphérocytes et, comme après toute splénectomie, des corps de Jolly.
- Le pronostic de la maladie est alors dominé par le risque d'infection bactérienne grave : septicémie, méningite (pneumocoque, méningocoque).

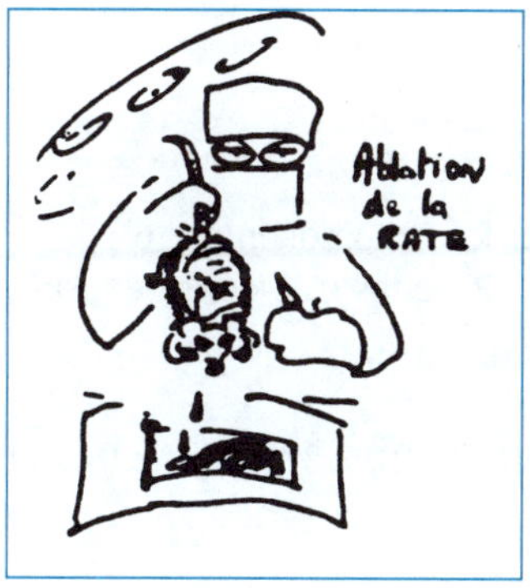

Chapitre 18

Thalassémie : physiopathologie

– Item 316 | Hémogramme : indications et interprétation

- Les thalassémies sont des hémoglobinopathies caractérisées par une diminution de synthèse d'une des chaînes de globine liée à une anomalie génétique transmise sur le mode autosomique récessif. Il s'agit d'une anémie hémolytique corpusculaire congénitale.
- Au sein des syndromes thalassémiques, l'intensité de l'anémie varie selon le type d'anomalie génétique en cause. Dans les formes graves, l'érythropoïèse est inefficace et entraîne une anémie hémolytique microcytaire importante avec splénomégalie et (sans traitement transfusionnel) troubles de la croissance et du développement.
- Les α-thalassémies se rencontrent plus volontiers mais pas exclusivement autour du bassin méditerranéen, en Extrême-Orient et en Afrique. Les β-thalassémies se rencontrent autour du bassin méditerranéen et en Asie.
- Il existe une grande hétérogénéité génétique au niveau moléculaire.

1. Rappels et définitions

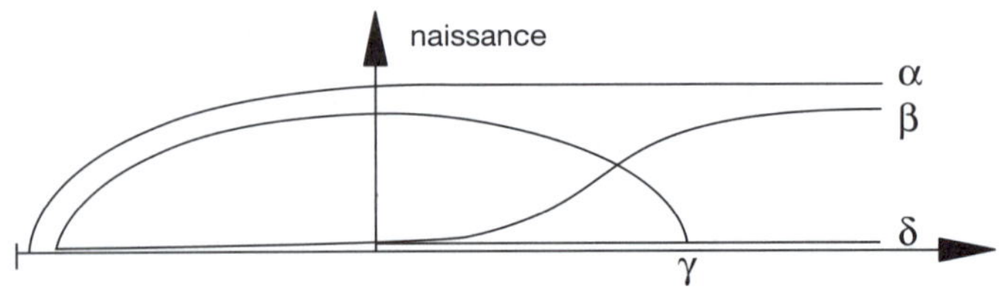

Figure : Les chaînes d'hémoglobines

- **Gènes de l'hémoglobine :**
  . gènes α-globine : 4 gènes portés par les chromosomes 16 ;
  . gènes « non α »-globine : 4 gènes γ, 2 gènes β, 2 gènes δ, portés par les chromosomes 11.
- **Formules moléculaires des hémoglobines :**
  . hémoglobine fœtale (Hb F) : $\alpha 2\ \gamma 2$;
  . hémoglobine d'adulte : 98 % d'Hb A ($\alpha 2\ \beta 2$), 2 % d'Hb A2 ($\alpha 2\ \delta 2$), 0 à 1 % d'Hb F ($\alpha 2\ \gamma 2$).

- L'Hb F est majoritaire pendant les premières semaines de vie. Le passage de l'Hb F à l'Hb A est progressif, de sorte que dans la thalassémie :
  - le déficit en chaîne α (α-thalassémie) s'exprime dès la naissance ;
  - le déficit en chaîne β (β-thalassémie) s'exprime dans les mois qui suivent la naissance.
- Les thalassémies sont définies par une diminution de synthèse d'une des chaînes de globine (et désignées par la chaîne de globine déficiente : β-thalassémie, α-thalassémie). La diminution de synthèse d'une chaîne de globine provoque un excès relatif des autres chaînes, puisque un équilibre existe dans l'érythroblaste normal entre les synthèses des chaînes α et celle des chaînes non α. Les chaînes libres en excès précipitent dans l'érythroblaste ou le GR, entraînant une hémolyse intramédullaire ou périphérique.

2. Physiopathologie

2.1. Les α-thalassémies

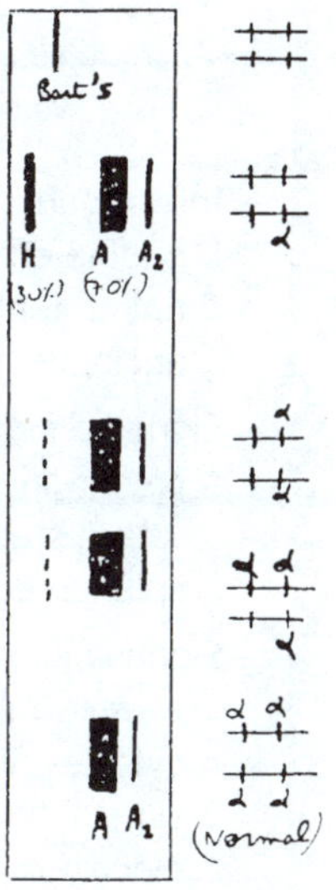

Dans la majorité ces cas, la lésion moléculaire responsable de l'α-thalassémie est la délétion. Le diagnostic est donc possible par étude de l'ADN. Puisqu'il y a quatre gènes α-globine (2 par chromosome), on observe quatre types d'α-thalassémie selon qu'un, deux, trois ou quatre des gènes sont délétés. La physiopathologie des signes biologiques et cliniques en découle :
- un gène délété : hémogramme et électrophorèse de l'hémoglobine normaux, pas de symptomatologie clinique ;
- deux gènes délétés : microcytose sans anémie, pas de symptomatologie clinique. Électrophorèse normale ;
- trois gènes délétés : anémie hémolytique microcytaire, hémoglobine H sur l'électrophorèse (chaînes β tétramériques). Cliniquement : anémie hémolytique chronique modérée (hémoglobine : 7 à 8 g/dL) et peu régénérative avec ictère et splénomégalie, déformations squelettiques inconstantes. Traitement préventif : diagnostic anténatal pour les couples à risque ;
- quatre gènes délétés : anémie profonde pendant la vie fœtale ; hémoglobine Bart sur l'électrophorèse (tétramères de chaînes δ) ; *hydrops fetalis*, incompatible avec la vie.

2.2. Les β-thalassémies

Les lésions moléculaires possibles sont nombreuses :
- mutations ponctuelles intra- ou extra-géniques (exemple : non-sens, délétion d'une base entraînant un décalage du cadre de lecture, création de sites cryptiques d'épissage des ARN messagers, etc.) : donc non détectables par cartographie de l'ADN après action des enzymes de restriction. Ces mutations peuvent frapper le gène de structure ou les séquences voisines qui contrôlent son expression ;
- plus rarement, délétions.

2.2.1. La β-thalassémie hétérozygote

- La diminution de synthèse des chaînes de β-globine entraîne une diminution de la quantité d'hémoglobine contenue dans chaque hématie, avec microcytose.
- La petite taille des hématies est compensée par une augmentation de leur nombre : « pseudo-polyglobulie » (nombre d'hématies élevé avec taux d'hémoglobine à la limite inférieure de la normale).
- Élévation modérée du taux d'hémoglobine A2 (> 3,5 %) par augmentation relative du taux de synthèse des chaînes δ dans l'hématie.
- Pas de symptomatologie clinique, mais importance du conseil génétique et du diagnostic prénatal dans les couples hétérozygotes.

2.2.2. La β-thalassémie homozygote (ou thalassémie majeure)

- Selon que le déficit en chaîne β est partiel ou total, il persiste (β+ thalassémie) ou pas (β0 thalassémie) une synthèse d'hémoglobine A. Il existe constamment une augmentation compensatrice de chaînes γ, d'où une augmentation de l'hémoglobine F avec taux normal d'hémoglobine A2 sur l'électrophorèse. HbA diminuée ou absente.
- En raison de la diminution ou de l'absence des chaînes β, les chaînes α se retrouvant libres et en excès dans l'érythroblaste précipitent dans la cellule et provoque sa destruction intramédullaire. Il s'ensuit :
  - un avortement intramédullaire ;
  - la survie de quelques érythroblastes qui sont ceux où le déséquilibre des chaînes est le moins marqué, notamment quand ils synthétisent de l'hémoglobine F (chaîne γ) : mais les hématies produites ont une durée de vie raccourcie (elles sont détruites dans la rate, d'où la splénomégalie).
- L'anémie sévère induit une hypersécrétion d'érythropoïétine qui stimule l'érythropoïèse (hypertrophie érythroblastique, parfois érythroblastose périphérique).
- Anémie microcytaire peu ou pas régénérative, avec poïkilocytose, anisocytose, anisochromie.
- Cliniquement :
  - anémie importante dès les premiers mois de vie, incompatible avec la vie sans transfusion ;
  - troubles de la croissance staturo-pondérale (liés à l'hypoxie chronique) ;
  - déformations osseuses (liées à l'hyperplasie érythroblastique déformant les os en croissance) ;
  - hépatosplénomégalie (par érythropoïèse ectopique).
- Traitement curatif :
  - transfusions régulières pour réduire la dysérythropoïèse, mais hémochromatose secondaire pouvant être fatale malgré la chélation du fer par Desféral®, vaccination contre l'hépatite B ;
  - transplantation médullaire allogénique à discuter dans certains cas.

– Traitement préventif :
 • dépistage des sujets hétérozygotes pour le conseil génétique ;
 • diagnostic anténatal quand les deux parents sont hétérozygotes :
  - par biopsie de trophoblaste vers la 7e semaine (analyse par biologie moléculaire),
  - par biosynthèse des chaînes *in vitro* sur ponction de sang fœtal vers la 20e semaine.

Éléments du diagnostic positif de β-thalassémie homozygote

– Interrogatoire du patient et de sa famille :
 . origine ethnique du patient ;
 . notion familiale d'anémie chronique ou de microcytose (s'aider d'un arbre généalogique) ;
 . ancienneté des symptômes.

– Signes cliniques :
 . pâleur anémique, subictère ;
 . retard staturo-pondéral, faciès mongoloïde ;
 . splénomégalie importante.

– Signes biologiques :
 . anémie importante, microcytaire et hypochrome, peu régénérative, avec érythroblastose et anomalies érythrocytaires (hématies déformées, corps de Jolly, ponctuations basophiles) ;
 . signes d'hémolyse : bilirubinémie libre élevée, haptoglobinémie basse ;
 . électrophorèse de l'hémoglobine : hémoglobine F très augmentée (30-80 %), absence ou baisse du pourcentage d'hémoglobine A, taux normal ou bas d'hémoglobine A2.

Anémie microcytaire

– Pas de contexte
– Pas de carence martiale
– Pas de syndrome inflammatoire

↓

Électrophorèse de l'HB

↙ ↘

normale
α-thalassémie mineure

anormale
β-thalassémie hétérozygote

Chapitre 19

Drépanocytose

▬ Item 316 | Hémogramme : indications et interprétation

La drépanocytose (ou hémoglobinose S) est une anémie hémolytique corpusculaire constitutionnelle liée à une anomalie de structure des chaînes β de la globine. Cette maladie génétique pose un problème de santé publique dans certains pays, notamment en Afrique. Pathologie émergente en France liée à l'immigration subsaharienne (> 10 000 patients). Compte-tenu des progrès thérapeutiques réalisés, de plus en plus de patients atteignent l'âge adulte, rendant ainsi plus fréquente également l'apparition des complications chroniques.

1. Physiopathologie

- La maladie est liée à une mutation ponctuelle responsable d'une substitution, sur la chaîne β de la globine, d'un acide glutamique (porteur d'une charge électrique négative) par une valine (non chargée électriquement) : l'hémoglobine S qui en résulte ne diffère donc de l'hémoglobine A que par un acide aminé en position 6 de la chaîne β. Les chaînes α, normales, se combinent avec les chaînes β S pour former l'hémoglobine S, dont la charge électrique diffère de celle de l'hémoglobine A : la différence de migration en électrophorèse permet de les différencier.
- Quand la pression en oxygène baisse, l'hémoglobine S désoxygénée, très peu soluble, se polymérise avec d'autres molécules d'hémoglobine S et précipite dans le globule rouge qui se déforme alors en faux (« drépanocyte »).
- Ces hématies rigides se bloquent dans les petits vaisseaux et y forment des agglutinats disséminés qui sont source d'infarctus douloureux et entraînent une hypoxie d'aval entretenant le phénomène de falciformation. La consommation de monoxyde d'azote (NO) par l'hyperhémolyse favorise encore la vasoconstriction et l'hypoxie d'aval. Les hématies bloquées sont phagocytées par les macrophages, d'où une hémolyse (mais l'anémie qui en résulte est relativement bien supportée en raison de la diminution d'affinité de l'hémoglobine pour l'oxygène, qui favorise l'oxygénation tissulaire). En conséquence, la symptomatologie de la drépanocytose est à la fois vasculaire (thrombotique) et hémolytique.
- Maladie héréditaire, transmise sur le mode autosomique récessif : seuls les sujets homozygotes sont malades, car l'hémoglobine A des sujets hétérozygotes (qui représente plus de 50 % de leur hémoglobine) empêche la falciformation.
- Répartition géographique : sujets noirs (mais des formes existent aussi dans le bassin méditerranéen et en Inde).
- La mutation de l'Hb, la plus répandue dans le monde, s'explique par la protection des hétérozygotes contre le paludisme.

2. Drépanocytose homozygote

Les deux gènes β ont muté.

2.1. Une maladie grave

Elle évolue à la fois sur un mode chronique et sur un mode aigu.

2.1.1. Complications aiguës

Elles se manifestent dès l'enfance :
- crises drépanocytaires douloureuses (accidents vaso-occlusifs) d'allure paroxystique et de survenue rapide, migratrices, souvent déclenchées par une infection, une hypoxie (altitude, avion), le froid, la déshydratation :
  - ces crises peuvent toucher tous les territoires : abdominal (douleurs pseudo-chirurgicales), ostéo-articulaire, thoracique, splénique, rénal, etc. ;
  - toute crise douloureuse chez un sujet noir doit faire évoquer une drépanocytose homozygote ;

  - ces crises peuvent poser des problèmes de diagnostic différentiel selon leur localisation : ostéomyélite, appendicite, etc. ;
- accidents vaso-occlusifs graves : neurologiques (mono- ou hémiplégie), pulmonaires (infarctus responsable d'insuffisance respiratoire), osseuse (nécrose de hanche), rétinopathie, priapisme, etc. ;
- infections touchant les malades aspléniques (au terme d'une involution progressive de la rate par infarctus spléniques successifs) : pneumocoque, méningocoque. Méningite, septicémie et ostéomyélite sont les expressions les plus fréquentes de ces infections (cause de mort) ;
- épisodes de déglobulisation aiguë :
  - d'origine périphérique (hyperhémolyse ou séquestration splénique aiguë) ;
  - d'origine centrale (érythroblastopénie lors d'une primo-infection par le parvovirus B19 ou carence en folates).

2.1.2. Complications chroniques

- Les crises drépanocytaires sont souvent spontanément résolutives, mais la répétition des thromboses et des infarctus tissulaires multiples aggrave l'état viscéral et induit de graves défaillances organiques séquellaires. Avec une thérapeutique bien conduite, l'âge adulte est atteint, mais la mort peut survenir au bout de quelques décennies.
- Chez l'enfant, la maladie retentit inconstamment sur la croissance (retard staturo-pondéral), la puberté, la psychologie et la scolarité.
- Les complications chroniques sont :
  - arthropathie, ostéomyélite chronique ;
  - néphropathie drépanocytaire (à dépister par protéinurie) ;
  - rétinopathie proliférante (traitement préventif par laser) ;
  - hypertension artérielle pulmonaire ;
  - ulcères cutanés ;
  - lithiase biliaire (échographie).

2.2. Examen clinique en phase stationnaire (sans complications)

- L'anémie est souvent bien supportée, sans besoin transfusionnel. Un subictère lié à l'hémolyse est possible.
- Une splénomégalie peut être retrouvée chez l'enfant ; chez l'adulte, pas de splénomégalie à la suite des infarctus spléniques répétés, mais plutôt une asplénie.
- L'examen clinique est surtout important pour éliminer, lors des crises drépanocytaires douloureuses, un diagnostic différentiel.
- L'origine ethnique et une notion familiale (les parents, asymptomatiques, sont porteurs d'un gène sain et d'un gène atteint) sont des éléments importants du diagnostic.

Hémogramme d'une drépanocytose

- Anémie régénérative, normochrome et parfois macrocytaire (en raison de l'hyperréticulocytose).
- Hyperleucocytose à polynucléaires et thrombocytose modérées.
- Frottis sanguin : drépanocytes (hématies falciformes), anisocytose, poïkilocytose, polychromatophilie.

2.3. Électrophorèse de l'hémoglobine

- Hémoglobine A2 à un taux normal.
- Hémoglobine S majoritaire.
- Hémoglobine F à un taux parfois élevé (jusqu'à 20 %).
- Hémoglobine A absente (sauf en cas de transfusion récente).

2.4. Appréciation du retentissement de la maladie

- Examens radiologiques : signes d'hyperactivité médullaire, nécroses osseuses (hanches, épaules), cardiomégalie secondaire à l'anémie chronique.
- Échographie abdominale à la recherche d'une lithiase biliaire.
- Échographie cardiaque, ECG, fond d'œil, microalbuminurie, radio du thorax.

2.5. Traitement

2.5.1. Traitement des crises drépanocytaires vaso-occlusives

- Traitement curatif : avant tout, lever le facteur déclenchant (infection, hypoxie, etc.), repos au chaud, réhydratation, antalgiques, oxygénothérapie.
- Traitement préventif :
  - éviction des facteurs déclenchants possibles. Éduquer le patient et son entourage : éviter le froid, les efforts violents, l'hypoxie, les séjours en altitude ; antipyrétiques en cas de fièvre ; boissons abondantes ;
  - prévention des infections gravissimes type pneumocoque ou méningocoque :
    - consulter en urgence en cas de fièvre ;
    - vaccinations usuelles + anti-pneumococcique (Pneumovax®), anti-Hæmophilus, anti-hépatite B (prévention du risque transfusionnel) ;
    - pénicillinothérapie prophylactique quotidienne pour prévenir les infections pneumococciques (poursuivie au moins jusqu'à l'âge de 10 ans) ;
  - en cas de situation à risque de crise drépanocytaire (anesthésie générale ou accouchement) : transfusion d'échange pour diminuer le taux d'hémoglobine S ;
  - prescription régulière de foldine pour prévenir une carence en folates.

2.5.2. Traitement transfusionnel : CG phénotypés

- La transfusion simple n'est indiquée qu'en cas d'anémie aiguë (érythroblastopénie ou séquestration splénique) ou devant une complication grave (septicémie, accident vasculaire cérébral, etc.).
- Elle vise à rétablir le taux d'hémoglobine de base du patient, et non un taux normal d'hémoglobine, ce qui majorerait le risque thrombotique (ne pas dépasser 33 % d'hématocrite).
- L'échange transfusionnel (pour abaisser le taux d'hémoglobine S) peut être indiqué :
  - en urgence : accident vasculaire cérébral, thrombose rétinienne, etc. ;
  - en prévention d'une crise vaso-occlusive préopératoire. Prévention secondaire en cas d'antécédent d'accident vasculaire cérébral ou autres accidents graves.
- Ses modalités :
  - saignées (200 à 600 mL) + transfusions (2 à 3 CG) concomitantes, facile mais réduction modeste du taux d'hémoglobine S ;
  - échange transfusionnel par érythraphérèse (30 mL/kg), lourd mais peut réduire en une séance le taux d'hémoglobine S à moins de 30 % ou 40 %.
- Il est préférable de prendre un avis spécialisé avant une transfusion.

2.5.3 Hydréa®

- Prise orale quotidienne.
- Diminue la fréquence des crises vaso-occlusives et la mortalité si bonne observance (hypofertilisant).

2.5.4. Traitement préventif

- Diagnostic anténatal par biopsie de trophoblaste avec étude de l'ADN par PCR (*Polymerase Chain Reaction*) quand les deux parents sont hétérozygotes.
- Conseil génétique dans les populations à risque.

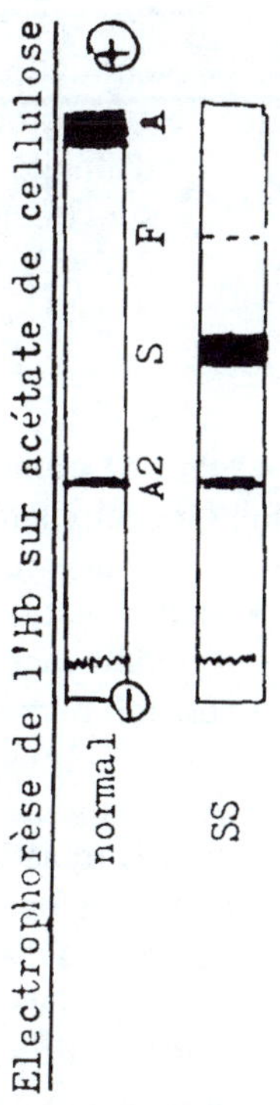

3. Drépanocytose hétérozygote

Un seul des deux gènes β a muté :
- le sujet est bien portant, non anémique : les crises drépanocytaires ne surviennent qu'en cas de très grande hypoxie (haute altitude) ;
- les sujets AS ont une résistance partielle au paludisme ;
- hémogramme et frottis sanguins normaux ;
- électrophorèse de l'hémoglobine : bandes d'hémoglobine S (30 à 45 %) et d'hémoblobine A (qui reste majoritaire) ; taux normaux d'hémoglobine A2 et d'hémoglobine F ;
- l'intérêt du dépistage des patients hétérozygotes est le conseil génétique.

Chapitre 20

Anémie hémolytique auto-immune

– Item 116 | Pathologies auto-immunes : aspects épidémiologiques, diagnostiques et principes de traitement

Une anémie hémolytique immunologique est due à la présence d'anticorps à la surface de l'hématie. On distingue :
- les anémies hémolytiques auto-immunes (AHAI), liées à des auto-anticorps acquis et dirigés contre les propres antigènes de la membrane érythrocytaire du sujet ;
- les anémies hémolytiques immuno-allergiques, liées à une prise médicamenteuse ;
- les anémies hémolytiques par allo-immunisation, observées dans deux contextes : transfusion incompatible, maladie hémolytique du nouveau-né.

Les AHAI sont rares (3 cas/100 000/an) mais les plus fréquentes des AH acquises.

1. Le diagnostic de l'AHAI

Un contexte étiologique évocateur, une auto-agglutination des hématies sur lame peuvent parfois déjà orienter vers une AHAI, mais le diagnostic repose sur un examen : le test de Coombs direct, qui est aussi positif dans les autres anémies hémolytiques immunologiques.

Test de Coombs direct (test direct à l'antiglobuline)

- Il démontre la présence sur les hématies d'anticorps fixés *in vivo*.
- L'hémagglutination des érythrocytes survient après addition d'une antiglobuline humaine d'origine animale : cette antiglobuline crée des ponts entre les hématies « sensibilisées » (couvertes d'auto-anticorps), ce qui entraîne leur agglutination.
- Le test est réalisé en deux temps :
  . dans un premier temps : on utilise une antiglobuline polyvalente qui donne une réaction positive quelle que soit la nature des anticorps fixés (elle reconnaît aussi le complément) ;
  . dans un second temps : on utilise des antiglobulines monospécifiques :
    - anti-IgG,
    - anti-complément : car les réactions avec une anti-IgM sont difficilement interprétables (pour des raisons d'affinité, les IgM s'éluent facilement des hématies : elles laissent toutefois, comme trace de leur fixation sur l'hématie, des composants du complément),
    - anti-IgA (rarement en cause : on ne l'utilise que lorsque le test est positif avec l'antiglobuline polyvalente et négatif avec l'anti-IgG et l'anti-complément).

Le test de Coombs permet de connaître la nature de l'auto-anticorps et d'orienter ainsi la recherche étiologique. Il doit être complété par :
- l'élution directe de l'auto-anticorps pour connaître sa spécificité :
  • l'élution est la « défixation » de l'auto-anticorps fixé sur l'hématie. Plusieurs techniques d'élution sont possibles (chaleur, modifications de pH) ;
  • l'élution permet de déterminer la spécificité de l'auto-anticorps en le testant contre un panel d'hématies-tests de groupes sanguins connus ;
  • deux températures de réaction (4 °C et 37 °C) permettent de distinguer les anticorps chauds (réactivité optimale à 37 °C, généralement d'isotype IgG) et les anticorps froids (réactivité optimale à 4 °C, généralement d'isotype IgM) ;

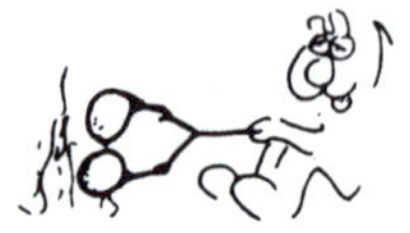

- la recherche d'anticorps dans le sérum (test de Coombs indirect) :
  • cette épreuve permet de rechercher et d'identifier les anticorps dans le sérum (et éventuellement de comparer leur spécificité à celle des anticorps élués). Le test peut être négatif si tous les anticorps sont fixés sur les hématies. Le titre de l'anticorps est l'inverse de la dernière dilution de sérum provoquant l'agglutination ;

- elle permet aussi le titrage des agglutinines froides ;
- les agglutinines froides peuvent, en outre, avoir une activité hémolysante *in vitro* (« hémolysines ») ; il existe d'exceptionnelles hémolysines biphasiques, qui sont des IgG se fixant à 4 °C et hémolysant à 37 °C.

2. Les différentes AHAI

La classification des AHAI (*cf.* tableau ci-dessous) repose sur trois critères :
– le type de l'auto-anticorps, déterminé par le test de Coombs direct ;
– la spécificité de l'auto-anticorps, déterminée par l'épreuve d'élution ;
– l'optimum thermique : température à laquelle la fixation de l'anticorps est maximale, en distinguant :
  - les anticorps chauds = fixation maximale entre 20 et 37 °C ;
  - les anticorps froids = fixation maximale entre 0 et 5 °C.

Cette classification a un intérêt pronostique et thérapeutique.

Tableau : Classification des AHAI

	Test de Coombs anti-IgG anti-c		Type	Spécificité	Température	Contexte
Type I	+	–	IgG	Anti-Pan-Rhésus	Chaud	Idiopathique le plus souvent
Type II	+	+	Mixte		Chaud	Lymphome, lupus
Type III	–	+	Complément	Anti-I	Chaud	Étiologie identifiable
Type IV	–	+	IgM	Anti-I, i, Ii	Froid	Maladie des agglutinines froides
Type V	–	+	IgG Hémolysine biphasique	Anti-O	Froid + chaud *a frigore*	Hémoglobinurie paroxystique

2.1. Les AHAI de l'adulte de type IgG (pur) ou mixte (IgG + complément) = types I et II : les plus fréquentes

Leurs caractéristiques communes sont :
– apparition progressive, évolution chronique avec poussées d'hémolyse ;
– hémolyse extravasculaire, à prédominance splénique ;
– anémie d'intensité variable, parfois bien compensée ;
– biologie : *cf. tableau* (supra) ;
– souvent idiopathique, parfois secondaire à une maladie lupique (femme jeune) ou à un syndrome lymphoprolifératif ;
– sensibilité à la corticothérapie ; splénectomie efficace si nécessaire ;
– évolution souvent favorable, mais possibilité de rechutes.

2.2. Les AHAI chroniques de l'adulte de type complément (type III)

Leurs caractéristiques communes sont :
– AH souvent discrète ;
– hémolyse diffuse à prédominance hépatique ;
– biologie : *cf. tableau plus haut* ;
– corticothérapie inefficace ;
– une étiologie sous-jacente est souvent retrouvée : syndrome lymphoprolifératif.

2.3. La maladie des agglutinines froides (type IV) : rare

Cette forme particulière de type complément est due à un auto-anticorps monoclonal de type IgM détectable en immunoélectrophorèse :
– sujet âgé ;
– une auto-agglutination est parfois observée dès le prélèvement de sang ;
– biologie : *cf. tableau ci-dessus* ;
– le plus souvent idiopathique, parfois associée à une hémopathie lymphoïde ;
– à côté de la symptomatologie propre aux AHAI, on note souvent une symptomatologie ischémique des extrémités, des poussées d'hémolyse déclenchées par le froid ;
– corticothérapie et splénectomie non efficaces. Éviction du froid.

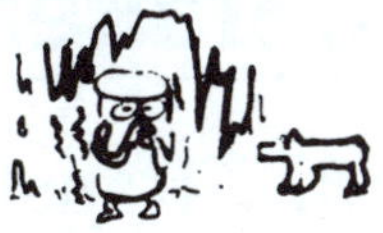

2.4. Hémoglobinurie paroxystique *a frigore* (type V) exceptionnelle

- Crises d'hémolyse paroxystiques avec hémoglobinurie, déclenchées par le froid.
- Biologie : *cf. tableau p. 91*.

2.5. AHAI aiguë curable de type complément chez l'enfant

- Survenue d'une AH brutale et importante quelques jours après une infection (MNI, *Mycoplasma pneumoniae*, cytomégalovirus).
- Biologie : le tableau immunologique est variable :
  - parfois IgM anti-I ou anti-i ayant les caractéristiques immunologiques des agglutinines froides (sauf le caractère monoclonal) ;
  - parfois pas d'agglutinines froides, mais Coombs variable (type IgG, ou type IgG + complément, ou hémolysine biphasique de spécificité anti-P).
- Corticothérapie efficace : guérison en quelques jours à quelques semaines.

2.6. AHAI d'étiologie particulière

- AHAI à l'Aldomet® : Coombs de type IgG. Régression à l'arrêt du médicament responsable.
- AHAI secondaire à une tumeur : régression à l'ablation de la tumeur.

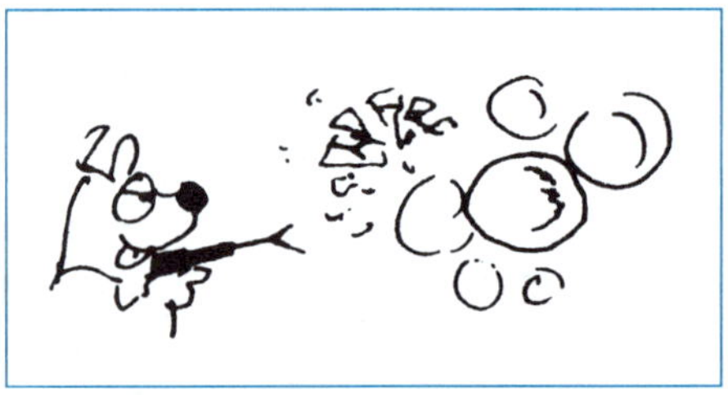

Étiologies des AHAI

- L'enquête étiologique est orientée par l'âge du malade, le contexte clinique, l'allure évolutive et les caractéristiques immunologiques de l'AHAI :
  . hémopathie maligne : leucémie lymphoïde chronique, Waldenström, lymphome ;
  . pathologie auto-immune (lupus) ;
  . cirrhose hépatique ;
  . kyste ovarien, tumeur épithéliale maligne ;
  . médicaments : Aldomet®, L-Dopa ;
  . infection virale (pneumopathie à mycoplasme, MNI, cytomégalovirus, etc.).
- Si l'enquête est négative (cas fréquent) : conclure à une AHAI idiopathique.

À part : syndrome d'Evans : AHAI + PTI.

Il existe des AHAI à test de Coombs négatif quand trop peu d'anticorps sont fixés sur les hématies.

3. Traitement

3.1. Transfusion de concentrés globulaires

Elle ne doit être effectuée que lorsque l'anémie est mal tolérée ou fait courir un risque cardio-vasculaire. En effet, la transfusion est d'efficacité très transitoire, car les hématies transfusées sont rapidement hémolysées :
- dans une maladie des agglutinines froides : sang réchauffé à 37 °C ;
- rechercher systématiquement un allo-anticorps sous-jacent.

3.2. Traitement de la maladie causale

Traitement nécessaire quand il est possible (ablation d'un kyste de l'ovaire, arrêt d'un traitement par Aldomet®, traitement d'une hémopathie maligne, etc.).

3.3. Corticothérapie

Une corticothérapie est nécessaire quand le type d'AHAI fait prévoir une efficacité des corticoïdes (AHAI à anticorps chauds).

3.4. Éviter l'exposition au froid

Il faut éviter l'exposition au froid dans les AHAI dont les poussées sont déclenchées par le froid.

3.5. Échanges plasmatiques

Parfois utiles pour passer un cap en cas de grande hémolyse, en attendant l'effet des corticoïdes.

3.6. Splénectomie

Envisagée dans une forme chronique mal tolérée et résistance à la corticothérapie, si l'épreuve isotopique révèle une hémolyse splénique et si le type de l'AHAI permet de prévoir l'efficacité de la splénectomie. Précautions d'usage de toute splénectomie : vaccin anti-pneumococcique, anti-méningococcique, surveillance du taux de plaquettes au décours, antibiotique.

3.7. Rituximab (anticorps anti-CD20)

Résultats préliminaires encourageants en alternative à la splénectomie ou en cas d'échec de celle-ci.

3.8. Immunosuppresseurs envisagés

Pour une forme résistant aux thérapeutiques précédentes (Endoxan®, Imurel®...).

3.9. Foldine en cas d'hémolyse chronique

Prévention d'une carence en folates liée à la consommation accrue par hyperérythropoïèse compensatrice.

Un test de Coombs positif peut aussi se rencontrer dans :
- H immuno-allergique ;
- H allo-immune : transfusion néonatale.

Chapitre 21

Anémies hémolytiques mécaniques, infectieuses, toxiques et immuno-allergiques

– **Item 316** | Hémogramme : indications et interprétation

Anémies hémolytiques mécaniques

Rupture directe des hématies sur un obstacle dans la circulation sanguine, responsable d'une hémolyse intra-vasculaire, avec présence de schizocytes (fragments d'hématies) sur le frottis sanguin (LDH très augmentée).

1. Hémolyses cardiaques

Prothèses valvulaires (aortique > mitrale), valvulopathies (rares). Les hématies sont fragmentées par les turbulences au contact des prothèses.

2. Microangiopathies

- Syndrome hémolytique et urémique de l'enfant +++ (recherche d'une diarrhée avec infection à *E. Coli*).
- Syndrome de Moschcowitz ou purpura thrombotique thrombocytopénique de l'adulte : réalise des thrombi au niveau des capillaires et petits vaisseaux, surtout au niveau du rein. Le tableau inclut : fièvre + hémolyse aiguë intravasculaire avec schizocytes + purpura thrombopénique, HTA, insuffisance rénale + signes neurologiques. Le traitement repose sur la réalisation en urgence de plasmaphérèses avec échange plasmatique.
- Cancers métastatiques diffus.
- Hypertension artérielle maligne, éclampsie.

3. Autres contextes

- Circulation extracorporelle.
- Hémoglobinurie de marche (sportif de haut niveau).

Anémies hémolytiques infectieuses

1. Hémolyses bactériennes

Septicémie à germes riches en substances hémolytiques : *perfringens*, streptocoque hémolytique...

Hémocultures systématiques devant une AH fébrile

Hémocultures + goutte épaisse systématique devant une anémie fébrile + retour d'un pays d'endémie.

2. Hémolyses parasitaires

Paludisme, babéïose (Amérique).

Anémies hémolytiques toxiques

Action par toxicité directe sur les hématies.

1. Médicaments

- Sulfamides.
- Phénacétine.
- Sulfones.
- Ribavirine.

2. Saturnisme

- Notion d'exposition au plomb.
- Douleurs abdominales, polynévrites, liseré gingival bleuâtre.
- Anémie hémolytique modérée, hématies à ponctuations basophiles caractéristiques sur le frottis sanguin.
- Plombémie élevée, plomburie élevée surtout après test à l'EDTA.

3. Venins

- Serpents.
- Araignées.

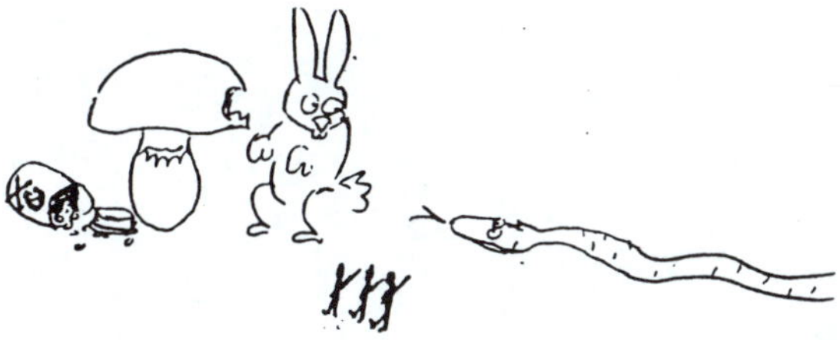

4. Champignons vénéneux

Anémies hémolytiques immuno-allergiques

- Destruction des hématies par un anticorps circulant, actif en présence d'un médicament.
- Interrogatoire : notion de prise médicamenteuse (sensibilisation antérieure, ancienne et oubliée, ou récente).
- Test de Coombs :
  • direct : souvent positif ;
  • indirect : l'anticorps élué des hématies n'agglutine les hématies qu'en présence du médicament responsable.
- Deux types suivant le mécanisme en cause (*cf. tableau*).

	Pénicilline, céphalosporine (non restrictif)	Rifampicine, quinine, INH, sulfamide, phénacétine
Mécanisme	Anticorps contre un antigène médicamenteux fixé sur l'hématie	Complexe Ag-Ac formé dans le plasma puis fixé sur l'hématie ; le complément entraîne l'hémolyse
Hémolyse	– Liée à la dose – Hémolyse progressive extravasculaire	– Non liée à la dose – Hémolyse brutale intravasculaire (risque d'anurie)
Test de Coombs	Type anti-IgG	Type complément

- La guérison complète, sans séquelle rénale, est la règle quelques jours après l'arrêt du médicament. Mais la reprise du médicament entraînerait une récidive de l'hémolyse (éducation du patient ++).

À distinguer des AH **auto-immunes** induite par l'Aldomet® où il s'agit d'un **auto-anticorps** anti-globules rouges suscité par la prise médicamenteuse.

Anémie hémolytique après un médicament

Penser à :
- anémie immuno-allergique ;
- anémie toxique ;
- déficit en G6PD.

Chapitre 22

Hémolyse par déficit enzymatique

Item 316 | Hémogramme : indications et interprétation

Certaines enzymes érythrocytaires représentent un élément clé dans le métabolisme des hématies. Leur absence ou leur dysfonctionnement peuvent entraîner une diminution de la durée de vie des hématies.

Le déficit en glucose-6-phosphate déshydrogénase (G6PD)

Cause n° 1 des anémies hémolytiques par enzymopathie : plus de 100 millions d'individus touchés dans le monde.

1. Physiopathologie

- Le G6PD, enzyme clé du shunt des pentoses-phosphates, produit du NADPH, co-enzyme de la glutathion-réductase qui permet l'élimination des peroxydes, protégeant ainsi l'hémoglobine et les lipides membranaires de l'oxydation. Physiologiquement, l'activité enzymatique décroît avec l'âge de l'hématie. Dans le déficit en G6PD, la demi-vie de l'enzyme est très raccourcie, l'hémoglobine non réduite précipite sous forme de corps de Heinz, se colle à la membrane, la fragilise, provoquant l'hémolyse. Des agents oxydants (comme certains médicaments) peuvent ainsi aggraver brutalement une hémolyse chez les sujets déficitaires.
- La transmission est récessive, liée au sexe (le gène codant pour l'enzyme est situé sur le chromosome X). La maladie frappe ainsi les garçons, mais les filles homozygotes ne sont pas exceptionnelles.
- Terrain : pourtour méditerranéen, Afrique noire, Asie, quelques cas sporadiques en Europe.
- **Forme grave** (rare) surtout chez les sujets méditerranéens :
  - demi-vie de l'enzyme : quelques heures avec activité enzymatique < 10 % de la normale ;
  - hémolyse chronique (splénomégalie dès l'enfance) avec accès intravasculaires aigus spontanés ou provoqués.
- **Forme atténuée** :
  - demi-vie de l'enzyme : > 10 jours avec activité enzymatique > 10 % de la normale ;
  - crise d'hémolyse après la prise d'oxydants (peu ou pas d'hémolyse chronique).

2. Diagnostic

- Facteurs déclenchants :
  - médicaments oxydants : antipaludéens, sulfamides, phénacétine ;
  - hépatite virale ;
  - contact avec le pollen des fèves (Méditerranée).
- Déroulement de la crise : caractéristique :
  - hémolyse 48 heures après la prise médicamenteuse ;
  - période de résistance de 1 à 2 mois (pas de nouvelle crise avec le médicament), car les jeunes hématies issues de la régénération sont riches en enzymes. Si le facteur déclenchant cesse, l'hémolyse cède en quelques jours ; s'il persiste, s'installe une hémolyse chronique compensée.
- Origine géographique et contexte familial.
- Corps de Heinz sur le frottis.

- Dosage de l'enzyme à distance de l'épisode aigu quand la réticulocytose a diminué (sinon on étudie des jeunes hématies riches en G6PD).

3. Traitement

- Symptomatique dans une crise aiguë : transfusions, bonne diurèse.
- Prévention des crises : éducation pour l'éviction des facteurs déclenchants (liste des médicaments dangereux), prévention des infections.
- Dépister dans la famille les déficits méconnus.

Le déficit en pyruvate-kinase (PK)

- Beaucoup plus rare que le déficit en G6PD. Répartition ubiquitaire.
- Dans un déficit en PK, la carence en ATP perturbe le fonctionnement de la pompe à sodium et la stabilité des lipides membranaires.
- Transmission autosomique récessive : seuls les homozygotes sont malades, les taux enzymatiques étant suffisants chez l'hétérozygote.
- Tous les stades de gravité existent ; le traitement est symptomatique par transfusions. La splénectomie est envisageable si la destruction est à prédominance splénique.

> Devant une hémolyse après une prise médicamenteuse :
> - test de Coombs à la recherche d'une AH immuno-allergique ;
> - recherche d'un déficit en G6PD.

L'hémoglobinurie paroxystique nocturne (HPN) (maladie de Marchiafava-Micheli)

> - Maladie rare, liée à une hémolyse par pathologie acquise corpusculaire de la membrane érythrocytaire : l'anomalie consiste en un déficit acquis de glycoprotéines liées à la membrane du globule, les protégeant de l'activité lytique du complément.
> - Mutation acquise du gène PIG-A qui code pour des enzymes nécessaires à « l'ancrage » de protéines à la membrane cytoplasmique, les rendant vulnérables à l'action du complément.
> - Ce déficit touche les trois lignées sanguines (rouge, blanche et plaquettaire) et est lié à une anomalie clonale affectant des cellules souches pluripotentes.
> - L'hémolyse est due à l'activation du complément ; elle est intravasculaire, entraînant une hémoglobinurie. L'hémolyse survient par accès de fréquence variable.

1. Aspects cliniques

Le tableau clinique complet rassemble :
- un ictère (en cas d'hémolyse importante) ;
- des douleurs lombo-abdominales ;
- une hémoglobinurie plus volontiers nocturne (le pH sanguin diminuant durant la nuit, il favoriserait l'hémolyse) : il faut donc inspecter les urines du matin.

2. Diagnostic biologique

- Bilan biologique d'une hémolyse (*cf. chapitre 2, p. 15*).
- Analyse par cytométrie en flux des cellules sanguines à l'aide d'anticorps monoclonaux dirigés contre les protéines déficitaires (anticorps anti-CD55, anti-CD59, etc.) : cet examen est utile au diagnostic (car il est très spécifique et sensible). Il permet en outre l'étude spécifique des plaquettes et leucocytes, et peut détecter un faible contingent cellulaire atteint, même en cas de transfusion récente.
- La détection en biologie moléculaire d'une altération des gènes codants pour les glycoprotéines déficitaires est encore du domaine de la recherche (gène PIG A).
- Il faut réaliser un myélogramme (± une biopsie ostéo-médullaire) avec caryotype pour écarter un diagnostic différentiel.

3. Complications évolutives

- Aplasie médullaire : la recherche d'un clone HPN est systématique lors du bilan étiologique d'une aplasie médullaire.
- Poussées d'hyperhémolyse, crises hyperalgiques.
- Thromboses veineuses : cérébrales, mésentériques, superficielles, syndrome de Budd-Chiari.
- Évolution vers une aplasie médullaire, voire une leucémie aiguë.

4. Traitement

- Éviction des œstro-progestatifs pour ne pas augmenter le risque de thrombose.
- Transfusion de concentrés globulaires déplasmatisés (pour ne pas apporter des facteurs du complément) en cas d'anémie cliniquement mal supportée.
- Le traitement préventif des thromboses (antiagrégants, anticoagulants) est controversé.
- Traitement anticoagulant en cas de thrombose déclarée.
- L'allogreffe de moelle, seule thérapeutique curative, est à réserver aux formes graves.
- Traitement par des anticorps monoclonaux anti-fraction du complément.

Chapitre 23

Purpura thrombopénique immunologique (PTI)

– Item 116	Pathologies auto-immunes : aspects épidémiologiques, diagnostiques et principes de traitement
– Item 330	Purpura chez l'enfant et chez l'adulte
– Item 335	Thrombopénie

1. Physiopathologie

- La maladie est liée à la destruction périphérique des plaquettes circulantes par un processus immun :
  - par auto-anticorps antiplaquettes : purpura thrombopénique auto-immun, PTI primitif ;
  - à opposer aux « PTI secondaires » liés à d'autres mécanismes : complexes immuns circulants adhérant aux plaquettes (origine souvent virale).
- Les plaquettes sensibilisées sont détruites par les macrophages (rate > foie), parfois de façon diffuse dans le secteur vasculaire.

Tableau 1 : Nouvelles terminologies (2009) : important ! Guide diagnostic, évolutif et thérapeutique	
PTI primitif	– Thrompocytopénies < 100×10^9/L – Pas de cause identifiée – Diagnostic d'exclusion
PTI secondaires ou associés à :	– Lupus – VIH – Immuno-allergie médicamenteuse – *Helicobacter pylori* (rare) – Lymphoprolifération (LLC, lymphomes...)
À part	– Allo-immune fœto-maternelle – Purpura post-transfusionnel *(cf. chapitre 38)*

2. Circonstances de découverte

- Un PTI peut survenir à tout âge, mais les pics de fréquence sont chez l'enfant et l'adulte jeune (avec une prédominance féminine).
- Syndrome hémorragique révélateur.
- Découverte fortuite par un hémogramme systématique.
- Accompagne ou révèle un déficit immunitaire (rare).

3. Examen clinique et bilan de gravité

- Purpura cutanéo-muqueux : d'installation souvent brutale :
  - tache pourpre ne s'effaçant pas à la vitropression ;
  - disparaissant en quelques jours en passant par les différentes teintes de la biligénie locale ;
  - pétéchial ou ecchymotique ;
  - prédominant aux membres inférieurs ou diffus.
- Hémorragies muqueuses fréquemment associées : épistaxis, gingivorragies, ménorragies, bulles hémorragiques buccales.

- Hémorragies viscérales plus rares : digestives ou cérébro-méningées (se méfier des céphalées, des troubles de la conscience dans ce contexte).
- Fond d'œil systématique à la recherche d'hémorragies rétiniennes.
- Pas de syndrome tumoral (rare splénomégalie qui doit remettre en question le diagnostic).

Éléments initiaux de gravité

Hémorragie rétinienne, bulles hémorragiques buccales, céphalées, signes méningés, troubles de la conscience, âge élevé.

4. Diagnostic biologique

4.1. Hémogramme

- Thrombocytopénie souvent majeure (< 10 ou 20×10^9/L). En tout cas au moins inférieure à 100×10^9/L.
- Absence d'anémie (sauf hémorragie abondante ou répétée).
- Taux de leucocytes normal (ou leucopénie liée à une virose déclenchante).
- Le frottis confirme la thrombocytopénie et montre l'absence de schizocytes (intérêt pour le diagnostic différentiel).
- La réalité de la thrombocytopénie doit être confirmée par un prélèvement sur citrate, avec lecture du frottis pour éliminer une fausse thrombopénie liée à une agglutination à l'EDTA (surtout en l'absence de syndrome hémorragique).

4.2. Myélogramme quasi-systématique en urgence

- La thrombocytopénie n'est pas une contre-indication.
- Il atteste l'origine périphérique du mécanisme en montrant la présence de nombreux mégacaryocytes. (Piège : une thrombocytopénie centrale modérée [$> 30 \times 19$/L] conservera des mégacaryocytes dans la moelle.)
- Il élimine un envahissement médullaire (diagnostic différentiel d'une leucémie aiguë).
- Lignées érythroblastique et granuleuse normales.

4.3. Bilan d'hémostase (TP, TCK, fibrinogène)

Le bilan normal d'hémostase écarte une consommation périphérique de plaquettes par CIVD.

Examens urgents devant un PTI

Groupe, RAI, fond d'œil, hémostase, myélogramme.

4.4. Épreuve isotopique plaquettaire : non systématique

- Des plaquettes marquées *in vitro* sont injectées au patient.
- Le taux de radioactivité mesuré ultérieurement sur un échantillon sanguin évalue la durée de vie des plaquettes : très raccourcie dans le PTI, confirmant le mécanisme périphérique de la thrombopénie (normale dans une thrombopénie d'origine centrale).
- Un comptage externe de la radioactivité précise le ou les sites de destruction des plaquettes : splénique pur, hépatosplénique ou vasculaire.
- Cet examen est une évaluation du bénéfice prévisible de la splénectomie en cas de PTI chronique. En cas de séquestration splénique pure ou prédominante, la splénectomie a toute chance d'être efficace. Mais même face à une destruction hépatosplénique ou diffuse, la splénectomie peut apporter un bénéfice (ce qui relativise l'intérêt de l'épreuve isotopique).
- Utile pour distinguer une origine centrale ou périphérique dans les cas douteux.

5. Diagnostic étiologique

5.1. Interrogatoire/examen clinique

- Infection virale récente, syndrome grippal.
- Antécédents familiaux (contexte de thrombocytopénie congénitale).
- Prise médicamenteuse pouvant être responsable de thrombopénie (*cf. chapitre 7, p. 35*).
- Facteur de risque de l'infection par le VIH (cause fréquente de PTI).
- Antécédent ou contexte de maladie auto-immune.
- Transfusion sanguine récente : rare purpura post-transfusionnel (*cf. chapitre 38, p. 190*).
- Exposition à des agents toxiques, alcool.
- Absence de splénomégalie ou d'adénopathie.

5.2. Examens complémentaires

- Frottis sanguins pour éliminer des agrégats plaquettaires (fausse thrombocytopénie), anomalies morphologiques (causes congénitales).
- Sérologies virales : VIH avant tout, virus des hépatites B et C.
- Test de Coombs globulaire pour éliminer une anémie hémolytique associée (le syndrome d'Evans associé un PTI et une anémie hémolytique auto-immune).
- Anticorps antinucléaires (pour écarter un lupus) : ± anticorps anti-ADN.
- Recherche d'une infection gastrique par l'*Helicobacter pylori* (*breath-test*). La responsabilité de cet agent n'est toutefois pas formellement établie en France.
- La recherche d'anticorps antiplaquettes est inutile au diagnostic.
- Selon le contexte, la recherche d'un lymphome ou d'un cancer, d'antiphospholipide ou de grossesse sera entreprise.

6. Diagnostic différentiel

6.1. Fausses thrombopénies

Les fausses thrombopénies liées à une agglutination *in vitro* à l'EDTA doivent être vérifiées sur lame.

6.2. Thrombopénie périphérique d'autre origine

- CIVD : à écarter par le bilan d'hémostase.
- Hypersplénisme : en règle, il n'existe pas de splénomégalie dans le PTI.
- Microangiopathie thrombotique (syndrome de Moschcowitz ou syndrome hémolytique urémique de l'enfant) : absence d'HTA, d'hémolyse, de signes neurologiques, fonction rénale normale, absence de schizocytes sur le frottis.
- Thrombopénie médicamenteuse : interrogatoire, guérison à l'arrêt du médicament.
- Allo-immunisation : fœto-maternelle avec thrombopénie néonatale (contexte), post-transfusionnelle (très rare).
- Infection par le VIH, VHB, VHC.

6.3. Thrombopénie centrale

Absence de mégacaryocytes sur le myélogramme.

7. Évolution

- La mortalité globale des PTI est inférieure à 5 %.
- Il existe trois formes évolutives.

Tableau 2 : Phase de la maladie selon la nouvelle classification internationale (2009)		
	Délai depuis le diagnostic	**Évolution spontanément favorable**
PTI « récent »	< 3 mois	Possible
PTI « persistant »	Entre 3 et 12 mois	En diminution progressive (< 5 % après 6 mois)
PTI « chronique »	> 12 mois	Ne pas y compter !

7.1. PTI chez l'enfant

- Fréquents signes viraux récents.
- Guérison spontanée fréquente et rapide (> 80 %).

7.2. PTI chez l'adulte

- Survient sans raison apparente.
- Évolution chronique fréquente (80 %) et rechutes fréquentes.

7.3. PTI de la femme enceinte

- Parfois aggravation d'un PTI latent, jusque là bien compensé par l'activité médullaire.
- Risque de thrombopénie chez le fœtus et dans les premiers jours du post-partum (passage d'anticorps à travers la barrière placentaire).
- On se souvient qu'il peut exister une thrombogénie gestationnelle « physiologique » en règle modérée.

8. Traitement

8.1. Traitements spécifiques

Si le taux de plaquettes $< 50 \times 10^9$/L (sinon : abstention thérapeutique).

8.1.1. Corticothérapie

- À débuter en urgence aussitôt le diagnostic établi pour les formes avec moins de 20×10^9/L.
- Posologie de 1 mg/kg/jour de prednisone en traitement d'attaque (Cortancyl® ou Solupred®).
- Traitement poursuivi trois semaines.
- Diminution progressive par palier sur plusieurs jours.
- Mesures de protection associées : régime sans sel, supplémentation potassique, protecteurs gastrique, vitamine D et calcium (enfant) ; surveillance de la glycémie, du poids, de la tension artérielle.
- Il est inutile (et même nuisible) de poursuivre une corticothérapie au-delà d'un mois en cas d'échec.
- Devant une situation hémorragique grave ou menaçante, des bolus de méthylprednisolone (Solumédrol®) à forte dose peuvent être utilisés au cours des trois premiers jours, accélérant la correction de la thrombopénie.
- Évolution :
  - la remontée du taux de plaquettes s'effectue généralement en quelques jours ou semaines ;
  - la persistance d'une thrombopénie importante au-delà de quatre semaines malgré un traitement bien conduit définit la cortico-résistance ;
  - la récidive de la thrombopénie lors du sevrage des corticoïdes et sa correction après reprise thérapeutique définit la cortico-dépendance ;
  - la corticothérapie est le traitement de première intention de l'adulte.

8.1.2. Immunoglobulines à forte dose (si taux de plaquettes < 20 × 10^9/L et syndrome hémorragique menaçant)

- Immunoglobulines polyvalentes intraveineuses.
- 0,5 à 1 g/kg/j en perfusion IV durant deux à trois jours.
- Effet souvent rapide (< 48 heures) mais transitoire.
- Les immunoglobulines sont plutôt indiquées :
  - chez l'enfant dans le contexte d'un purpura thrombopénique post-viral menaçant dont la guérison spontanée est la règle (évitant une corticothérapie prolongée) ;
  - chez l'adulte face à un syndrome hémorragique menaçant ;
  - pour encadrer un geste chirurgical ;
  - chez la femme enceinte (efficacité sur la thrombopénie fœtale) avant l'accouchement.

8.1.3. Cas particulier des PTI associés au VIH

Efficacité des antiviraux sur la thrombopénie.

8.1.4. Androgénothérapie

- Danazol (Danatrol®), androgène peu virilisant.
- 600 mg/j, parfois efficace en 1 à 2 mois.
- Nécessite un traitement prolongé, rechutes fréquentes au sevrage.
- Contre-indiqué chez l'enfant et la femme enceinte, toxicité hépatique.
- Réservé aux cas de cortico-dépendance ou de cortico-résistance si la splénectomie est contre-indiquée ou différée (ou en cas de rechute après splénectomie).

8.1.5. Splénectomie

- Indiquée dans les formes chroniques (> 6 mois) avec thrombopénie sévère (< 50 × 10^9/L) cortico-dépendantes ou cortico-résistantes.
- Contre-indiquée chez l'enfant de moins de 5 ans en raison des risques infectieux.
- Elle doit être précédée ou suivie d'une vaccination anti-pneumocoque et anti-haemophilus, et suivie d'une antibiothérapie au long cours (oracilline, 1 comprimé deux fois par jour). Administration parentérale systématique à la moindre fièvre.
- Le geste opératoire doit être encadré des mesures susceptibles d'optimiser le taux de plaquettes (bolus de corticoïdes, immunoglobulines intraveineuses).
- La splénectomie est souvent suivie d'une thrombocytose secondaire importante (parfois > 1 000 × 10^9/L) pouvant durer plusieurs mois.
- La guérison est souvent définitive. Parfois, la correction de la thrombopénie n'est que transitoire ou peu améliorée. Enfin, une rechute peut survenir. Cependant la splénectomie améliorerait l'efficacité des traitements de première intention malgré un échec initial.
- Le splénectomisé doit porter une carte mentionnant la splénectomie.

8.1.6. Rituximab (anticorps monoclonal anti-CD20)

Effet curatif possible dans 25 % des cas, à réserver aux formes chroniques en alternative à la splénectomie.

8.1.7. Analogues de la thrombopoïétine (TPO)

Forme orale ou injectable stimulant la production médullaire des plaquettes au point de dépasser leur hyperdestruction périphérique. Efficace mais coûteux, pas d'effet curatif. À réserver aux formes sévères persistantes ou chroniques en échec thérapeutique.

8.1.8. Traitement des PTI ayant résisté à toutes les thérapeutiques précédentes

Elles pourront être traités par des bolus mensuels de soludécadron, des immunosuppresseurs (Endoxan®), des polychimiothérapies avec des résultats en cours d'évaluation.

8.2. Mesures symptomatiques

- Repos au lit dans la phase aiguë.
- Proscrire les injections intramusculaires, les médicaments déprimant l'hémostase (aspirine, anti-inflammatoires non stéroïdiens).
- Déconseiller le brossage de dents, la prise de température rectale, le rasage à main.
- Prévenir l'apparition des règles (risque de ménorragies) par une contraception adaptée (progestatifs en continu).
- Traitement local d'une hémorragie.
- La transfusion de concentrés plaquettaires n'a pas d'effet sur la correction de la thrombopénie : les plaquettes transfusées sont rapidement détruites (comme les propres plaquettes du sujet). La transfusion de concentrés plaquettaires ne trouve sa place dans le PTI que face à un syndrome hémorragique grave afin d'assurer une hémostase très fugitive et passer un cap menaçant, le pronostic vital (hémorragie cérébro-méningée). Le taux de plaquettes à lui seul, aussi bas soit-il, n'est pas une indication à la transfusion dans un PTI.

9. Pronostic

- Chez l'enfant : guérison définitive dans la très grande majorité des cas en quelques jours ou semaines.
- Chez l'adulte : au plus 30 % de guérison en quelques jours ou quelques semaines. Les corticoïdes, s'ils permettent une ascension transitoire du taux des plaquettes, n'ont pas d'effet sur l'évolution naturelle de la maladie. La splénectomie guérira environ plus de la moitié des formes passées à la chronicité.

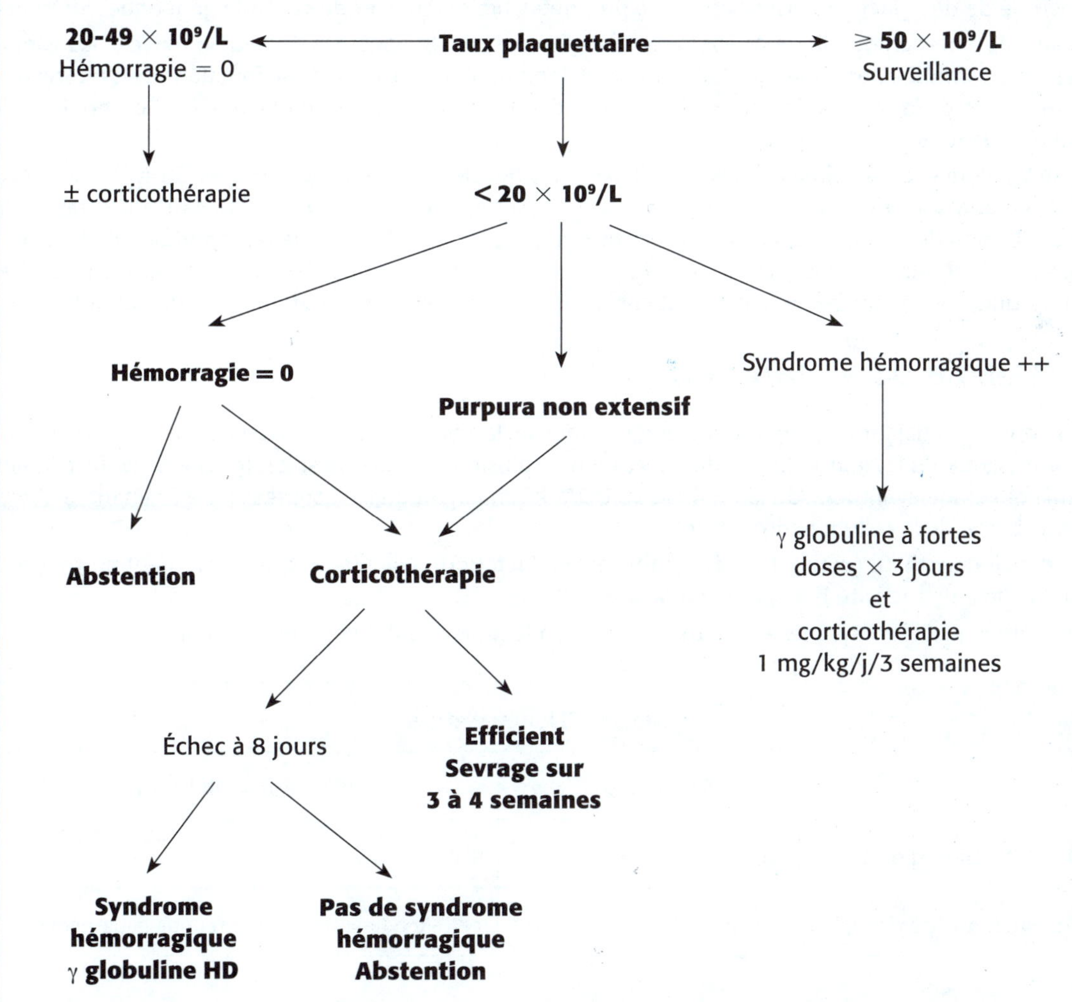

Figure : Arbre décisionnel pour la stratégie thérapeutique initiale (non consensuel)

Chapitre 24

Maladie de Willebrand

– Item 339 | Trouble de l'hémostase et de la coagulation

- La maladie de Willebrand est due à un déficit héréditaire, quantitatif ou qualitatif, en facteur Willebrand, transmis sur le mode autosomique (le plus souvent dominant, rarement récessif), et retentissant sur le fonctionnement de l'hémostase primaire.
- C'est la plus fréquente des maladies hémorragiques constitutionnelles (1 % de la population).
- Contrairement à l'hémophilie, elle touche les deux sexes.

1. Physiopathologie

1.1. Complexe VIII

Il est constitué de deux facteurs dissociables, de propriétés biologiques et de contrôle génétique différents :
- le facteur VIII (anti-hémophilique A) est synthétisé dans le foie, le pancréas, le rein, le muscle, les ganglions. Sa synthèse est contrôlée par un gène situé sur le bras long du chromosome X. Sa fonction est d'intervenir dans la voie intrinsèque de la coagulation comme cofacteur du facteur IX (anti-hémophilique B). Son poids moléculaire est 240 000 daltons ;
- le facteur Willebrand est synthétisé dans les cellules endothéliales et les mégacaryocytes. Sa synthèse est contrôlée par un gène autosomal (situé sur le chromosome 12). Sa fonction est double : 1) Dans l'hémostase primaire, il assure l'adhésion des plaquettes au sous-endothélium par l'intermédiaire de la glycoprotéine Ib de la membrane plaquettaire. 2) Il transporte le facteur VIII dans la circulation plasmatique. Son poids moléculaire est beaucoup plus élevé que celui du facteur VIII, car il est constitué de polymères de 1 à 20 millions de daltons.

1.2. Maladie de Willebrand

C'est une anomalie qualitative ou quantitative du facteur Willebrand, qui peut s'accompagner d'une diminution de l'activité biologique du facteur VIII. La maladie comporte plusieurs variantes selon le type de déficit (qualitatif ou quantitatif) et l'étude éventuelle de la réponse au DDAVP (analogue de la vasopressine entraînant la libération du facteur Willebrand de la cellule endothéliale) :
- type I : déficit quantitatif (diminution de synthèse d'un facteur de Willebrand qualitativement normal, avec diminution parallèle de l'activité biologique du facteur VIII) ;
- type II : déficit qualitatif (synthèse en taux normal d'un facteur qualitativement anormal).

Tableau : Nomenclature

	Facteur VIII	Facteur Willebrand
Activité biologique	VIIIC	VIIIag
Activité antigénique	vWFag	cWF-Rco (« activité cofacteur de la ristocétine »)

2. Diagnostic

2.1. Symptomatologie

– Dans une forme sévère, le syndrome hémorragique est généralement découvert tôt dans la vie : hémorragies d'allure spontanée (traumatisme minime), à prédominance cutanéo-muqueuse évocatrice d'un trouble de l'hémostase primaire (les hémorragies viscérales graves sont rares, les hémarthroses sont plus rares que chez les malades hémophiles).
– Dans la forme modérée (qui est plus fréquente et de découverte souvent plus tardive), la tendance ecchymotique est au premier plan. Le risque est une hémorragie importante lors d'une intervention chirurgicale.

2.2. Interrogatoire du patient et de la famille

Recherche d'antécédents familiaux hémorragiques (faire un arbre généalogique) : on retrouve parfois un ou plusieurs parents atteints, pas toujours par une forme de même intensité (contrairement à l'hémophilie). La maladie peut toucher les deux sexes. Des cas de maladie de Willebrand acquise ont été décrits au cours de pathologies auto-immunes, d'hémopathies, de gammapathies monoclonales.

2.3. Diagnostic biologique

– Dans une maladie de Willebrand de type I (déficit quantitatif) :
  • temps de saignement allongé, avec taux normal de plaquettes ;
  • temps de Quick normal, taux de fibrinogène plasmatique normal, TCK un peu allongé ;
  • diminution parallèle de l'activité co-facteur de la ristocétine (vWF-RCo), du vWFag et du VIIIc.
– Dans le type II (déficit qualitatif), baisse de l'activité fonctionnelle (cofacteur de la ristocétine : la ristocétine mine le sous-épithélium vasculaire et suscite une agrégation, diminuée en cas de Willebrand) sans baisse de l'activité antigénique (vWFag) ; concentration plasmatique du facteur VIII normale ou diminuée.
– Le taux de facteur Willebrand peut varier chez les malades dans certaines situations : stress, grossesse, syndrome inflammatoire.

3. Diagnostic différentiel

On discute les autres causes d'allongement du temps de saignement à taux normal de plaquettes : *cf.* chapitre 11, p. 51.

4. Traitement

4.1. Dans une hémorragie grave

Transfusion de concentrés en facteur Willebrand (30 UI/kg en moyenne).

4.2. Prévention des accidents hémorragiques

– Proscrire : injection intramusculaire, ponction, rasage à main, médicaments agissant sur l'hémostase (aspirine).
– Avant une intervention chirurgicale :
  • dépistage pré-opératoire (interrogatoire, bilan d'hémostase) ;
  • on dispose, pour maintenir le facteur à un taux compatible avec une hémostase correcte, de concentrés en facteur Willebrand ; le DD-AVP (Minirin®, contre-indiqué dans les Willebrand qualitatifs) permet d'éviter le recours aux concentrés dans certaines formes modérées.

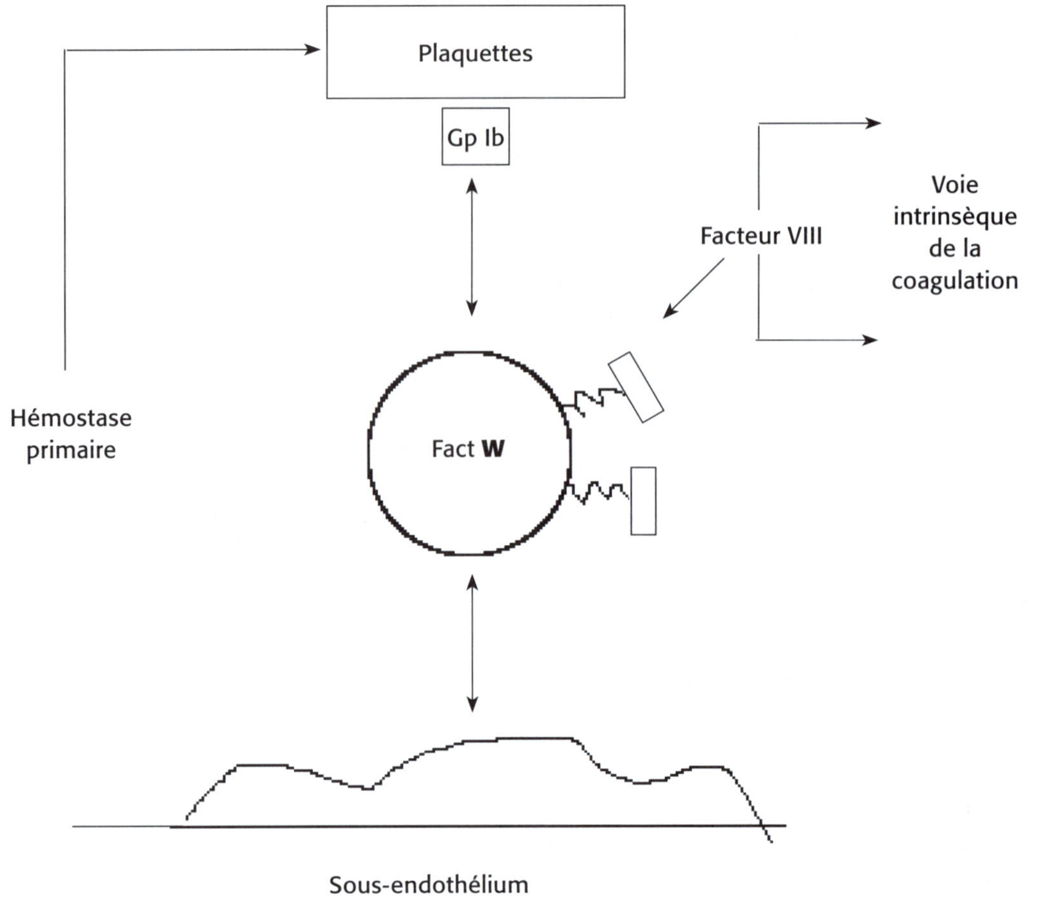

Figure : Schéma physiologique

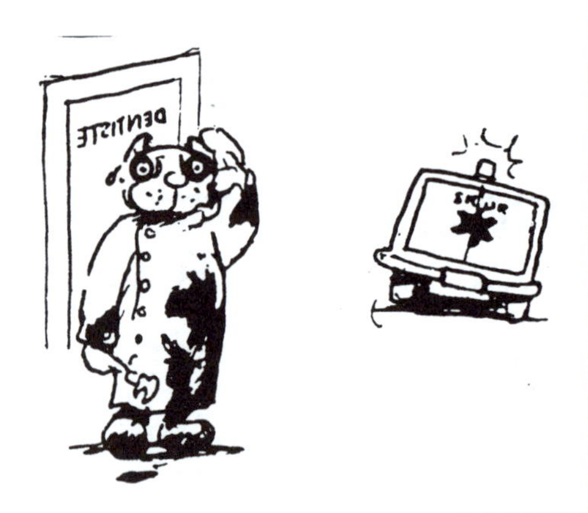

Chapitre 25

Hémophilie

– Item 339 | Trouble de l'hémostase et de la coagulation

- L'hémophilie est une défaillance du système intrinsèque de la coagulation par absence ou anomalie du facteur VIII (anti-hémophilique A) ou du facteur IX (anti-hémophilique B), par atteinte du gène codant pour la protéine.
- L'anomalie est héréditaire, due à une transmission récessive liée au chromosome X : les garçons sont malades, les filles sont conductrices. L'affection peut également être sporadique (par cascade de conductrices dans une famille, ou par mutation dans 1/3 des cas).
- L'hémophilie A (1 naissance pour 5 000 garçons) est cinq fois plus fréquente que l'hémophilie B. Contrairement à la maladie de Willebrand, l'intensité du déficit est la même dans une famille.
- Le pronostic a longtemps été dominé par deux complications transfusionnelles : l'infection par le VIH pour les malades transfusés avant 1985, l'infection par le virus de l'hépatite C pour ceux transfusés avant 1990. Plus de 90 % des hémophiles français ont été contaminés par le virus de l'hépatite C, plus de 50 % par le VIH. Ces risques sont à présent quasi-inexistants.
- Le tableau clinique est dominé par les hémorragies et plus tardivement par les arthropathies chroniques (liées aux hémarthroses répétées).

1. Clinique

La révélation de la maladie est d'autant plus précoce que la forme est sévère. La symptomatologie est la même dans les deux types d'hémophilie mais, suivant l'intensité du déficit, on distingue les hémophilies majeures, modérées, atténuées et frustres.

1.1. Hémophilie majeure

Le taux du facteur déficitaire est inférieur à 1 % de la normale. Les premiers accidents hémorragiques apparaissent vers l'âge de 1 an : ce sont des hémorragies provoquées par des traumatismes infimes, apparaissant donc souvent comme spontanées :

- hémarthrose d'une grosse articulation (genoux, chevilles, coudes) à l'apprentissage de la marche : gonflement articulaire douloureux, avec attitude antalgique, impotence fonctionnelle et signes inflammatoires locaux. L'hémarthrose se résorbe en quelques jours, mais la gravité de cette hémorragie vient de son caractère récidivant et séquellaire, pouvant aboutir à la constitution en quelques années d'une arthropathie hémophilique chronique ;
- hématome :
  - hématome profond, qui peut être grave par sa localisation : rétropéritonéale touchant les psoas et pouvant simuler un syndrome pseudo-chirurgical (appendicite pour le psoas droit), avec un risque triple : anémie aiguë chez le petit enfant, rétraction musculaire source d'attitude vicieuse, et compression nerveuse ou vasculaire (syndrome de Volkmann) ;
  - hématome de localisation dangereuse : plancher buccal (risque d'asphyxie), rétro-orbitaire (risque de cécité) ;
- hémorragie extériorisée : cutanée après une coupure, muqueuse (épistaxis, gingivorragie), viscérale (hématurie, colique néphrétique par caillot) ;
- hémorragie interne (méningée, cérébrale) plus rarement (généralement provoquée par un traumatisme).

1.2. Hémophilie modérée

Taux du facteur déficitaire entre 1 et 5 % (hémarthrose rare mais possible).

1.3. Hémophilie atténuée et hémophilie fruste

Pour l'hémophilie atténuée, le taux du facteur déficitaire est entre 5 et 25 %, et pour l'hémophilie fruste, entre 25 et 50 %.

Il s'agit ici d'hémorragies de caractère uniquement provoqué. La révélation de ce type d'hémophilie peut se faire tard dans la vie, par une hémorragie grave lors d'une intervention chirurgicale (même minime comme une avulsion dentaire) : la gravité de ces formes modérées vient de leur méconnaissance, d'où l'importance du TCK dans le bilan pré-opératoire systématique.

2. Diagnostic positif

2.1. Recherche d'antécédents familiaux

Accidents hémorragiques chez les sujets de sexe masculin du côté maternel (faire un arbre généalogique).

2.2. Caractère évocateur des hémorragies

- Type des hémorragies : hémarthrose évocatrice chez le garçon.
- Hémorragie provoquée par un traumatisme minime ou modéré.
- Hémorragie de survenue retardée par rapport à sa cause.

2.3. Bilan d'hémostase

Tests d'hémostase dans une hémophilie

- Tests explorant l'hémostase primaire normaux : taux de plaquettes, temps de saignement.
- Tests explorant la coagulation :
  - temps de Quick, temps de thrombine, taux de fibrinogène normaux ;
  - mais allongement important du TCK : donc anomalie isolée de la voie intrinsèque au-dessus du tronc commun de la coagulation ;
  - faire alors un dosage spécifique des facteurs VIII et IX pour établir le type et l'intensité de l'hémophilie ;
  - le mélange plasma normal et plasma du malade normalise le TCK du malade, ce qui élimine un anticoagulant circulant ;
  - étudier l'activité coagulante du facteur VIII par la correction d'un plasma déficitaire par le plasma étudié (quand la baisse de cette activité s'associe à une baisse de l'activité antigène, le déficit est quantitatif ; quand l'activité antigène est normale, l'anomalie est qualitative). Le taux antigénique et l'activité fonctionnelle du facteur Willebrand sont normaux.

3. Diagnostic différentiel

Discuter les causes d'allongement du TCK avec un temps de Quick normal.

3.1. Maladie de Willebrand

Transmission autosomique (dominante le plus souvent), hémorragies plutôt cutanéo-muqueuses, allongement du temps de saignement, diminution de l'activité fonctionnelle du facteur Willebrand. De plus, il est rare d'observer dans la maladie de Willebrand des taux de facteur VIII inférieurs à 5 %.

3.2. Anticoagulant circulant anti-facteur VIII ou anti-facteur IX

Parfois contexte de maladie auto-immune (lupus), pas de correction de l'allongement du TCK du plasma du malade par le mélange avec du plasma normal.

3.3. Déficit constitutionnel rare de la voie intrinsèque

Facteur XI, facteur XII, prékallicréine, kininogène de haut poids moléculaire (sauf pour le facteur XI, aucun de ces déficits n'est responsable d'hémorragies).

4. Évolution et pronostic

Le pronostic est lié à l'intensité du déficit en facteur VIII ou IX et aux complications de la transfusion.

4.1. La répétition des hémarthroses

Elle peut constituer à la longue une arthropathie hémophilique, qui se présente comme une raideur articulaire limitant les mouvements, avec possibilité d'épanchement articulaire et d'atrophie musculaire. Les signes radiologiques peuvent être : ostéoporose, géodes, irrégularité des surfaces articulaires, arthrose à un stade plus évolué. Le traitement transfusionnel substitutif a pour but essentiel d'éviter la survenue d'une telle complication.

4.2. Les traitements transfusionnels substitutifs

Ils ont eu leur complications propres, qui dominent aujourd'hui le pronostic de la maladie :

- infection par le VIH, survenue avant la mise en place des mesure préventives (1985) ;
- infection par le virus de l'hépatite C ;
- apparition d'un anticoagulant circulant (chez environ 10 % des hémophiles sévères) : à suspecter devant l'inefficacité inhabituelle du traitement substitutif, en raison de la neutralisation rapide du facteur injecté. La recherche biologique de cet anticoagulant doit être régulière ; le diagnostic repose sur la persistance de l'allongement du TCK du malade malgré le mélange avec un plasma normal ;
- problème des agents pathogènes inconnus (prions) ou non viro-inactivés par les solvants-détergents (virus non enveloppés comme le parvovirus B19).

5. Traitement

5.1. Le traitement curatif d'un accident hémorragique constitué

- Il repose sur la transfusion de concentrés en facteur de la coagulation d'origine humaine (obtenu par fractionnement de pools de plasma de plusieurs milliers de donneurs), ou de facteur d'origine non humaine (facteur VIII recombinant, obtenu en introduisant par génie génétique le gène du facteur VIII dans une lignée cellulaire qui sécrète ensuite la protéine dans un milieu de culture).
- Cet apport doit être le plus précoce possible et vise à ramener le taux du facteur déficitaire à une valeur compatible avec une coagulation correcte (> 30 % si accident mineur, > 50 % si accident sérieux, > 80 % si chirurgie lourde). La dose à injecter tient compte du poids du malade, du taux du facteur déficitaire, de l'abondance et du siège de l'hémorragie, du nombre d'unités coagulantes par mL de produit (1 UI est la quantité de facteur contenu dans un mL de plasma normal), enfin de l'existence d'un anticoagulant circulant. En moyenne, une UI de facteur VIII/kg élève le taux de facteur circulant de 2 %, une UI de facteur IX/kg de 1 %.
- Selon l'importance de l'hémorragie, l'apport est de 20 à 40 UI/kg.
- Le nombre d'injections quotidiennes dépend de la demi-vie du facteur déficitaire : 12 heures pour le facteur VIII, 24 heures pour le facteur IX. La répétition des doses, si elle est nécessaire, dépend de cette demi-vie, de la gravité de l'hémorragie et de son évolution clinique.
- Le traitement d'une hémarthrose chez l'hémophile a également recours à des antalgiques (paracétamol) et à une immobilisation de courte durée (pour éviter la fonte musculaire et la rétraction tendineuse). La ponction évacuatrice n'est pratiquée (rarement) que pour les premières hémarthroses des grosses articulations ou en cas d'hémarthrose très volumineuse, afin de prévenir la survenue d'une arthropathie chronique. Utilisation parfois de la chirurgie orthopédique et de la kinésithérapie pour prévenir la détérioration articulaire.
- En cas d'anticoagulant circulant acquis, le traitement des accidents hémorragiques repose alors sur des traitements plus spécialisés : concentrés prothrombibiques activés (Feiba, Autoplex) qui court-circuitent l'inhibiteur, utilisation de facteur VII activé.

5.2. La prévention des complications transfusionnelles

- Infections par le VIH et le VHC : sélection des donneurs de sang, dépistage biologique des dons de sang séro-positifs, viro-inactivation par solvants-détergents pour les produits obtenus à partir de pools de plasma (cette dernière mesure a rendu le risque transfusionnel nul pour les deux virus). Les produits d'origine humaine sont appelés à être de plus en plus remplacés par des molécules obtenues par génie génétique (mais la possibilité d'anticoagulant circulant existe aussi avec ces nouveaux produits).
- Vaccination systématique contre le virus des hépatites A et B.

5.3. Le traitement préventif

- L'hémophile doit être pris en charge par un centre spécialisé pour une éducation sur sa maladie et ses soins transfusionnels :
  - port d'une carte indiquant le type d'hémophilie (A ou B), le taux de facteur déficitaire, le groupe sanguin, l'existence éventuelle d'un anticoagulant circulant, le centre dont dépend le patient. Les accidents hémorragiques et le nombre d'UI reçues sont notés sur un carnet ;
  - proscrire : injection intramusculaire, ponction, rasage à la main, médicaments agissant sur l'hémostase (aspirine).
- Le développement de l'auto-perfusion permet une intervention thérapeutique précoce et une bonne autonomie, limitant le retentissement psychologique de trop nombreuses hospitalisations.
- Une bonne intégration socio-professionnelle, un soutien psychologique sont essentiels dans la prise en charge du malade.
- Conseil génétique :
  - dans la descendance d'un hémophile et d'une femme saine, tous les garçons seront sains et toutes les filles conductrices ; dans la descendance d'un homme sain et d'une conductrice, les garçons ont un risque sur deux d'être hémophiles, les filles un risque sur deux d'être conductrices ;
  - diagnostic anténatal par prélèvement trophoblastique ou par étude de l'ADN du chromosome X fœtal à partir d'un prélèvement de villosité choriale. Cette dernière méthode permet à la fois le diagnostic du sexe et de l'hémophilie, mais n'est possible que lorsque l'étude génotypique familiale est informative ;
  - détection des conductrices possible par biologie moléculaire.

Tableau : Caractéristiques

	Facteur VIII	Facteur IX
Nature	Glycoprotéine	Glycoprotéine
Lieu de synthèse	Foie, rein, pancréas, muscle, ganglions	Hépatocyte
Poids moléculaire	240 000 daltons	57 000 daltons
Demi-vie	12 heures	24 heures
Localisation du gène	Bras long du chromosome X	Bras long du chromosome X

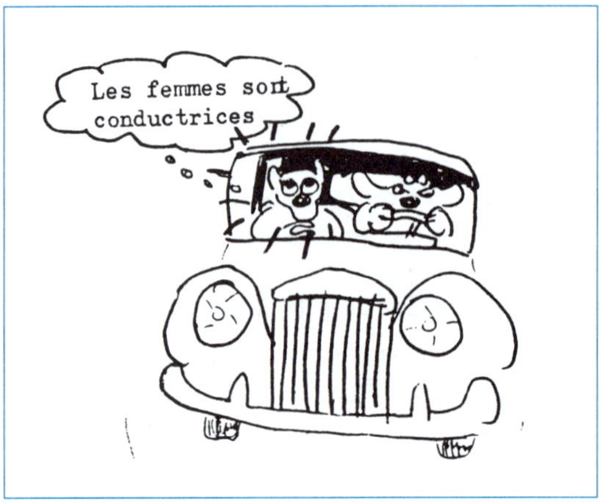

Onco-
hématologie

Chapitre 26

Agranulocytose iatrogène

– Item 143 | Agranulocytose médicamenteuse : conduite à tenir

L'agranulocytose iatrogène est une disparition aiguë et sélective des polynucléaires circulants ($< 0{,}5 \times 10^9$/L) en rapport avec une prise médicamenteuse.

1. Mécanismes et étiologies

1.1. Mécanismes

Ils sont probablement influencés par des facteurs individuels génétiques.

Tableau 1 : Étiologies médicamenteuses des agranulocytoses

Mécanisme toxique	Mécanisme immuno-allergique
– Cytotoxicité directe du médicament (ou de ses métabolites) sur les progéniteurs granuleux – Pas de sensibilisation antérieure – Accident dose-dépendant – Traitement prolongé – Agranulocytose progressive – Inhibition de la granulopoïèsse *in vitro* par le médicament – Thrombopénie et anémie associées rares	– Fixation antigène (médicament)/anticorps sur les granuleux, entraînant leur destruction – Sensibilisation antérieure ou traitement > 8 jours – Accident non dose-dépendant – Agranulocytose brutale – Anticorps leuco-agglutinants dans le sérum – Inhibition *in vitro* de la granulopoïèse par le sérum

Certains médicaments sont à l'origine de neutropénie obligatoire comme les chimiothérapies cytotoxiques. Ils affecteront tous les sujets exposés et sont exclus de ce chapitre.

Les accidents immuno-allergiques relèvent de 3 mécanismes distincts :
- fixation initiale du médicament (qui se comporte comme un haptène) sur le polynucléaire, induisant ainsi la synthèse d'un anticorps ;
- liaison du médicament avec un anticorps spécifique, aboutissant à la formation d'un complexe immun qui va secondairement s'absorber de façon non spécifique sur les polynucléaires, entraînant leur lyse après activation par le complément ;
- induction d'auto-anticorps par le médicament.

Cas particulier : les sels d'or, dont l'imprégnation persistante dans l'organisme perpétue l'agranulocytose.

1.2. Médicaments incriminés

Tableau 2 : Médicaments incriminés (liste non exhaustive)

• **Antalgiques** – amidopyrine – noramidopyrine • **Antibiotiques** – chloramphénicol – sulfamides – pénicillines – céphalosporines • **Anticonvulsivants** – phénytoïne (Di-Hydan®) – barbituriques	• **Anti-inflammatoires** – acide acétylsalicylique – indométacine (Indocid®) • **Antipaludéens** – quinine – pyreméthamine (Fansidar®) • **Antithyroïdiens** – carbimazole (Neomercazol®) – chlorpropamide (Diabinese®)	• **Tranquillisants, antidépresseurs** – diazépam (Valium®) – imipramine (Tofranil®) • **Médicaments cardio-vasculaires** – captopril (Lopril®) – propanolol (Avlocardyl®) – disopyramide (Rythmodan®) • **Divers** – ticlopidine (Ticlid®) – allopurinol (Zyloric®) – D-pénicillamine (Trolovol®) – sels d'or – clozapine (Léponex®)

2. Diagnostic

2.1. Circonstances de découverte

- Fortuite : hémogramme de surveillance après une prescription médicamenteuse à risque d'agranulocytose.
- Accident infectieux brutal : angine ulcéro-nécrotique, pneumopathie, cellulite périnéale, choc septique.

2.2. Examen clinique

En dehors d'un syndrome et/ou de foyers infectieux, il existe peu d'éléments cliniques diagnostiques :
- pas de syndrome tumoral (ni hépatosplénomégalie, ni adénopathie) ;
- l'absence de polynucléaires rend impossible la formation de pus, décapitant ainsi les signes cliniques (et radiologiques) d'inflammation.

2.3. Hémogramme

- Leucopénie avec agranulocytose : $< 0{,}5 \times 10^9$/L.
- Taux de plaquettes et d'hémoglobine normaux (parfois abaissés dans les mécanismes toxiques).

2.4. Myélogramme

- Indispensable pour affirmer l'absence d'envahissement médullaire par des cellules malignes et pour vérifier le respect des autres lignées cellulaires.
- Richesse médullaire normale (ou pauvre dans certains mécanismes toxiques).
- Absence de lignée granuleuse ou aspect de pseudo-blocage de maturation où seuls les éléments jeunes sont présents (myéloblastes et promyélocytes), témoignant d'une destruction isolée des éléments les plus matures ou d'un début de régénération.
- Lignées érythroblastique et mégacaryocytaire normales.
- Une réaction lympho-plasmocytaire est parfois notée (en fait relative).

2.5. Bilan infectieux

Hémocultures, ECBU, coproculture, prélèvement de gorge, radiographie thoracique.
Le diagnostic repose sur un interrogatoire précis : notion de prise médicamenteuse récente, début et durée précise de la prescription (ou de l'auto-prescription).
On peut également congeler du sérum pour le tester *in vitro* en présence du médicament et des leucocytes du patient (après récupération de la neutropénie).

3. Diagnostic différentiel

3.1. Leucémie aiguë promyélocytaire

Devant un aspect médullaire de blocage au stade de promyélocyte, on note dans l'agranulocytose iatrogénique :
- absence de CIVD ;
- absence de dystrophie promyélocytaire, absence de corps d'Auer en fagots ;
- normalité des autres lignées.

3.2. Neutropénie sévère des sepsis bactériens graves par hyperconsommation

Une myélémie est souvent associée à cette neutropénie, orientant le diagnostic.

3.3. Neutropénie sévère auto-immune des maladies de système

- Lupus.
- Polyarthrite rhumatoïde.

3.4. Neutropénie sévère en rapport avec une infection virale

Mononucléose infectieuse (sérologie et syndrome mononucléosique orientent le diagnostic).

3.5. Autres causes de neutropénie

Cf. chapitre 4, p. 24.

3.6. Syndrome de Felty

- Polyarthrite.
- Splénomégalie et neutropénie ± lymphocytes à grains sur le frottis.

4. Traitement

Il s'agit d'une grande urgence thérapeutique.

4.1. Mesures générales

- Hospitalisation en milieu spécialisé (hématologie), isolement.
- Précautions d'asepsie rigoureuse : masque, surblouse, surchaussures, désinfection.
- Arrêt du ou des médicaments incriminables, ainsi que de ceux non indispensables.
- Bains de bouche, décontamination digestive.

4.2. Antibiothérapie

Elle est nécessaire en cas de syndrome ou de foyer infectieux.
Elle est administrée par voie parentérale, à large spectre, en urgence, sitôt après les prélèvements bactériologiques (et fongiques) :
- association classique d'une β-lactamine et d'un aminoside ;
- selon les éléments d'orientation : association d'un anti-staphylocoque (furoncle, folliculite...) ou d'un anti-anaérobie (cellulite périnéale, foyer dentaire) ;
- adaptée secondairement selon les résultats d'un antibiogramme ;
- traitement antifungique associé d'emblée s'il existe un point d'appel, ou secondairement face à un échec des antibiotiques de première intention.

4.3. Autres mesures

- Éventuellement, injection de facteur de croissance granulocytaire : G-CSF (*Granulocyte Colony Stimulating Factor*), pour réduire la durée de la neutropénie (non indispensable).
- Le recours aux transfusions de concentrés granulocytaires est très rare (cellulite, foyer non contrôlé par les antibiotiques).
- Avertir le centre régional de pharmacovigilance.
- Interdire le médicament responsable au patient.

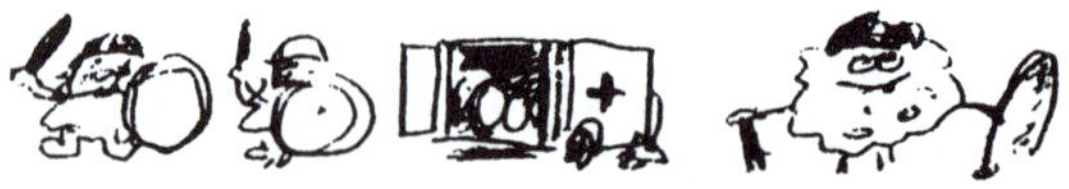

4.4. Surveillance

Clinique, et hémogrammes répétés. Au besoin myélogramme.

5. Évolution

- Une fois le cap infectieux passé, l'évolution est favorable avec récupération des granuleux dans un délai d'une à deux semaines. Le risque de mortalité est inférieur à 10 % si une prise en charge thérapeutique adaptée est rapidement débutée.
- La correction de la neutropénie est précédée de 48 heures par une monocytose sanguine (avec parfois une discrète myélémie), avertissant ainsi de la réapparition toute proche des polynucléaires neutrophiles.
- Un risque demeure néanmoins lors de la correction de la neutropénie : l'arrivée en masse des polynucléaires sur les sites infectieux peut brutalement majorer le syndrome inflammatoire :
  - aggravation d'une pneumopathie avec détresse respiratoire ;
  - abcédation pouvant nécessiter un drainage.
- La réintroduction du médicament à titre d'essai diagnostique ou pour l'avenir est bien évidemment interdite, ainsi que tous les produits susceptibles de contenir le même principe actif dont une liste exhaustive est à fournir au patient.
- Proscrire toute auto-médication.

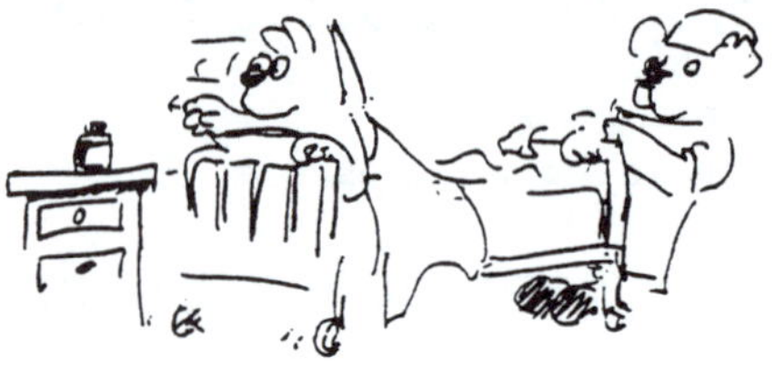

Proscription du médicament responsable

Chapitre 27

Anémies réfractaires ou syndromes myélodysplasiques

– Item 161 | Dysmyélopoïèse

1. Physiopatologie

- Pathologie généralement acquise. On recense 5 cas pour 100 000 habitants (plus de 40 cas à partir de 70 ans).
- Hémopathie monoclonale affectant une cellule multipotente commune aux trois lignées myéloïdes. La moelle apparaît riche au myélogramme, mais la maturation est anormale, d'où une hyperhémolyse intramédullaire aboutissant à une hématopoïèse inefficace. Il s'ensuit une anémie arégénérative, voire une pancytopénie, contrastant avec la richesse médullaire.
- Le terme « réfractaire » devenu un peu désuet reflétait la résistance à toute thérapeutique efficace pour corriger l'anémie (en dehors des transfusions).
- Le terme de myélodysplasie caractérise les cytopénies à moelle riche comprenant une atteinte quantitative et qualitative d'une ou plusieurs lignées de l'hématopoïèse.
- Après un certain temps d'évolution, les possibilités de différenciation des cellules se ralentissent, puis se bloquent, d'où l'accumulation des cellules blastiques (après 20 % de cellules blastiques, on parlera de leucémie aiguë secondaire à un syndrome myélodysplasique).

2. Diagnostic

2.1. Circonstances de découverte

- Fortuite : hémogramme systématique découvrant une anémie.
- Surveillance d'un sujet exposé aux radiations ionisantes, au benzène, ou ayant reçu des drogues cytotoxiques dans le passé (myélodysplasies secondaires), ou encore aux pesticides (controversé).
- Syndrome anémique : pâleur, fatigue, dyspnée d'effort.
- Complications infectieuses ou hémorragiques.

2.2. Examen clinique

- Sujet âgé (> 60 ans).
- Syndrome anémique isolé (sans syndrome tumoral) et souvent bien supporté car d'installation progressive.

2.3. Diagnostic biologique

2.3.1. Hémogramme

- Anémie normochrome, normo- ou macrocytaire, arégénérative.
- Thrombopénie et leuconeutropénie modérées sont associées dans la moitié des cas.

2.3.2. Anomalies

De nombreuses anomalies acquises, structurales ou fonctionnelles peuvent être présentes, associant diversement des éléments du tableau de la page suivante.

2.3.3. Myélogramme avec coloration de Perls systématique

- Moelle riche.
- Anomalies morphologiques : érythroblastes dysmorphiques, micro-mégacaryocytes, dysmorphie granuleuse possibles.
- La proportion de blastes doit être < 20 %.
- La coloration de Perls recherche la présence de sidéroblastes pathologiques (érythroblastes avec des granulations de fer non hémoglobinique).

Une biopsie ostéo-médullaire est inutile.

Tableau : Anomalies hématologiques des anémies réfractaires (à titre indicatif)

	Lignée rouge	Lignée blanche	Lignée plaquettaire
Anomalies morphologiques	Macrocytose, anisocytose, poïkilocytose, ponctuations basophiles	Polynucléaires dégranulé pauci-segmentés	Plaquettes géantes, micro-mégacaryocytes
Anomalies fonctionnelles	—	Diminution de la bactéricidie	Thrombopathie (allongement du TS)
Anomalies biochimiques et biologiques	Modification de groupe sanguin,déficit enzymatique (PK), taux d'Hb fœtal augmenté	Anomalie chromosomique, en myélopéroxydase	Diminution de l'agrégation à l'adrénaline

2.3.4. Caryotype

Certaines anomalies chromosomiques sont de mauvais pronostic, comme la monosomie du 7 ou l'association d'anomalies complexes.

3. Classification de l'OMS

3.1. Anémie réfractaire (sans excès de blastes) simple

- Sang : anémie isolée (souvent macrocytaire).
- Myélogramme : blastose médullaire < 5 % ; dysplasie érythroïde isolée.
- Médiane de survie à 4 ans.

3.2. Anémie réfractaire avec excès de blaste (AREB) : la plus fréquente

- Fréquente leuconeutropénie et thrombopénie associée. Macrocytose modérée fréquente.
- Myélogramme : excès modéré de myéloblastes (de 5 à 20 %). Aspect dysmorphique des érythroblastes.
- Évolution rapide de l'insuffisance médullaire et survenue fréquente d'une leucémie aiguë myéloblastique (blastes > 20 %).
- Médiane de survie à 15 mois.

3.3. Anémie sidéroblastique idiopathique acquise (ASIA) (> 15 % de sidéroblastes en couronne)

- Probable anomalie acquise du métabolisme enzymatique de l'hème de l'hémoglobine.
- À distinguer des formes :
  - secondaires et réversibles : alcoolisme, saturnisme, maladies de système, cancers ;
  - associées à une hémopathie type leucémie ou lymphome ;
  - héréditaires (de transmission autosomique dominante ou récessive).
- Taux de plaquettes et de leucocytes le plus souvent normaux.
- Le myélogramme est caractéristique, la coloration de Perls montrant des sidéroblastes pathologiques en couronne (érythroblastes contenant des grains de fer mitochondriaux disposés en couronne autour du noyau).

- Évolution longtemps chronique (médiane de 10 ans). La transformation en leucémie aiguë est rare.
- Le pronostic est lié aux complications de l'hémochromatose post-transfusionnelle.
- Sidéroblaste : érythroblaste chargé de fer avec des grains visibles en microscopie optique en coloration de Perls.

3.4. Cytopénies réfractaires avec dysplasie multi-lignée

- Sang : anémie ± thrombopénie, ± leucopénie.
- Moelle : < 5 % blastes, dysplasie de 2 ou 3 lignées.

3.5. Syndrome 5 q –

- Sang : anémie ± plaquettes élevées.
- Moelle : dysplasie des mégacaryocytes et délétion isolée du chromosome 5 q –.
- Pronostic plutôt bon.

3.6. Autres syndromes myélodysplasiques

Rares, mal classés…

3.7. À part : leucémie myélomonocytaire chronique (LMNC)

- Syndrome myéloprolifératif avec myélodysplasie.
- Splénomégalie.
- Hyperleucocytose modérée, avec une importante monocytose ; anémie arégénérative et thrombopénie fréquentes.
- Élévation du taux de lysozyme sanguin et urinaire (marqueur tumoral monocytaire).
- À distinguer d'une leucémie myéloïde chronique : pas de chromosome Philadelphie, ni de translocation *bcr-abl*. Acutisation très inconstante, à l'inverse de la leucémie myéloïde chronique.
- Pronostic médiocre, de 2 à 5 ans.

4. Complications

4.1. Tendance infectieuse

Une tendance infectieuse peut se révéler même en l'absence de neutropénie en raison de la granulocytopathie parfois associée.

4.2. Hémorragies par thrombopénie et/ou thrombopathie

4.3. Acutisation

C'est une leucémie aiguë le plus souvent myéloblastique, de mauvais pronostic, surtout en cas d'anomalies chromosomiques associées.

4.4. Hémochromatose transfusionnelle

Il s'agit d'une cause fréquente, dans l'ASIA, de décès par cirrhose et/ou par insuffisance cardiaque.

5. Pronostic défavorable

- Taux de blastes dans la moelle.
- Niveau et nombre de cytopénie.
- Caryotype : délétion du 7, anomalies complexes.

6. Traitement

6.1. Traitement symptomatique

- Transfusions de concentrés érythrocytaires phénotypés pour maintenir le taux d'hémoglobine compatible avec une qualité de vie normale et pour prévenir une complication cardio-vasculaire.
- Traitement associé par Desféral® afin de prévenir l'hémochromatose transfusionnelle.

6.2. Traitement spécifique : peu efficace

- Facteur de croissance hématopoïétique (G-CSF, érythropoïétine), dont l'association permet une réponse dans 30 % des cas.
- L'aracytine à faible dose en continu n'augmente pas la survie. L'intensification thérapeutique par chimiothérapie est dangereuse et souvent inefficace (surtout en cas d'anomalie chromosomique).
- L'allogreffe de moelle peut être discutée pour les rares formes affectant les sujets jeunes.
- Azacitidine (Vidaza®) pour les AREB ; lénalidomide (Revlimid®) pour les 5 q-.

6.3. Surveillance

- Hémogramme régulier (pour le rythme transfusionnel).
- Ferritinémie, bilan hépatique, ECG, échocardiographie (pour l'hémochromatose post-transfusionnelle).

6.4. Chélation martiale

L'hémochromatose post-transfusionnelle (après 20 CGR et/ou ferritinémie > 1 000 ng/mL) est susceptible d'affecter le pronostic des patients. L'indication d'une chélation martiale *(cf. chapitre 38)* serait susceptible d'être indiquée au moins pour les patients présentant une myélodysplasie de bon pronostic, laissant envisager une survie prolongée (notamment pour les ASIA). Pour les formes de mauvais pronostic, le bénéfice est sans doute beaucoup plus discutable.

Chapitre 28

Pancytopénie

- Hors programme

1. Définition

- Diminution de toutes les lignées sanguines, associant :
  - anémie < 12 g/dL chez la femme, 13 g/dL chez l'homme ;
  - leuconeutropénie < 4×10^9/L ;
  - polynucléaire neutrophile < $1{,}7 \times 10^9$/L ;
  - thrombopénie < 150×10^9/L.
- La pancytopénie se distingue par définition de l'aplasie qui est une atteinte médullaire avec baisse ou arrêt de production de l'hématopoïèse, documentée par une biopsie ostéo-médullaire.
- La pancytopénie peut se limiter à une bicytopénie, mais impose la même démarche diagnostique.
- Il en existe deux mécanismes :
  - pancytopénie centrale : par défaut de production médullaire ;
  - pancytopénie périphérique : par destruction ou par séquestion.

2. Circonstances de découverte

- Hémogramme de surveillance d'une chimiothérapie, d'une pathologie (cirrhose, hémopathies, etc.).
- Découverte fortuite (bilan de santé).
- Manifestations cliniques : syndrome anémique, infectieux, hémorragique, syndrome tumoral...

3. Appréciation de l'urgence médicale

3.1. Complications cliniques

- Dyspnée de repos, angor liés à l'anémie.
- Infections sévères (septicémie, choc, pneumopathie) liées à la leuconeutropénie.
- Syndrome hémorragique (hémorragies au fond d'œil, hémorragies viscérales).

3.2. Profondeur de la pancytopénie

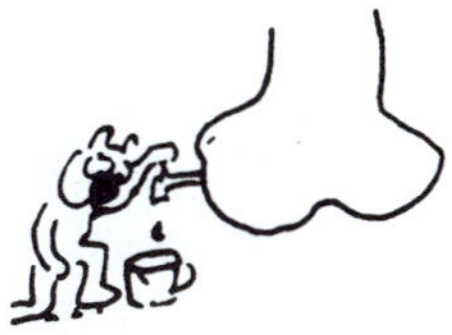

- Hémoglobine < 8 g/dL.
- Polynucléaires neutrophiles < $0{,}5 \times 10^9$/L.
- Plaquettes < 20×10^9/L.

4. Enquête étiologique

4.1. Interrogatoire

- Prise médicamenteuse (chimiothérapie, sulfamides, sels d'or).
- Exposition à des irradiations, à des toxiques (benzène, pesticides).
- Alcoolisme.

- Hépatite virale.
- Notion d'anomalie sur des numérations antérieures.

4.2. Examen clinique

Il faut chercher une splénomégalie, des signes d'hypertension portale, des signes évoquant une auto-immunité (arthralgies, éruptions).

4.3. Hémogramme avec frottis

- Taux de réticulocytes.
- Chercher une macrocytose :
  - un VGM très élevé (> 120) oriente vers une carence vitaminique ;
  - un VGM moins élevé oriente vers un alcoolisme, une myélodysplasie (piège : un taux élevé de réticulocytes s'accompagne d'une discrète macrocytose).
- Recherche de cellules blastiques circulantes (leucémie aiguë), de tricholeucocytes.
- Schizocytes orientant vers une destruction périphérique des hématies.
- Dacriocytes (hématies en forme de larme) orientant vers une myélofibrose.

4.4. Myélogramme

Face à une origine centrale suspectée par la réticulocytopénie.

4.5. Biopsie ostéo-médullaire

Pratiquées selon les résultats du myélogramme *(cf. tableau infra)*.

4.6. Autres examens selon les points d'appels précédents

- Dosages vitaminiques (B12 et folates).
- Bilan d'une aplasie médullaire *(cf. chapitre 5, p. 27)*.
- Culture *in vitro* des progéniteurs médullaires.
- Biologie d'hémolyse, phénotypage lymphocytaire dans une suspicion d'hémoglobinurie paroxystique nocturne.
- Hyperferritinémie majeure, hypertriglycéridémie, LDH élevée en cas de syndrome d'activation macrophagique.

Taux de réticulocytes

Bas (< 100 × 10^9/L) ou non élevé : pancytopénie centrale

→ ***Myélogramme systématique***

→ **Moelle pauvre**

→ **Biopsie ostéo-médullaire** :

- MYÉLOFIBROSE :
  - . leucémie aiguë
  - . splénomégalie myéloïde
  - . postradiologique
  - . idiopathique
- APLASIE MÉDULLAIRE *(cf. chapitre 5, p. 26)*

Myélogramme systématique → **Moelle riche :**

- ENVAHISSEMENT : leucémie aiguë, myélome, lymphome, leucémie lymphoïde chronique, métastases
- MYÉLODYSPLASIE
- Infection : tuberculose, leishmaniose
- CARENCE VITAMINIQUE (folates, vitamine B12)
- SYNDROME D'ACTIVATION MACROPHAGIQUE

→ **Biopsie ostéo-médullaire en cas de :**

- Doute diagnostique
- Lymphomes, métastases
- Leucémie à tricholeucocytes

Élevés (> 100 × 10^9/L) : pancytopénie périphérique

- HYPERSPLÉNISME (cause n° 1) :
  - . quel qu'en soit le mécanisme
  - . cytopénies modérées
  - . peu de retentissement clinique
  - . rechercher une hépatopathie ++
- AUTO-IMMUNITÉ (bicytopénie plus fréquente) :
  - . syndrome d'Evans (anémie et thrombopénie)
  - . lupus
  - . microangiopathie thrombotique

Figure : Conduite diagnostique au cours d'une pancytopénie

À part : Syndrome d'activation macrophagique

- Macrophages phagocytant les cellules médullaires.
- Lié à un déficit immunitaire, infection virale sévère, lymphome, formes congénitales.
- Tableau associant des signes généraux, ± hépatosplénomégalie, hyperferritinémie, élévation des LDH et des triglycérides.

Chapitre 29

Leucémie aiguë

Item 162 | Leucémies aiguës

Les leucémies aiguës (LA) constituent une variété d'hémopathie maligne caractérisée par la prolifération monoclonale de cellules jeunes ne se différenciant pas en cellules plus matures. Cette prolifération a lieu au niveau de la moelle osseuse et peut être à l'origine d'une insuffisance médullaire. Les LA se différencient des leucémies chroniques par une proportion plus importante de cellules jeunes (encore appelées cellules blastiques) bloquées dans leur différenciation en cellules matures et un caractère évolutif beaucoup plus rapide.

1. Circonstances diagnostiques

Elles sont variées.

1.1. En rapport avec une insuffisance médullaire

- Syndrome anémique : pâleur, asthénie, dyspnée.
- Infections (ORL, pulmonaires) liées à la granulopénie.
- Syndrome hémorragique lié à la thrombopénie (purpura, épistaxis, gingivorragies), éventuellement aggravé par une CIVD.

1.2. En rapport avec l'infiltration des cellules blastiques

- Douleurs osseuses.
- Adénopathies, hépatosplénomégalie.
- Méningite blastique.
- Hypertrophie gingivale, testiculaire.
- Lésions cutanées.

1.3. Surveillance d'une hémopathie pré-existante susceptible d'évoluer vers une leucémie aiguë

Syndrome myélo-prolifératif (leucémie myéloïde chronique, maladie de Vaquez), myélodysplasie (AREB).

1.4. Découverte fortuite lors d'une numération systématique

2. Diagnostic biologique

2.1. Hémogramme

- Rarement normal.
- Forme hyperleucocytaire (avec blastes circulants) associée ou non à une thrombopénie et/ou à une anémie et/ou une neutropénie.
- Forme pancytopénique sans blastes circulants.
- Déficit isolé d'une des trois lignées sanguines.

2.2. Myélogramme : élément clé du diagnostic

- Indispensable pour établir le diagnostic de LA.
- Par ponction de moelle au niveau du sternum chez l'adulte ou de la crête iliaque chez l'enfant.
- Pour affirmer une LA : présence de plus de 20 % de cellules blastiques sur le frottis.
- Type cytologique de la leucémie selon la classification FAB (Franco-américano-britannique).
- La biopsie ostéo-médullaire est réservée aux cas douteux, quand l'aspiration médullaire est rendue impossible par une myélofibrose associée.

2.3. Étude cytochimique

Recherche de myélopéroxydases dans les blastes orientant vers une leucémie aiguë myéloblastique (LAM).

2.4. Étude immunologique par anticorps monoclonaux

Elle peut aider à préciser le sous-type de LA en identifiant les antigènes de différenciation (*cluster* de différenciation ou CD) exprimés à la surface des cellules, afin de dégager des critères pronostiques pouvant influer sur les modalités thérapeutiques, ou de mieux discerner des formes cytologiquement inclassables.

2.5. Anomalies chromosomiques

Elles doivent être recherchées systématiquement par caryotype de cellules médullaires (voire sanguines) : intérêt diagnostique, parfois pronostique, et marqueur tumoral éventuel.

2.6. Anomalies moléculaires

Leur recherche ciblée renforce la sensibilité de la cytogénétique et permet d'objectiver des mutations non décelables. Intérêt pronostic ++.

3. Bilan préthérapeutique

- Bilan cardio-vasculaire, préalable à l'emploi de drogues cardio-toxiques : ECG, échographie cardiaque.
- Bilan d'hémostase à la recherche d'une CIVD (surtout dans une LA promyélocytaire).
- Bilan métabolique : hyperuricémie, élévation de l'urée et de la créatinine plasmatique, hyperphosphorémie, hypocalcémie, hyperkaliémie sont liées à la lyse spontanée ou provoquée des cellules blastiques qui libèrent des substances à l'origine de ces troubles métaboliques, mais aussi de troubles de la coagulation ou d'insuffisance rénale anurique.
- Bilan prétransfusionnel : groupe ABO, phénotypage érythrocytaire et RAI, anticorps antileucoplaquettes.
- Typage HLA du malade (ainsi que des frères et sœurs) en vue d'une éventuelle allogreffe de moelle (patients jeunes).
- Prélèvements bactériologiques de principe même sans signes infectieux en vue de l'aplasie post-chimiothérapie (hémocultures, ECBU, coproculture, gorge, lésions cutanées).
- Radiographie thoracique : recherche de foyers infectieux et de localisations tumorales médiastinales (formes lymphoblastiques).
- Sérologies virales (VIH, hépatites, CMV...) prétransfusionnelles.

4. Évolution et traitement

L'évolution serait spontanément défavorable en quelques semaines. La prise en charge thérapeutique comprend deux aspects.

4.1. Un traitement spécifique de la LA

- Ce traitement comporte : une induction par chimiothérapie destinée à obtenir une rémission complète dont les critères sont :
  - blastose médullaire < 5 % ;
  - polynucléaires $> 1 \times 10^9$/L ;
  - plaquettes $> 100 \times 10^9$/L.

- Une consolidation (chimiothérapie ± radiothérapie encéphalique), suivie ou non d'un traitement d'entretien.
- Une éventuelle greffe allogénique de moelle ou de cellules souches périphériques.
- Les modalités diffèrent selon le type de LA, le terrain, les facteurs pronostiques identifiables et les protocoles en cours.
- ± chimiothérapie intrathécale selon les cas.

4.2. Un traitement pour prévenir ou traiter les complications de la maladie et des thérapeutiques spécifiques

Il comporte les éléments suivants :
- pose d'une voie veineuse centrale (cathéter), sauf si trouble de l'hémostase non corrigé ou très fortes hyperleucocytoses ;
- transfusion de concentrés érythrocytaires phénotypés (irradiés si projet ou réalisation d'allogreffe) ;
- transfusions de concentrés plaquettaires lors de thrombopénies menaçantes ($< 10\text{-}20 \times 10^9/L$) ou en cas de syndrome hémorragique (irradiés si projet ou réalisation d'allogreffe) ;
- antibiothérapie parentérale à large spectre pour les infections ;
- nutrition parentérale en cas d'impossibilité de s'alimenter (mucite post-chimiothérapique) ;
- décontamination digestive par antibiothérapie orale, nourriture stérile dans certains cas ;
- hyperhydratation destinée à prévenir la toxicité rénale des syndromes de lyse cellulaire tumorale lors de l'induction chimiothérapique.

L'usage des facteurs de croissance hématopoïétiques (G-CSF) est controversé.

5. Deux grandes variétés de leucémie aiguë suivant le type cytologique des cellules blastiques

On distingue :
- les LA myéloblastiques (LAM), de nature myéloïde ;
- les LA lymphoblastiques (LAL), de nature lymphoïde.

5.1. Leucémie aiguë myéloblastique (LAM)

Il s'agit d'une prolifération médullaire monoclonale de cellules myéloïdes jeunes, nommées myéloblastes, bloquées dans leur différenciation, et à l'origine d'une insuffisance médullaire.

5.1.1. Terrain

La LAM représente 80 % des leucémies aiguës (LA) de l'adulte ; fréquence augmentant avec l'âge (proportion inverse chez l'enfant) ; sex ratio = 1. Approximativement 3 cas/100 000 habitants/an.

5.1.2. Circonstances favorisantes

Ce sont :
- radiations ionisantes, exposition au benzène (maladie professionnelle) ;
- antécédents de chimiothérapie ou de radiothérapie (notamment maladie de Hodgkin avec le protocole MOPP) ;
- trisomie 21 ;
- hémopathie « préleucémique » : myélodysplasie, syndrome myélo-prolifératif.

5.1.3. Présentation clinique

- **Signes d'insuffisance médullaire (anémie, thrombopénie...).**
- **Signes liés à la prolifération tumorale :** souvent discrets sauf dans les formes myélomonoblastiques (LAM4) et monoblastiques (LAM5) :
  - splénomégalie, hépatomégalie, rares adénopathies ;
  - hypertrophie gingivale et infiltration cutanée (hématodermie) pour la LAM 5 ;
  - chlorome : tumeur blastique de siège souvent orbitaire ;
- **Syndrome hémorragique grave** (hématomes en carte de géographie) pour la LAM 3 en raison d'une fréquente CIVD ;
- **Syndrome de leucostase dans une hyperleucocytose massive** ($> 100 \times 10^9/L$), avec troubles de la circulation sanguine pulmonaire (dyspnée, hypoxie, poumon blanc à la radiographie) ou cérébrale (trouble de la conscience) : observé surtout dans la LAM 5 (car les monoblastes sont gros).

5.1.4. Diagnostic biologique

➤ Hémogramme

➤ Myélogramme

- Moelle envahie par plus de 20 % de cellules myéloblastiques bloquées dans leur différenciation (noyau nucléolé, rapport nucléo-cytoplasmique élevé), régression ou disparition des éléments myéloïdes plus matures (myélocyte, métamyélocyte, polynucléaire).
- Le caractère myéloïde est confirmé par :
  - présence de granulations cytoplasmiques azurophiles ;
  - corps d'Auer (bâtonnets intracytoplasmiques), inconstants ;
  - positivité de la réaction des peroxydases dans le cytoplasme caractérisant la lignée myéloïde ;
  - positivité des estérases des LAM4 et LAM5.

➤ Classification dite « FAB » (*French-American-British*)

- Elle a fait référence durant de nombreuses années et reposait essentiellement sur la morphologie des cellules blastiques en distinguant les types LAM 0 et LAM 7.
- Quatre principaux groupes de LAM sont à présent distingués par la nouvelle classification OMS de 1999 :

> – LAM associées à des translocations cytogénétiques récurrentes :
> . t(8;21) : gènes AML1/ETO ;
> . t(15;17) : gènes PML/RARa à différenciation promyélocytaire (ex. : LAM 3) ;
> . inversion péricentrique du chromosome 16 : gènes CBFß/MYH1 ;
> . remaniement en 11q23 : gène MLL.
> – LAM associées à des signes cytologiques de myélodysplasie :
> . avec antécédent connu de myélodysplasie ;
> . sans antécédent connu de myélodysplasie.
> – LAM secondaires à des traitements mutagènes.
> – Autres LAM : sans maturation (LAM 0), avec maturation granuleuse (M1, M2), à la différenciation myélomonocytaire (M4), monocytaire (M5), érythroblastique (M 6), mégacaryocytaire (M 7), qui reprennent la classification FAB.

Tableau 1 : Les sept variétés de LAM	
LAM 0	indifférenciée.
LAM 1	myéloblastique peu différenciée (utilité des réactions de péroxydases).
LAM 2	myéloblastique bien différenciée.
LAM 3	promyélocytaire (CIVD +++) : fréquent tableau de cytopénie, nombreux corps d'Auer groupés en fagots, granulations riches en activateurs de la coagulation (à l'origine de la CIVD), translocation chromosomique 15-17 ; grande urgence thérapeutique.
LAM 4	myélomonocytaire, volontiers tumorale, lysozyme sanguin et urinaire élevé (une sous-variété : la LAM 4Eo : contingent de cellules éosinophiles, fréquentes localisations neurologiques, inversion péricentrique du chromosome 16 et meilleur pronostic).
LAM 5	monoblastique, « a » pour bien différenciée, « b » pour différenciation moindre. Volontiers tumorale. Modifications du lysozyme comme dans LAM4. Blastes volumineux, les formes hyperleucocytaires sont de grandes urgences en raison du risque de leucostase.
LAM 6	érythroleucémie (rare).
LAM 7	mégacaryoblaste (rare), avec myélofibrose sur la biopsie ostéo-médullaire..

➤ Classification immunologique

- Intérêt moindre que pour les LA lymphoblastiques.
- Utile pour identifier et typer des formes très peu différenciées cytologiquement : recherche de marqueurs de surface myéloïde : CD13, CD14, CD33 ; CD41 pour les LAM 7 ; CD34 pour les formes très immatures.
- Identifie les formes « biphénotypiques » (coexistence d'antigènes lymphoblastiques et myéloblastiques sur les mêmes blastes).

➤ Caryotype sur cellules médullaires (voire sanguines) systématique

- Translocation 15.17 dans les LAM 3.
- Inversion péricentrique du chromosome 16 dans les LAM4 Eo.
- Tanslocation 8.21 dans 20 % des LAM 2.
- Chromosome Philadelphie dans les LAM secondaires à une leucémie myéloïde chronique.

➤ Analyse moléculaire : intérêt pronostic ++ et guide thérapeutique

- Elle permet de repérer soit des équivalents d'anomalies chromosomiques avec plus de sensibilité soit de détecter des anomalies de toute façon non repérables en cytogénétique.
- Parmi les principales :
  - fusion des gènes PML et RARa ⇔ translocation (15,17) des LAM3 ;
  - fusion des gènes AML1 et ETO ⇔ translocation (8,21) ;
  - fusion des gènes CEBFb et MHY1 ⇔ inversion du 16 ;
  - remaniement du gène MLL ⇔ translocation du chromosome 11 ;
  - mutation ou duplication du gène FLT3 (pas d'équivalent en cytogénétique) ;
  - mutation du gène NPM1 (pas d'équivalent en cytogénétique) ;
  - mutation du gène WT1 (pas d'équivalent en cytogénétique).

➤ Dosage du lyzozyme sanguin (et urinaire)

- Comme marqueur tumoral dans les formes myélomonocytaires et monoblastiques (M4 et M5) : intérêt limité.
- Le lyzozyme peut être à l'origine d'une toxicité rénale.

5.1.5. Bilan thérapeutique

Cf. Bilan préthérapeutique (p. 125).

5.1.6 Formes cliniques

LAM « professionnelle »	Exposition au benzène, aux radiations ionisantes
LAM post-chimiothérapique	N'importe quelle drogue ou radiothérapie peut être incriminée, certaines sont plus mutagènes : Chloraminophène®, protocole MOPP, étoposide
Acutisation d'un syndrome myéloprolifératif	– LMC : acutisation inéluctable (versant myéloblastique le plus fréquent) ; le chromosome Philadelphie a une grande valeur étiologique car il est exceptionnellement présent dans les LAM « primitives » – Maladie de Vaquez et splénomégalie myéloïde s'acutisent plus rarement
Acutisation de myélodysplasie	Anémie réfractaire par excès de blastes (AREB) : hémopathie chronique possédant un contingent blastique médullaire compris entre 5 et 20 %. Fréquente évolution vers une LA (> 20 % de blastes)
LA mixte (rare)	– Présence simultanée de marqueurs lymphoïdes et myéloïdes sur les mêmes blastes (formes biphénotypiques) – Présence de deux types distincts de blastes : myéloïde et lymphoïde (formes biclonales)

5.1.7. Facteurs pronostiques

- Le taux de rémission complète est de l'ordre de 75 %, mais la guérison ne dépasse pas 30 % (sans allogreffe).
- **Sont péjoratifs :**
  - hyperleucocytose et syndrome tumoral ;
  - formes secondaires ;
  - mauvaise réponse au traitement initial, faible durée de la première rémission ;
  - âge > 60 ans (pathologies associées, plus grande fréquence des formes secondaires) ;
  - formes M6, M7 ;
  - caryotype complexe, délétion du chromosome 5, du 7, etc. ;
  - mutation/duplication du gène FLT3, mutation du gène WT1.
- Sont de meilleur pronostic : formes M3, M4Eo (Irv16), M2 avec t(8 ; 21) mutation du gène NPM1.

5.1.8. Diagnostic différentiel

- **LAL très immature, peu différenciée :** intérêt de l'analyse cytochimique et immunologique.
- **Régénération médullaire après une agranulocytose** où seuls les éléments cellulaires jeunes (myéloblastes) sont réapparus, précédant les polynucléaires. Un contrôle médullaire dans les jours suivants devra s'avérer rassurant.
- **Forme frontière avec les myélodysplasies (AREB)**, dont le contingent blastique médullaire voisine les 20 %.

5.1.9. Traitement

- **Traitement d'induction :** deux médicaments de base : une anthracycline (mitoxentrone, rubidomycine, idarubicine) et la cytosine arabinoside (Aracytine®) en administration intraveineuse sur une semaine, entraînant une aplasie d'environ 3 semaines. Peut être associée : étoposide.
- **Traitement de consolidation (après obtention d'une rémission complète) :** cures séquentielles associant les drogues employées lors de l'induction ou non (étoposide, anthracycline, aracytine).
- **Les traitements d'entretien prolongés** n'ont pas fait preuve de leur efficacité.
- **Réalisation d'une allogreffe de moelle** (si le patient dispose d'un donneur compatible dans sa fratrie) en première rémission complète : augmente les chances de guérison au prix d'une lourde morbidité en cas de LAM de pronostic intermédiaire ou sévère.
- **Les formes hyperleucocytaires et/ou à composante monocytaire (M4, M5)** peuvent bénéficier de l'administration régulière intrathécale d'aracytine, méthotrexate et corticoïdes afin de prévenir une rechute méningée.
- **Les LAM 3 bénéficient**, outre de la chimiothérapie conventionnelle, de l'administration orale d'acide tout-trans-rétinoïque (ATRA) ou de sels d'arsenic, molécules exerçant une influence différenciante sur les cellules blastiques et améliorant ainsi significativement le pronostic de cette variété de LAM. Cette dernière approche thérapeutique constitue une révolution dans le traitement des hémopathies malignes et pourrait être étendue à d'autres formes de LA grâce à des molécules aux vertus différenciantes ou apoptosantes.

5.1.10. Évolution

- **Rechute systémique fréquente :** encore sensible à la chimiothérapie initiale, mais l'obtention d'une seconde rémission complète est généralement deux fois plus courte.
- **Rechute localisée**, méningée ou cutanée (M4, M5).

5.2. Leucémie aiguë lymphoblastique (LAL)

Il s'agit d'une prolifération médullaire monoclonale de cellules lymphoïdes jeunes, nommées lymphoblastes, bloquées dans leur différenciation et à l'origine d'une insuffisance médullaire.

5.2.1. Terrain

La LAL représente 80 % des leucémies aiguës (LA) de l'enfant (proportion inverse chez l'adulte).

5.2.2. Circonstances favorisantes

- Moins bien connues et plus rares que pour les LAM.
- Rares formes liées au virus HTLV-I ou à l'acutisation d'une LMC.
- Trisomie 21, ataxie-télangiectasie.

5.2.3. Présentation clinique

- **Signes d'insuffisance médullaire.**
- **Signes liés à la prolifération tumorale :**
  - douleurs osseuses ou pseudo-articulaires, migratrices, majorées par la pression ;
  - adénopathies superficielles (disséminées, mobiles, fermes et indolores), hépatosplénomégalie : plus fréquentes que dans les LAM ;
  - syndrome de compression médiastinale (œdème en pèlerine, turgescence jugulaire, dyspnée) ;
  - atteinte du système nerveux central (plus fréquente que dans les LAM), avec paralysie de nerfs crâniens (anesthésie dans le territoire du trijumeau : houppe mentonnière), syndrome méningé ;
  - examen des bourses à la recherche d'une atteinte testiculaire.

5.2.4. Diagnostic biologique

- **Hémogramme :** *cf. p. 124.*
- **Myélogramme** : moelle riche, proportion de blastes souvent importante ; le caractère lymphoïde est assuré par l'absence de granulations cytoplasmiques et par l'analyse cytochimique :
  - la négativité de la réaction des péroxydases dans le cytoplasme caractérise la lignée lymphoïde (à l'inverse de la lignée myéloïde où la réaction est très positive) ;
  - recherche de « TDT » (*Terminal Déoxynucléotidyl-Transférase*) : DNA-polymérase propre à la lignée lymphoïde ;
  - variété particulière : LAL type Burkitt (nombreuses vacuoles cytoplasmiques).
- **Étude immunologique :** CD (cluster différenciation) ; antigènes de différenciation présents à la surface des blastes :
  - elle permet de caractériser le phénotype B ou T de l'hémopathie ainsi que son niveau de différenciation. De façon schématique, les blastes de LAL exprimeront de façon variable mais dans un ordre croissant de maturité :
    - pour les formes B : HLA Dr, CD19, CD10 (CALLA), CD20, chaîne μ intracytoplasmique, immunoglobine de surface,
    - pour les formes T : CD7, CD5, CD1, CD2, CD3, CD4, CD8 ;
  - environ 20 % des LAL expriment toutefois des marqueurs myéloïdes (CD13, CD33) leur conférant un caractère biphénotypique ;
  - certaines formes de LAL n'expriment aucun marqueur lymphoïde, et seule la biologique moléculaire permet de préciser le diagnostic.
- La clonalité peut être confirmée par biologie moléculaire en étudiant le réarrangement des gènes codants pour le récepteur de l'antigène (forme T) ou ceux codants pour la synthèse des immunoglobulines (forme pré-B et B).
- **Caryotype :** sur cellules médullaires (et/ou sanguines) systématique :
  - anomalies numériques : hyperdiploïdies (bon pronostic chez l'enfant) ;
  - anomalies qualitatives :
    - T(8,14) dans les LAL impliquant l'oncogène c-myc et les gènes codant pour les chaînes lourdes d'immunoglobines (LAL type Burkitt),
    - T(9,22) ou chromosome Philadelphie (Ph 1) : il pourra alors s'agir soit de la transformation d'une LMC en LAL, soit d'une LAL primitive Ph 1positif. À l'échelon moléculaire, le siège de la cassure repérable par PCR est alors différent ; les LAL primitives Ph 1 positif sont de mauvais pronostic et leur fréquence augmente avec l'âge,
    - T(4,11), élément de mauvais pronostic, T(1,19), T(12,21).
- Biologie moléculaire :
  - la clonalité peut être confirmée par la biologie moléculaire en étudiant le réarrangement des gènes codants pour le récepteur de l'antigène (forme T) ou ceux codants pour la synthèse des immunoglobulines (forme pré-B et B) ;
  - recherche d'équivalent moléculaire des translocations ou des mutations non décelables en cytogénétique et susceptibles d'interférer dans le traitement et le pronostic (*bcr-abl*, Tel-AML1, Cmyc...).
- La classification OMS de 1999 distingue 3 variétés de LAL :

> - LAL pré-T.
> - La LAL pré-B comprenant des sous-groupes « cytogénétiques » :
>   . t(9;22) : *bcr-abl* ;
>   . (variants; 11q23) : réarrangement du gène MLL ;
>   . (1;19) : E2A/PBX1 ;
>   . (12;21) : ETV/CBF-α.
> - La LAL type Burkitt : forme B « mature ».

5.2.5. Formes cliniques

- Ponction lombaire systématique à la recherche d'une localisation blastique méningée (toutefois différée, surtout dans les formes hyperleucocytaires, afin de ne pas favoriser le passage intrathécal de lymphoblastes).
- Sérologie HTLV-I systématique (LAL T de pronostic redoutable) surtout devant un patient originaire d'un foyer d'endémie (Antilles, Afrique noire, Japon) ; hypercalcémie possible et aspect en « trèfle » des lymphoblastes.
- LAL secondaire à une LMC : caractérisée par la présence d'un Ph 1 avec une translocation dont l'analyse moléculaire précise une origine en faveur de la LMC. La présence d'une volumineuse splénomégalie, d'une polynucléose avec myélémie constituent des éléments d'orientation.
- LAL précédée d'une phase aplasique : pancytopénie précédant de plusieurs mois l'apparition des cellules lymphoblastiques.

Tableau 2 : Caractéristiques des LAL				
	Fréquence	Cliniques	Phénotype	Pronostic
LAL pré-T	15-25 %	– Fréquente atteinte médiastinale et hyperleucocytose – Atteinte du SNC*	CD7+ CD5+ CD1+ CD2+ CD3+ CD4+ CD8+	– Médiocre si immature – Meilleur si mature
LAL pré-B	75 %	Pas de spécificité	HLA Dr+ CD19+ CD10 (CALLA+ CD20+ **immature** : chaîne µ intracytoplasmique	Favorable **sauf** translocation associée : – t(9;22) – t(4;11) – t(1;19)
LAL mature type Burkitt	< 5 %	– Syndrome tumoral ++ – Syndrome de lyse ++ – Évolutivité rapide	– CD19+, CD22+ – Ig de surface+	– Ig de surface+ – Bon

** SNC : système nerveux central*

- LA mixte (rare) :
  - présence simultanée de marqueurs lymphoïdes et myéloïdes sur les mêmes blastes ;
  - présence de 2 types distincts de blastes : myéloïde et lymphoïde (formes biphénotypiques).

5.2.6. Facteurs pronostiques

- L'âge est l'élément clé : le pronostic décroît avec l'âge :
  - bon chez l'enfant : 90 % de rémission, 70 % de guérison. Moins bon chez le garçon. Pronostic plus médiocre avant 1 an ;
  - médiocre chez l'adulte : 60 % rémission, 30 % guérison.
- Hyperleucocytose (sauf pour les LAL T) et syndrome tumoral important sont de mauvais pronostic.
- Certaines anomalies chromosomiques : Ph 1 (dont la fréquence augmente avec l'âge) et t(1 ;19) et t(4 ;11) sont de mauvais pronostic. En revanche l'hyperdiploïdie constitue un bon pronostic.
- Mauvaise réponse au traitement initial et première rémission courte.
- Caractère secondaire : acutisation d'une LMC.

5.2.7. Diagnostic différentiel

- **LAM peu différenciée :** l'analyse cytochimique (peroxydase) et immunologique (CD) fait la différence (important car les modalités thérapeutiques diffèrent entre LAM et LAL).
- **Métastases médullaires** d'un neuroblastome de l'enfant et cancer bronchique anaplasique à petites cellules : pancytopénie, myélémie fréquentes. La biopsie ostéo-médullaire tranche entre lymphoblastes et cellules malignes d'autre origine. Aide de l'immunomarquage +++.
- **Mononucléose infectieuse :** les grandes cellules mononucléées ne doivent pas être confondues avec des lymphoblastes dans une situation où angine, adénopathie, thrombopénie peuvent égarer le diagnostic (myélogramme en cas de doute).

5.2.8. Traitement

- **Traitement d'induction :** environ 1 mois :
  - deux médicaments de base : vincristine (Oncovin®) en cure hebdomadaire et prednisone en prise orale au quotidien (Solupred®, Cortancyl®). Peu cytopéniant ;
  - selon les protocoles employés, on joindra du cyclophosphamide (Endoxan®), L-asparaginase (Kidrolase®) et une anthracycline.
- **Traitement de consolidation (après obtention d'une rémission complète) :** quelques semaines :
  - chimiothérapie utilisant des médicaments différents de ceux de l'induction thérapeutique ;
  - prophylaxie méningée par injections intrathécales répétées de méthotrexate et de corticoïdes ou par une irradiation encéphalique (18-24 grays).
- **Traitement d'entretien :** environ 2 ans :
  - méthotrexate (Ledertrexate®) *per os* ou intramusculaire hebdomadaire et 6-mercaptopurine (Purinethol®) *per os* en continu ;
  - réinduction régulière de méthotrexate, Endoxan®, d'aracytine... Les indications d'une intensification thérapeutique et la réalisation d'une allogreffe de moelle sont discutées selon les facteurs de mauvais pronostic.
- **Mesures adjuvantes :** *cf. chapitre 40.*
- **Allogreffe de moelle** pour les formes de mauvais pronostic.

5.2.9. Évolution

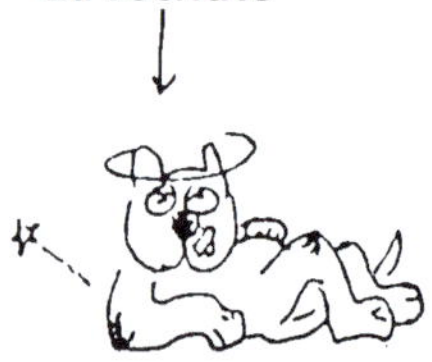

La rechute

- **Rechutes localisées :**
  - méningée :
    - la prévention en réduit significativement la survenue,
    - céphalées, gêne visuelle, troubles de la conscience, paralysie de nerfs crâniens,
    - ponction lombaire : présence de lymphoblastes ;
  - testiculaire tardive (intérêt de la biopsie systématique en fin de traitement) ;
- **Rechutes systémiques :** les plus fréquentes. Encore sensibles à la chimiothérapie initiale mais l'obtention d'une seconde rémission complète est généralement plus courte.

Tableau 3 : Classification des hémopathies malignes	
Les syndromes myéloprolifératifs	
– La maladie de Vaquez	Chronique – Blastes dans la moelle < 5 %
– La thrombocytémie essentielle – La leucémie myéloïde chronique – La splénomégalie myéloïde	
Les syndromes lymphoprolifératifs	
– La leucémie lymphoïde chronique – La maladie de Waldenström – Le myélome multiple – Les lymphomes malins non hodgkiniens – Maladie de Hodgkin	
Les leucémies aiguës	
– La leucémie aiguë lymphoblastique	Aiguë – Blastes dans la moelle > 20 %
– La leucémie aiguë myéloblastique	
Les myélodysplasies	
– Anémie réfractaire simple	Chronique – Blastes médullaires < 20 %
– Anémie réfractaire avec excès de blastes	
– Anémie sidéroblastique idiopathique acquise	
– Leucémie myélomonocytaire chronique	

Chapitre 30

Leucémie lymphoïde chronique

Item 163 | Leucémie lymphoïde chronique

1. Définition

La leucémie lymphoïde chronique (LLC) est un syndrome lymphoprolifératif caractérisé par une accumulation maligne et monoclonale de lymphocytes B matures conduisant à une infiltration médullaire, ganglionnaire et sanguine. La progression tumorale est très lente, avec un contingent de cellules malignes en mitose très réduit. Le syndrome tumoral est plutôt lié à une accumulation de cellules lymphoïdes qui n'entrent pas en apoptose, plus qu'à une intense activité mitotique.

2. Circonstances de découverte

- C'est la plus fréquente des leucémies de l'adulte : incidence > 10 cas/100 000 habitants/an :
  - terrain : sujet âgé (la maladie est rare avant 50 ans). Sex ratio = 1 ;
  - fortuite : forme asymptomatique révélée par un hémogramme systématique ;
  - adénopathies multiples ;
  - complications infectieuses à répétition (zona, pneumopathie) ;
  - syndrome anémique ou hémorragique ;
  - altération de l'état général.

3. Examen clinique

- Parfois normal. État général souvent conservé.
- Adénopathies superficielles mobiles, fermes, indolores bilatérales et symétriques, de volume variable, non compressives, non inflammatoires et apparues lentement.
- Splénomégalie modérée, rare hépatomégalie.

4. Examens complémentaires

4.1. Hémogramme

Examen clé très évocateur du diagnostic dans une forme typique :
- hyperlymphocytose sanguine $> 5 \times 10^9$/L, **persistante** (plus de 3 mois) ;
- lymphocytose très variable d'un patient à l'autre, pouvant dépasser 50 ou 100×10^9/L ;
- frottis sanguin : petits lymphocytes de morphologie normale ;
- lignées granuleuse, rouge et plaquettaire normales dans une forme débutante.

4.2. Myélogramme par ponction sternale

Il est inutile au diagnostic.

Il montrerait une moelle riche avec une forte infiltration lymphocytaire (> 30 %) d'aspect comparable à celle du sang.

4.3. Biopsies ostéo-médullaire (BOM) et ganglionnaire

Elles n'ont pas d'intérêt diagnostique.
Le seul intérêt de la BOM est de préciser le caractère nodulaire ou diffus de l'infiltration lymphocytaire comme facteur pronostique (défavorable si diffus). Pas d'intérêt pratique.

4.4. Immunomarquage par anticorps monoclonaux fluorescents

Il affirme le diagnostic :
- les marqueurs immunologiques de membrane sont essentiels pour mettre en évidence la clonalité et le phénotype lymphocytaire ;
- il montre un phénotype B mature (> 90 % des cas) : CD19+, CD20+ et CD23+ ;
- les lymphocytes des LLC-B expriment aussi un marqueur pan-T : le CD5 ;
- monotypie : immunoglobuline M (IgM) monomérique de surface avec la même chaîne légère κ ou λ et la même chaîne lourde μ (une IgD de surface est parfois associée) : confirme la monoclonalité.

4.5. Cytogénétique

Anomalies inconstantes et variées (trisomie 12). Délétion du chromosome 11, du 17 : mauvais pronostic.

4.6. État immunitaire

Le déficit est fréquent :
- déficit humoral : hypogammaglobulinémie parfois associée à un pic par sécrétion d'une IgM monoclonale (10 % des cas) ; la VS peut alors être très élevée. Les agglutinines anti-A et anti-B diminuent (à l'origine de difficultés lors de groupage sanguin) ;
- déficit cellulaire : les tests cutanés sont perturbés, surtout pour les antigènes inconnus de l'organisme (pas d'intérêt pratique) ;
- manifestations auto-immunes : anémie hémolytique et/ou thrombopénie (10 % des cas). Le test de Coombs complète les examens.

4.7. Imagerie viscérale

L'imagerie viscérale (échographie, scanner) a peu d'intérêt : elle montrerait des adénopathies profondes non compressives.

5. Bilan pronostique

La classification de Binet est la plus utilisée.

Tableau 1 : Classification des LLC (Binet)

	Fréquence (au diagnostic)	Aires lymphoïdes superficielles	Hémoglobine (g/dL) Plaquettes (10^9/L)	Survie (médiane)
Stade A	70 %	< 3 aires	Hb > 10 Plaquettes > 100	> 10 ans
Stade B	20 %	≥ 3 aires	Hb > 10 Plaquettes > 100	5 ans
Stade C	10 %	Indifférent	Hb < 10 et/ou plaquettes < 100	18 mois

NB : 5 aires sont définies : tête et cou, creux axillaires (uni- ou bilatéral), régions inguinales (uni- ou bilatérale), splénomégalie, hépatomégalie.

- L'importance du déficit immunitaire joue un grand rôle mais suit généralement les stades de la classification de Binet.

Tableau 2 : Classification anatomo-clinique de RAI	
Stade 0	Lymphocytose sanguine (> 15 × 10^9/L) et médullaire (> 40 %) isolées
Stade I	Stade 0 et adénopathies
Stade II	Stade 0 ou I avec splénomégalie et/ou hépatomégalie
Stade III	Stade 0 et Hb < 11 g/dL ; syndrome tumoral facultatif
Stade IV	Stade 0 et plaquettes < 100 × 10^9/L ; syndrome tumoral facultatif

- Un envahissement médullaire nodulaire serait de meilleur pronostic qu'une forme diffuse (élément déterminé sur une BOM).
- Les LLC avec un temps de doublement lymphocytaire sanguin inférieur à 12 mois sont de moins bon pronostic.
- Délétion chromosomique du 11 ou du 17 (délétion de la p53) : péjoratif.
- Expression de ZAP-70 à la surface des lymphocytes (immunomarquage) : péjoratif.

6. Formes cliniques

6.1. Leucémie lymphoïde chronique T

- Au total, 5 % des LLC ; patient plus jeune.
- Le syndrome tumoral et la lymphocytose sont plus modérés ; fréquentes localisations cutanées.
- Pas d'IgM de surface, positivité des marqueurs T en immunomarquage.
- Neutropénie et érythroblastopénie plus fréquentes.
- Pronostic globalement plus médiocre.

6.2. Leucémie pro-lymphocytaire

- Volumineuse splénomégalie souvent isolée.
- Forte hyperleucocytose (> 100 × 10^9/L) avec une insuffisance médullaire importante.
- Les lymphocytes B ont un aspect plus immature (grande cellule, cytoplasme étendu).
- Le pronostic est médiocre.

7. Diagnostic différentiel

7.1. Hyperlymphocytose infectieuse

- Origine virale : sujet jeune, contexte infectieux, lymphocytose transitoire.
- Rares lymphocytoses d'origine bactérienne (coqueluche, maladie de Carl-Smith).

7.2. Autres syndromes lymphoprolifératifs B

- Lymphome lymphocytique : il s'agit d'un lymphome de bas grade de malignité, en tout point comparable à une LLC (hormis la lymphocytose sanguine ici absente).
- Certains autres lymphomes non hodgkiniens de bas grade de malignité ont souvent un envahissement médullaire avec une possible composante leucémique. L'histologie effectuée sur une BOM ou une biopsie d'adénopathie précise le diagnostic, ainsi que l'immunomarquage qui diffère de celui d'une LLC.
- Maladie de Waldenström : l'aspect clinique et la lymphocytose peuvent ressembler à une LLC, mais l'infiltration médullaire est ici de type lymphoplasmocytaire et non lymphocytaire, et le marquage CD5 est négatif.
- Une autre entité particulière s'en approche : le lymphome lymphoplasmocytaire, équivalent de la maladie de Waldenström sans IgM monoclonale excrétée.
- Leucémie à tricholeucocyte (1 % des leucémies), qui réalise un tableau de pancytopénie avec splénomégalie (une monocytopénie a une valeur d'orientation) ; cependant une hyperlymphocytose est parfois rencontrée. Les cellules ont un aspect chevelu (« tricholeucocyte ») et un phénotype B. Une myélofibrose est souvent associée sur la BOM.

8. Complications

Si, pour de nombreux patients, la LLC demeure stable de longues années, elle peut être émaillée de multiples complications responsables de décès.

8.1. Infections

Elles sont la première cause de mortalité. Elles sont liées au déficit immunitaire (hypogammaglobulinémie), à l'insuffisance médullaire (liée à la maladie ou iatrogène) :
- infections bactériennes graves : pneumopathies, ORL, septicémie, tuberculose ;
- infection virales : zona, herpès ;
- infections opportunistes dans un stade avancé : candidose, aspergillose, pneumocystose.

8.2. Insuffisance médullaire

L'insuffisance médullaire est à distinguer d'un hypersplénisme : anémie, thrombopénie, neutropénie (aggravées par les traitements), avec des conséquences hémorragiques et infectieuses.

8.3. Complications auto-immunes

- Anémie hémolytique : le test de Coombs est de type IgG ou IgG + complément avec des anticorps chauds dirigés contre les antigènes du système Rhésus. Une agglutinine froide de type IgM peut également être rencontrée (anti-I ou i) avec un test de Coombs de type complément.
- Thrombopénie, dont le mécanisme auto-immun est évoqué si la moelle est riche en mégacaryocytes (elle peut aggraver une insuffisance médullaire et un hypersplénisme).
- Ces complications aggravent le pronostic, d'autant qu'elles pourront nécessiter une corticothérapie majorant la tendance infectieuse.
- Il existe également des érythroblastopénies auto-immunes.

8.4. Syndrome de Richter

Transformation locale de la LLC en un lymphome de haut grade de malignité :
- à suspecter devant une altération de l'état général, la survenue de signes généraux, une rapide augmentation de la taille d'une adénopathie périphérique ou profonde. Élévation des LDH ;
- le diagnostic est porté sur une biopsie tumorale mettant un évidence un contingent important de grandes cellules souvent de type immunoblastique ;
- le pronostic est sombre.

8.5. Fréquence des tumeurs solides

Il existe une fréquence accrue de tumeurs solides chez les patients atteint de LLC. Le risque de leucémie aiguë secondaire après un traitement prolongé par Chloraminophène® est réel.

9. Traitement

9.1. Traitement spécifique

Il faut savoir ne pas être plus nuisible que la maladie elle-même. La cinétique tumorale étant très lente, l'évolution se fait sur plusieurs années, c'est pourquoi les formes peu avancées ne nécessitent pas de traitement particulier. L'éradication de la maladie par les traitements conventionnels n'est pas réalisable et la réponse au traitement est plutôt lente.

Les attitudes classiques sont :
- stade A : abstention thérapeutique et surveillance (surtout si l'âge est élevé) ;
- stade B et C :
  - le chlorambucil (Chloraminophène®) en monothérapie orale continue ou discontinue adaptée à la numération est surtout employé chez le sujet âgé ;
  - la fludarabine en monothérapie (ou associée à de l'Endoxan®) est une possibilité ;

• l'association fludarabine + cyclophosphamide (Endoxan®) + anticorps monoclonal anti-CD 20 est devenu un standard de première intention, même si le bénéfice sur la survie globale n'est pas clairement démontré pour toutes les formes de LLC ;
• le Campath® (anticorps monoclonal anti-CD52) est proposé aux formes rebelles ou d'emblée aux formes de LLC associées à des délétions du chromosome 17, mais est hautement immunosuppresseur. Risque infectieux +++.

Radiothérapie pour une localisation tumorale gênante, résistante à la chimiothérapie.

9.2. Traitement des complications

- Transfusions symptomatiques face à une insuffisance médullaire.
- Perfusion régulière de gammaglobulines dans les hypogammaglobulinémies sévères afin de prévenir les risques infectieux (à réserver aux patients présentant des infections à répétition).
- Éradication des foyers infectieux, traitement symptomatique des infections.
- Les vaccins « vivants » sont proscrits.
- Corticothérapie ou ciclosporine en cas de manifestations auto-immunes graves.

LLC + anémie, on évoque :
- Insuffisance médullaire.
- Anémie hémolytique auto-immune (test de Coombs).
- Érythroblastopénie auto-immune.

Bilan d'une LLC au diagnostic :
- Numération à 2 mois d'intervalle.
- Phénotypage lymphocytaire.
- Test de Coombs.
- Électrophorèse des protides sériques.
- Uricémie.

Chapitre 31

Lymphomes

Item 164 | Lymphomes malins

Maladie de Hodgkin ou lymphome de Hodgkin

1. Physiopathologie

- Prolifération maligne d'origine inconnue affectant le tissu lymphoïde.
- Initialement localisée, la maladie s'étend de proche en proche par voie lymphatique selon le sens physiologique d'un ganglion à l'autre, puis d'un territoire ganglionnaire à un autre. L'atteinte viscérale s'exerce essentiellement par contiguïté ganglionnaire (ou par voie hématogène).
- Sur le plan histologique, on retient :
  - destruction de l'architecture ganglionnaire ;
  - cellule de Reed-Sternberg, dont la présence est la plus caractéristique au sein de la prolifération tumorale ; origine méconnue ; cellule volumineuse, au cytoplasme abondant et vacuolaire, noyau multilobé avec nucléoles difformes. Elle exprime à sa surface l'antigène CD30, le CD15 et le CD25. La cellule de Reed-Sternberg n'est pas spécifique de la maladie : elle se rencontre aussi dans certains lymphomes non hodgkiniens, l'origine lymphoïde B de ces cellules est fortement soupçonnée en raison de l'existence de leur réarrangement des gènes des immunoglobulines ;

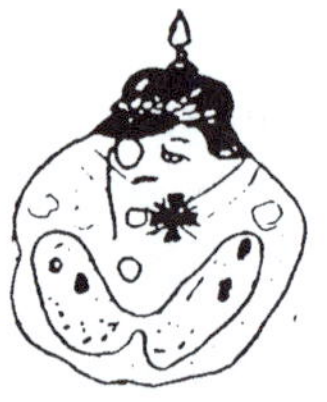

GRAF VON STERNBERG

  - une population cellulaire non tumorale mais associée, vraisemblablement réactionnelle et qui rend compte de > 95 % du tissu tumoral ;
  - dans un tiers des cas, les cellules tumorales expriment des antigènes du virus EBV, mais la responsabilité du virus dans la maladie n'est pas établie.

2. Diagnostic

2.1. Circonstances de découverte

- Incidence : 5 cas/100 000 habitants/an.
- Le terrain est l'adulte jeune (mais la maladie peut se voir à tout âge).
- Adénopathie superficielle, unique ou multiple :
  - siège sus-claviculaire le plus fréquent (souvent associé à une atteinte médiastinale), mais aussi cervical ou axillaire, rarement inguinal ;
  - indolore, ferme, non inflammatoire, non compressive ;
  - longtemps mobile (sauf dans les formes évoluées) ;
  - isolée (pas d'infection satellite dans le territoire de drainage) ;
  - parfois douloureuse après ingestion d'alcool (surtout les formes cervicales).
- Possible splénomégalie et/ou hépatomégalie associée.
- Signes généraux :
  - fièvre prolongée irrégulière sans cause infectieuse retrouvée ;
  - sueurs nocturnes (obligeant à changer de linge) ;
  - altération de l'état général, amaigrissement, prurit généralisé pouvant précéder l'apparition des adénopathies avec lésions de grattage.

– Découverte radiographique : opacité médiastinale (images polycycliques, asymétriques antéro-supérieures), exceptionnellement compressive.

2.2. Diagnostic histologique

Le diagnostic est histologique par la biopsie chirurgicale d'une adénopathie superficielle ou profonde (par ponction à l'aiguille fine « écho-guidée » et si nécessaire par thoracotomie ou laparotomie).

L'examen histologique identifie les grands types de la maladie selon l'architecture et la cellularité du ganglion (*cf.* tableau 1).

Destruction de l'architecture normale du ganglion avec présence de cellules de Reed-Sternberg, associée à une importante population cellulaire inflammatoire réactionnelle (lymphocytes T, polynucléaires éosinophiles, histiocytes).

L'immunomarquage complète l'examen avec une fixation classique d'anti-CD15, anti-CD25 (et proportion variable selon les pays de marqueurs du virus EBV).

En aucun cas, la simple cytoponction d'une adénopathie avec frottis ne peut suffire au diagnostic.

Tableau 1 : Classification OMS des types histologiques de maladie de Hodgkin

Type histologique	Fréquence
Scléro-nodulaire : nodules cellulaires limités par des travées de collagène	65 %
Cellularité mixte : évoquant la cellularité d'un granulome inflammatoire	30 %
– Formes à déplétion lympocytaire – Formes riches en lymphocytes	5 %

3. Bilan

3.1. Bilan d'extension : classification de Ann Arbor

Tableau 2 : Classification de l'extension (Ann Arbor)

Stade I	Un seul territoire ganglionnaire atteint
Stade II	≥ 2 territoires d'un même côté du diaphragme (II2, II3, II4... selon le nombre de territoires atteints)
Stade III	Atteinte ganglionnaire de part et d'autres du diaphragme
Stade IV	Atteinte viscérale : os, foie, poumon, moelle osseuse

– Sigle S en cas d'atteinte splénique (la rate est ici assimilée à un ganglion).
– Sigle E (ou C) quand l'atteinte viscérale est contiguë à une adénopathie de voisinage (témoignage d'une atteinte locale par contiguïté) : à distinguer d'un stade IV (témoignant d'une atteinte viscérale par voie hématogène de plus mauvais pronostic).

Ce bilan d'extension repose sur :
– un examen clinique : schéma détaillé des aires ganglionnaires atteintes, rate, examen ORL (amygdale) ;
– un bilan sus-diaphragmatique :
  • une radiographie thoracique (face + profil) avec mesure du rapport médiastino-thoracique ;
  • un scanner thoracique : aires ganglionnaires médiastinales, poumons, plèvre ;
– un bilan sous-diaphragmatique :
  • échographie abdominale : très utile pour repérer des ganglions passés inaperçus au scanner (situation fréquente +++) ;
  • scanner abdomino-pelvien systématique : bilan des aires ganglionnaires cœliaques et mésentériques rétro-péritonéales, et recherche d'une localisation viscérale (hépatique) ;
– une biopsie ostéo-médullaire systématique (surtout positive dans les formes étendues ou symptomatiques) ;
– un bilan métabolique : hépatique et osseux (bilan phosphocalcique, phosphatases alcalines) ;
– le reste du bilan est fonction des points d'appels cliniques ou des résultats des examens précédents : scintigraphie osseuse, radiographie de squelette, ponction biopsie hépatique, etc. ;
– le TEP-scanner tend à devenir un standard en complément du scanner : il renseigne sur les foyers hypermétaboliques tumoraux (cela peut permettre de reclasser le stade d'extension et surtout d'évaluer l'efficacité du traitement à mi-parcours).

3.2. Bilan d'évolutivité

– Clinique : A (absence) ou B (présence face à au mois un signe d'évolutivité clinique) :
  • fièvre ⩾ 38 °C pendant plus de 8 jours sans cause infectieuse ;
  • amaigrissement ⩾ 10 % du poids corporel en moins de 6 mois ;
  • sueurs nocturnes abondantes.
  Le prurit n'est pas un signe d'évolutivité.
– Biologique : a (absence) ou b (présence) de signes biologiques d'inflammation : essentiellement appréciés par la mesure de la VS (> 50).

3.3. Bilan biologique

Il précise le syndrome inflammatoire (VS, fibrinogénémie, CRP, hyper-α-2-globulinémie), anémie, polynucléose neutrophile, thrombocytose (inflammatoires) :
– lymphopénie (rare). Discrète hyperéosinophilie possible ;
– cytopénie par envahissement médullaire ;
– protéinurie (recherche de rares glomérulonéphrites associées) ;
– LDH, albuminémie.

3.4. Bilan immunitaire

Constante atteinte de l'immunité cellulaire évaluée par les tests d'anergie cutanée (IDR, multitest). Peu d'intérêt pratique.

3.5. Sérologie VIH

La prévalence de la maladie semble un peu plus fréquente que dans une population non infectée, elle présente certaines caractéristiques : formes étendues, fréquentes atteintes viscérales et mauvais pronostic.

3.6. Bilan général (préthérapeutique)

– Urée, créatinine.
– Glycémie.
– ECG.
– Échographie cardiaque (en raison de l'usage d'anthracycline).

3.7. Cryocongélation de sperme

Proposer à un homme jeune une cryocongélation de sperme avant le début de tout traitement en raison du risque ultérieur de stérilité selon les protocoles employés, congélation d'ovocytes ou d'embryons.

4. Formes cliniques

– Fièvre isolée avec altération de l'état général ou prurit isolé.
– Splénomégalie ou manifestations viscérales isolées (poumons, péricarde).
– Formes généralisées associant signes généraux, syndrome tumoral, extension viscérale et médullaire (mauvais pronostic).
– Forme sous-diaphragmatique du sujet âgé (pronostic médiocre).
– Forme liée au VIH (pronostic plus sévère).

> L'intérêt du TEP-scanner durant le traitement est en cours d'évaluation. Sa négativation précoce serait un signe de bon pronostic, permettant ainsi d'alléger le traitement à suivre et inversement.

5. Complications

5.1. Complications infectieuses liées à l'immunodépression cellulaire

Herpès, zona, tuberculose.

5.2. Compressions médullaires épidurales (rare)

Urgence.

5.3. Complications iatrogènes

- À court terme :
  - leucopénie et ses risques infectieux ;
  - propres à chaque drogue (*cf. chapitre 40, p. 198*).
- À long terme : **IMPORTANT**
  - hypothyroïdie, péricardite, sténose du grêle et coronaropathie post-radiques selon le champ d'irradiation ;
  - leucémies aiguës secondaires (pronostic redoutable), myélodysplasie, tumeurs solides (cancer du sein) survenant plusieurs années après ;
  - infarctus du myocarde ;
  - stérilité.

6. Pronostic

Le pronostic est globalement favorable.

Facteurs de mauvais pronostic de la maladie de Hodgkin

- Âge supérieur à 40 ans. Sexe masculin.
- LDH élevée.
- Signes généraux cliniques et accélération de la VS.
- Stade étendu.
- Lymphopénie.
- Rapport médiastino-thoracique élevé.
- Anémie (hyperleucocytose).
- Hypoalbuminémie.
- Persistance d'une fixation au TEP-scanner à mi-traitement.

Tableau 3 : Pronostics ; plus de 90 % de formes curables

Stades	Taux de rémission	Taux de survie à 10 ans
I, II	95 %	85 %
IIIA	80 %	70 %
IIIB, IV	70 %	50 %

7. Traitement

7.1. Les moyens

7.1.1. La chimiothérapie

La chimiothérapie de référence est à l'heure actuelle la polychimiothérapie de type ABVD (4 à 5 cycles selon la gravité, répétés tous les 28 jours).

Tableau 4 : Polychimiothérapie de type ABVD			
Adriamycine	25 mg/m²	J1 et J15	Intraveineuse
Bléomycine	10 mg (dose totale)	J1 et J15	Intraveineuse
Velbé	6 mg/m²	J1 et J15	Intraveineuse
Deticène	375 mg/m²	J1 et J15	Intraveineuse

7.1.2. La radiothérapie : la maladie de Hodgkin est très radio-sensible !

– Elle est délivrée à doses « tumoricides » : 40 grays (fractionnée à raison de séances de 10 grays par semaine) uniquement sur les territoires atteints et tend donc à les remplacer :
  • irradiations sus-diaphragmatiques en mantelet (avec ou sans médiastin) ;
  • irradiations sous-diaphragmatiques en Y inversé + barre splénique.
– Les rechutes en territoires irradiés sont rares.

7.2. Indications

– Formes localisées (stades I et II) : cure de chimiothérapie consolidée par radiothérapie. La préoccupation actuelle est de maintenir les bons résultats obtenus en diminuant la toxicité des traitements, afin de réduire l'apparition de complications tardives graves. Ainsi l'ABVD sera préféré au MOPP (haut pourvoyeur de leucémies secondaires et de stérilité).
– Formes étendues (stades III b et IV) : 6 à 8 cycles de polychimiothérapie type BEACOP (plus intensif que l'ABVD) suivis ou non d'une radiothérapie.
– Les formes rebelles pourront bénéficier d'intensifications thérapeutiques avec greffe de cellules souches périphériques autologues, voire d'allogreffe.

Lymphome non hodgkinien (LNH)

1. Physiopathologie

Prolifération maligne monoclonale de cellules lymphoïdes, se développant initialement au niveau des organes lymphoïdes et pouvant secondairement envahir les viscères. Le type histologique du LNH en conditionne la présentation clinique, son évolution, son pronostic et son traitement.

85 % des lymphomes se développent au niveau de la lignée B (LNH-B), 15 % au niveau de la lignée T (LNH-T).

Suivant le stade de différenciation du clone lymphocytaire impliqué, les LNH prendront des formes diagnostiques nombreuses et variées *(cf. tableau classification OMS)*.

10 000 nouveaux cas/an en France. L'incidence augmente régulièrement depuis 30 ans !

2. Circonstances de découverte

– Peut s'observer à tout âge (mais fréquence très variable selon le type histologique), la fréquence augmente avec l'âge.
– Adénopathie(s) superficielle(s) découverte(s) fortuitement par le patient ou le médecin.
– Signes généraux :
  • fièvre (> 38 °C durant plus d'une semaine sans cause infectieuse) ;
  • amaigrissement (> 10 % du poids) ;
  • sueurs nocturnes.
– Complications : insuffisance médullaire (anémie, thrombopénie), signes compressifs.
– L'examen clinique recherche :
  • des polyadénopathies : fermes, indolores, mobiles, non inflammatoires, localisées ou disséminées, symétriques ou non ;
  • une hépatosplénomégalie ;
  • une infiltration cutanée ;
  • des signes de localisations neurologiques ;
  • des signes compressifs : dyspnée, œdème, trouble du transit.

– Découverte fortuite (échographie, scanner).
– Étiologie :
  • généralement indéterminée ;
  • terrains favorisants :
    - VIH+ ;
    - virus HTLV-I (Antilles, Afrique Noire, Japon) : responsable des formes graves de LNH-T ;
    - virus EBV et LNH de Burkitt en Afrique ;
    - virus de l'hépatite C (rare et discuté) ;
    - *Helicobacter pylori* et LNH de l'estomac ;
    - maladie auto-immune ;
    - immunosuppression.

3. Diagnostic positif

– Le diagnostic est histologique et repose sur une biopsie ganglionnaire (ou médullaire, cutanée, hépatique...), réalisée au bloc opératoire sous anesthésie. La biopsie peut dans certains cas nécessiter une thoracotomie ou une laparotomie. Ailleurs, un biopsie à l'aiguille fine sous contrôle échographique (au scanner) peut contribuer au diagnostic.
– Le prélèvement doit être envoyé frais (et non fixé) au laboratoire pour les analyses non histologiques.
– La simple cytoponction ganglionnaire à l'aiguille fine peut orienter le diagnostic mais en aucun cas se substituer à la biopsie.

4. Bilan

4.1. Bilan d'extension

– **Schéma daté des adénopathies superficielles (siège, taille), du foie et de la rate.**
– **Bilan morphologique à la recherche de localisations profondes :**
  • examen ORL ;
  • radiographie et scanner thoracique (adénopathies médiastinales, localisations pleuro-pulmonaires, thymiques) ;
  • scanner abdomino-pelvien : bilan des localisations sous-diaphragmatiques (foie, rate, adénopathies latéro-aortiques, iliaques, cœliaques et mésentériques) ;
  • l'échographie abdominale peut préciser des localisations hépatiques ou spléniques ;
  • biopsie ostéo-médullaire systématique (recherche des infiltrats lymphoïdes) ;
  • une ponction lombaire sera pratiquée devant des signes d'appels ou systématiquement dans certains lymphomes à haut risque de localisation neurologique ;
  • endoscopie digestive, scintigraphie osseuse, scanner cérébral selon les points d'appels ;
  • indication croissante du TEP-scanner au diagnostic pour disposer d'un élément de référence avec des contrôles ultérieurs où le niveau de la rémission demeure imprécis.
– Ce bilan aboutit à une classification en 4 stades selon l'extension.

Tableau 5 : Classification	
Stade I	Une seule aire atteinte
Stade II	Plusieurs aires atteintes d'un même côté du diaphragme
Stade III	Aires atteintes de part et d'autre du diaphragme
Stade IV	Atteinte viscérale

4.2. Bilan complémentaire

4.2.1. Typage immunologique : contribue à la classification

Le phénotypage lymphocytaire effectué sur une biopsie ganglionnaire (ou une autre pièce anatomique) grâce à des anticorps monoclonaux marqués précise la nature B ou T ainsi que le stade de différenciation des cellules lymphoïdes malignes.

4.2.2. Bilan virologique

- VIH : lymphome de haut de grade de malignité.
- EBV : lymphome de Burkitt africain.
- HTLV-I : lymphome T (Caraïbes, Japon).
- VHC : LNH B indolents (rare).

4.2.3. Bilan biologique

- Hémogramme : cytopénie (envahissement médullaire ou cytopénie auto-immune), cellules lymphomateuses circulantes.
- Syndrome inflammatoire : VS accélérée, hyperfibrinogénémie, hyper-α-2 et hypergammaglobulinémie.
- Déficit immunitaire surtout humoral : possible hypogammaglobulinémie (pic monoclonal parfois rencontré).
- Taux sérique de LDH : marqueur tumoral et élément pronostique déterminant. Son élévation chez un patient en rémission peut augurer d'une rechute.
- Bilan métabolique : recherche d'un syndrome de lyse tumorale (formes rapidement évolutives) : hyperuricémie, hyperphosphorémie, hyperkaliémie, élévation de la créatininémie.

4.2.4. Caryotype (du tissu tumoral)

- Translocation 14-18 dans les LNH folliculaires. La translocation intéresse un oncogène situé sur le chromosome 18 (nommé bcl-2) et transféré à proximité des gènes codants pour les chaînes lourdes d'immunoglobuline. Cette translocation est repérable par PCR à l'aide de sondes spécifiques.
- Translocation affectant le chromosome 8 dans le LNH de Burkitt comme la t(8 ;14).
- Translocation 11-14 dans le LNH du manteau.

5. Classification

La classification OMS repose sur :
- l'aspect histologique ;
- le phénotype B ou T des lymphocytes tumoraux ;
- les anomalies cytogénétiques ou moléculaires du clone lymphocytaire malin.

Tableau 6 : Principales formes de LNH (non exhaustif)	
Lymphome B	
Émergeant de lymphocytes matures (à différents stades de différenciation)	Émergeant de précurseurs lymphocytaires immatures
Lymphome lymphocytique (5 %) – Équivalent des LLC sans composante leucémique	Lymphome lymphoblastique B – Peu fréquent – Forme non leucémique de LAL
Lymphome folliculaire – Un des plus fréquents (30 %), sujets > 50 ans – Plutôt indolent mais quasi-incurable – Volontiers disséminé (stade IV) – t(14,18), réarrangement moléculaire Bcl2-IgH	
Lymphome B à grandes cellules – Le plus fréquent (tout âge) 40 % – Agressif – Plusieurs variantes histologiques – Présentations cliniques et pronostics très variables	

Lymphome du manteau (5-10 %) – Prédominance masculine ++, > 50 ans – Souvent étendu, atteinte digestive fréquente – Se développe au dépend de la zone du « manteau » des follicules ganglionnaires – t(11 ;14), hyper-expression de la cycline D1, CD5+	
Lymphome de Burkitt (1 à 2 %) – Très agressif, cinétique tumorale ++ – Fortes masses tumorales, syndrome de lyse – t(8,14), remaniement de l'oncogène C-myc – À part : forme africaine liée au virus Epstein-Barr (enfant)	
Lymphome de la zone marginale – Se développe au niveau des lymphocytes présents dans la zone dite marginale des organes lymphoïdes (rate, ganglions) – Présentation longtemps indolente	
À part : **Myélome** (*cf. chapitre 33*)	
Lymphome T	
Émergeant de lymphocytes T matures (à différents stades de différenciation)	Émergeant de précurseurs lymphocytaires T
Leucémie/Lymphome prolymphocytaire T Lymphome à cellules NK Lymphome T associé au virus HTLV1+ Mycosis fongoïde/Syndrome de Sézary Lymphome anaplasique à grandes cellules Lymphomes T périphériques Lymphomes T angio-immunoblastiques Etc.	Lymphome lymphoblastique T – Sujet jeune – Forme non leucémique de LAL-T – Atteinte médiastinale ++

6. Évolution-pronostic

6.1. Évolution

- L'évolution des LNH de faible grade de malignité (LNH folliculaire, zone marginale...) est généralement très lente (sur plusieurs années) ; on décrit même des rémissions spontanées. La réponse aux traitements est lente et parfois incomplète et plus ou moins durable. De nombreux LNH de faible grade peuvent évoluer au bout de quelques années vers des formes de haut grade (passage d'une structure nodulaire à diffuse de l'envahissement ganglionnaire, majoration de la proportion de grandes cellules).
- Les LNH de haut grade de malignité (LNH B à grandes cellules...) sont rapidement évolutifs, mais répondent généralement bien aux traitements intensifs avec des rémissions complètes mais souvent de courte durée. Rechutes précoces assez fréquentes mais les guérisons sont toutefois de plus en plus nombreuses avec les progrès thérapeutiques.

6.2. Index pronostique

- Les facteurs pronostiques péjoratifs principaux sont :
  - le score IPI pour les LNH à grandes cellules ;
  - âge > 60 ans ;
  - stades III, IV ;
  - *performans status* (index d'activité OMS) ⩾ 2 ;
  - taux élevé de LDH.
- Le phénotype T.
- Le score FLIPI pour les LNH folliculaires (> 5 site ganglionnaires, Hb < 12 g/dL, LDH élevée, > 60 ans, stade III/IV) à titre indicatif.
- Le type histologique du LNH est bien plus important que son étendue (à l'inverse de la maladie de Hodgkin).
- Formes liées au virus HTLV-1 : rare mais redoutable !

7. Diagnostic différentiel

7.1. Maladie de Hodgkin

L'examen histologique d'une biopsie ganglionnaire tranchera.

7.2. Adénopathies réactionnelles

Elles sont transitoires et évoluent dans un contexte particulier (toxoplasmose, mononucléose infectieuse).

7.3. Métastases ganglionnaires de cancer

- Adénopathies dures et fixées.
- Recherche d'une tumeur primitive dans l'aire de drainage.
- Intérêt d'un immunomarquage par des anticorps spécifiques dans les formes indifférenciées (le marquage par des anticorps panleucocytaires est positif dans un lymphome, les anticorps anti-cytokératines sont utiles pour le diagnostic de carcinome).

7.4. Polyadénopathies superficielles des leucémies lymphoblastiques

7.5. Sarcoïdose ganglionnaire

8. Quelques formes cliniques

8.1. Lymphomes cutanés

Il s'agit d'hématodermies de phénotype T :
- mycosis fungoïde (syndrome de Césary : cellules lymphoïdes atypiques circulantes) ;
- diagnostic par biopsie cutanée.

8.2. Lymphomes associés au VIH

- Lymphome type Burkitt chez un patient encore peu immunodéprimé, des rémissions sont possibles avec une tolérance acceptable des traitements.
- Lymphomes agressifs, de haut grade de malignité qui bénéficient des traitements classiques des LNH depuis l'instauration de la trithérapie.

8.3. Lymphome HTLV-I

- Pays d'endémie (Antilles, Afrique noire, Japon).
- Lymphome T, hypercalcémie, aspect cytologique en trèfle des cellules malignes.
- Très mauvais pronostic. Traitement par association AZT-interféron.

8.4. Lymphome de type MALT de l'estomac

- LNH-B de la zone marginale de faible grade de malignité souvent limité à la muqueuse gastrique.
- Suscité par une infection chronique par l'*Helicobacter pylori*.
- Guérison du LNH par un simple traitement antibiotique (anti-*Helicobacter*) !

9. Traitement : affaire de spécialiste

La prise en charge thérapeutique est avant tout fonction de la nature cytologique du lymphome et de l'âge du patient.

9.1. Les lymphomes de faible grade

Ils seront traités selon les cas (âge, progression tumorale, fortes masses tumorales, rechutes...) :
- abstention avec simple surveillance (formes peu tumorales et non évolutives) ;
- monochimiothérapies orales par Chloraminophène® ou fludarabine (± Endoxan®) associées à des anticorps anti-CD20 sur 6 mois ;
- polychimiothérapies en cures séquentielles de type « CHOP » (cyclophosphamide, adriamycine, vincristine, prednisone), pour les formes plus sévères, associées à des anticorps anti-CD20 (rituximab) ;
- intérêt possible des traitements d'entretien par les anticorps anti-CD20 à l'issue du traitement d'induction.

9.2. Les lymphomes de haut grade

Ils sont traités par des cures répétées de polychimiothérapie de type CHOP (comportant adriamycine, cyclophosphamide, vincristine, corticoïdes) ou ACVBP (adriamycine, cyclophosphamide, vindesine, bléomycine, prednisone), puis des cures de méthotrexate et éventuellement de l'aractyne et du VP16 en consolidation. L'association d'anti-CD20 à la chimiothérapie est devenue quasi systématique pour les LNH B.

Certains lymphomes bénéficieront d'une prophylaxie des rechutes neuro-méningées pour les formes à tropisme cérébral (lymphome lymphoblastique, immunoblastique) par injection intrathécale de chimiothérapie.

9.3. L'intensification thérapeutique

Traitement d'une cure polychimiothérapie myéloablative soutenue par une autogreffe de cellules souches périphériques, intérêt en première ligne en traitement de consolidation pour les formes sévères ou en cas de rechute.

9.4. L'immunothérapie

L'usage d'anticorps antimonoclonaux humanisés comme l'anti-CD20 présente un intérêt réel dans beaucoup de formes de LNHB. Des anticorps anti-CD20 couplés à des isotopes sont également en cours d'évaluation.

9.5. Prévention de l'hypofertilité chez les patients « jeunes »

Chapitre 32

Polyglobulie

Item 165 | Maladie de Vaquez

Définition d'une polyglobulie (PG) : augmentation de la masse globulaire totale. Elle est suspectée devant une hématocrite trop élevée et diagnostiquée devant une élévation de la masse globulaire totale. Elle impose ensuite un diagnostic étiologique.

1. Physiopathologie

On distingue :

– les PG primitives : elles relèvent des syndromes myéloprolifératifs, la plus représentative étant la maladie de Vaquez. La prolifération érythroblastique est ici en rapport avec une anomalie clonale des cellules souches, la moelle échappe à tout contrôle hormonal. Récemment, une mutation du gène codant pour la protéine JAK-2 a été identifiée (protéine impliquée dans la transmission intracellulaire du signal de la fixation de l'EPO à son récepteur). Présente dans la majorité des cas de PG primitives, elle entraîne une stimulation permanente et exagérée de la lignée rouge ;

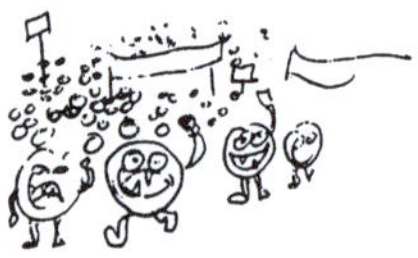

– les PG secondaires : elles résultent d'une production exagérée d'hématies par une moelle saine, mais soumise à une stimulation hormonale majorée. Cette dernière est médiée par l'érythropoïétine (Epo), hormone synthétisée par le rein et destinée à stimuler la différenciation et la prolifération de l'érythropoïèse :
  - dans des situations d'hypoxie tissulaire, on parlera d'hypersécrétion « appropriée » lorsque l'Epo est destinée à instaurer une « PG compensatrice » ;
  - certaines pathologies sont à l'origine d'une sécrétion exagérée d'Epo sans pour autant qu'existe une hypoxie tissulaire : on parlera de sécrétion « inappropriée » génératrice d'une « PG non compensatrice ».

2. Diagnostic d'une PG (sans préjuger de l'étiologie)

2.1. Signes fonctionnels

Signes neurologiques en rapport avec l'hyperviscosité : céphalées, acouphènes, vertiges, troubles visuels, paresthésies, bouffées de chaleur et parfois accident ischémique.

2.2. Examen clinique

– Érythrose cutanéo-muqueuse (visage, extrémités).

– Hypertension artérielle à rechercher.

2.3. Examens complémentaires

– Hémogramme :
  - le taux d'hémoglobine et le nombre de GR importe peu !
  - taux de leucocytes et de plaquettes : valeur étiologique en faveur d'un syndrome myéloprolifératif.

Une polyglobulie est suspectée si :	Homme :	Hte > 54 %
	Femme :	Hte > 47 %

– VS basse ou nulle en raison de l'hyperviscosité.

– Mesure isotopique de la masse globulaire totale au chrome 51 : c'est le seul examen affirmant le diagnostic de « PG vraie » (> 20 % du taux théorique de base).

La polyglobulie **vraie** se définit par une augmentation de la masse globulaire > à 120 % de la valeur théorique.

3. Polyglobulie primitive

3.1. Maladie de Vaquez

3.1.1. Diagnostic

Il repose sur un faisceau d'arguments :
- le terrain : > 50 ans ;
- signes fonctionnels de PG parfois associés à un prurit (favorisé par les bains et douches ; mais pas de valeur formelle entre PG primitive et secondaire) ;
- possibles complications thrombo-hémorragiques, parfois révélatrices de la maladie ;
- examen : splénomégalie, signes négatifs écartant une origine secondaire des PG (absence d'insuffisance respiratoire, fosses lombaires libres) ;
- hémogramme : hyperleucocytose, thrombocytose fréquentes ;
- biopsie ostéo-médullaire : inutile au diagnostic, car elle montrerait : moelle riche, hyperplasie des trois lignées hématopoïétiques prédominant sur la lignée rouge, dystrophie mégacaryocytaire, disparition des logettes graisseuses ;
- hyperuricémie ;
- échographie abdominale et gazométrie artérielle systématiques pour écarter une PG secondaire ;
- en cas de difficultés diagnostiques :
  - dosage d'Epo sérique (bas dans le Vaquez, élevé dans une PG secondaire) ;
  - recherche *in vitro* de croissance spontanée de colonies médullaires érythroblastiques (BFU-E) sans apport d'Epo ;
- si hyperleucocytose associée, on peut discuter : caryotype, pour écarter une leucémie myéloïde chronique atypique (chromosome Philadelphie), et biologie moléculaire (sur le sang) recherchant un transcrit *bcr-abl* ;
- recherche de mutation du gène JAK-2 (90 % des cas) de plus en plus pratiquée.

3.1.2. Complications

- Thromboses artérielles et/ou veineuses fréquentes, directement imputables à l'élévation de la masse globulaire et à la thrombocytose, imposant une saignée en urgence.
- Hémorragies muqueuses ou viscérales, favorisées par la thrombopathie associée, la viscosité et la distension vasculaire.

Plus rarement, à long terme, on peut observer :
- acutisation : transformation en leucémie aiguë (généralement myéloblastique) de très mauvais pronostic. Favorisée par les traitements isotopiques (phosphore 32) ;
- fibrose médullaire (par transformation en splénomégalie myéloïde) après plusieurs années d'évolution :
  - majoration de la splénomégalie ;
  - une anémie succède à la PG avec myélémie ; apparition d'érythoblastes circulatoires, de dacryocytes (hématies en forme de larme) ;
  - fibrose médullaire importante sur la biopsie ostéo-médullaire ;
  - scintigraphie à l'indium 111 : métaplasie myéloïde de la rate ;
  - évolution possible vers une leucémie aiguë ;
- lithiase, crise de goutte : hyperuricémie.

3.1.3. Pronostic

La médiane de survie est supérieure à 10 ans.

3.2. Autres syndromes myéloprolifératifs

Leucémie myéloïde chronique, thrombocytémie essentielle et splénomégalie myéloïde primitive pouvant avoir une composante polyglobulique.

4. Polyglobulies secondaires

4.1. Liées à l'hypoxie tissulaire chronique

4.1.1. Par désaturation en oxygène aux gaz du sang artériels (SAO_2 < 92 %)

- Tabagisme : très fréquente cause de PG modérée (avec éventuelle polynucléose discrète).
- Intoxication chronique au monoxyde de carbone.
- Insuffisance respiratoire chronique : bronchopathie chronique obstructive (hypoventilation alvéolaire), pneumopathie interstitielle (trouble de la diffusion gazeuse), dilatation des bronches, asthme, grandes malformations thoraciques (cyphoscoliose), syndrome de Pickwick (hypoventilation centrale avec obésité, somnolence et apnée du sommeil), etc.
- Cardiopathies congénitales : shunt droite-gauche.
- Séjour prolongé en altitude.

4.1.2. Sans désaturation en oxygène

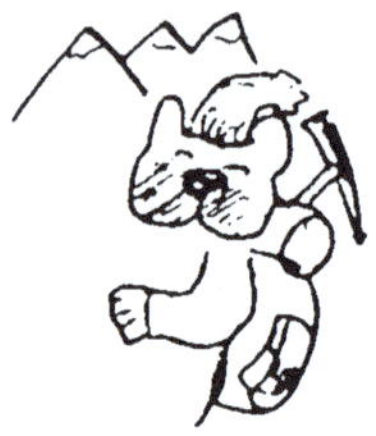

- Anomalies de l'hémoglobine touchant le transport ou la libération de l'oxygène.
- Méthémoglobinémie congénitale ou secondaire (phénacétine, sulfamide).
- Hémoglobine hyperaffine : anomalie congénitale de la globine réduisant la libération de l'oxygène aux tissus (sujet jeune, contexte familial, 2,3-DPG normal, P50 abaissé, migration anormale de l'hémoglobine en isofocalisation).

4.2. Liées à une sécrétion inappropriée d'Epo (sans hypoxie tissulaire)

- Tumeurs rénales malignes ou bénignes (polykystose) : échographie devant une PG.
- Hépatocarcinome.
- Hémangiome du cervelet (rare) : syndrome cérébelleux et PG.
- Fibrome utérin, cancer ovarien (cause rare).
- Sténose de l'artère rénale (l'hypoxie rénale déclenche une sécrétion exagérée d'Epo).
- Endocrinopathie : maladie de Cushing, phéochromocytome, hyperandrogénisme.
- À part : « dopage » (érythropoïétine, androgène).

> *NB : La découverte de kystes du rein associés à une PG pose un problème : relation de cause à effet ou association fortuite devant la banalité des kystes du rein de plus en plus fréquemment identifiés par les échographies performantes. Pour trancher :*
> → Dosage Epo.
> → Culture des progéniteurs.
> → Mutation de JAK-2.

Tableau 1 : Étiologie des polyglobulies secondaires

Liées à une hypoxie tissulaire responsable d'une hypersécrétion d'Epo		Liées à une sécrétion inappropriée d'Epo	
Désaturation en oxygène	Saturation en oxygène normale	Tumorales	Non tumorales
– Insuffisance respiratoire chronique – Cardiopathie congénitale – Tabagisme – Altitude	– Intoxication au CO – Méthémoglobinémie – Hémoglobine hyperaffine	– **Hépatique** ++ – **Rénale** +++ (bénigne ou maligne)	– Sténose de l'artère rénale

5. Diagnostic différentiel : les pseudo-polyglobulies

Cf. tableau 2.
La masse globulaire est ici normale, ne dépassant pas de plus de 20 % la masse théorique.

5.1. Hémoconcentration

La masse globulaire est normale avec une masse plasmatique abaissée : contexte de déshydratation (élévation du taux de protides plasmatiques) prise de diurétique…

5.2. Syndrome de Gaisböck

- > 50 ans.
- Obèse pléthorique.
- Goutteux ou diabétique.
- Élévation du nombre d'hématies (polycythémie), de l'hémoglobine et de l'hématocrite régressant avec un régime alimentaire.
- Diminution de la volémie plasmatique.

5.3. Pseudo-polyglobulie microcytaire de la thalassémie mineure

Hématrocite normale ; hématies $\geq 6 \times 10^{12}$/L, taux sub-normal d'hémoglobine, microcytose, notion géographique et familiale, électrophorèse de l'hémoglobine. Fer sérique normal ou élevé.

Tableau 2 : Caractères différentiels des polyglobulies

	PG primitive	PG secondaire
Signes fonctionnels	± intenses	Modérés
Examen clinique	Splénomégalie +++	Selon étiologie
Complications aiguës	Thromboses et hémorragies	Rares
Hémogramme	± hyperleucocytose ± thrombocytose	Leucocytoses et plaquettes, en principe, normaux
Taux sériques d'EPO	Bas	Élevé
Gène JAK-2	Muté (90 % des cas)	Non muté
Traitement	Saignée, Hydréa®, interféron	Étiologie et saignée

Diagnostic de la maladie de Vaquez

1) Masse globulaire ≥ 36 mL/kg chez l'homme (⩾ 32 chez la femme) ou > à 20 % de la normale théorique pour l'individu.
2) Splénomégalie :
 . et/ou GB > 12 × 10^9/L avec polynucléose neutrophile ;
 . et/ou plaquettes > 450 × 10^9/L ;
 . et/ou pousse spontanée des progéniteurs érythroblastiques et Epo sérique basse ou normale.
3) Mutation de JAK-2.

6. Traitement des PG

6.1. Traitement des PG secondaires

- Étiologique.
- Symptomatique par saignées devant une intolérance fonctionnelle.

6.2. Traitement de la maladie de Vaquez

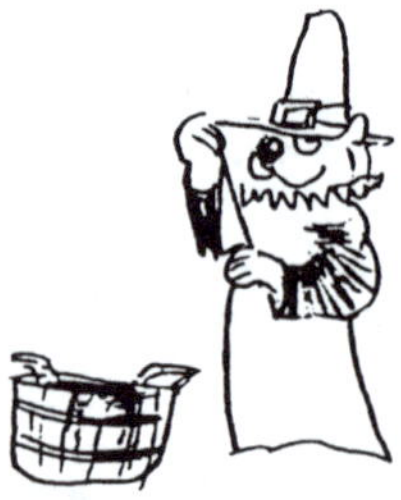

6.2.1. Saignées

Elles ont une action immédiate :

- en urgence, pour réduire la viscosité devant une complication thrombotique, avec perfusion d'un soluté de substitution ;
- le but est d'induire, par des saignées répétées, une carence martiale limitant l'érythropoïèse ;
- 300 à 400 mL par saignées (7 mL/kg) ;
- maintenir l'hématocrite < 50 % (homme) ; < 45 % (femme) ;
- avantages : pas d'effet leucémigène ;
- inconvénients : pas d'effet sur la thrombocytémie ; mauvaise tolérance à long terme en raison de la sidéropénie induite (asthénie), risque de thrombose quand la myéloprolifération est mal contrôlée ;
- intérêt chez le sujet jeune où l'emploi des chimiothérapies est craint (risque leucémigène) ;
- contre-indiquées en cas de thrombocytose +++.

6.2.2. Chimiothérapies

- Monochimiothérapie orale : hydroxyurée (Hydréa®), pipobroman (Vercyte®) en cures continues.
- Sous surveillance stricte de l'hémogramme.
- Indiquées en cas de mauvaise compliance aux saignées, de thrombocytémie importante ou d'un mauvais contrôle de la myélosuppression.

6.2.3. Interféron α

- En cours d'évaluation.
- Inhibe la prolifération des progéniteurs.
- Forme retard (injection SC × 1/semaine).
- Tolérance moyenne, à réserver plutôt aux formes réfractaires.

6.2.4. Traitements adjuvants

- Traitement hypo-uricémiant (Zyloric®).
- Traitement anticoagulant en cas de thrombose.
- Traitement anti-agrégant plaquettaire (aspirine 100 mg/jour) au long cours à titre préventif, surtout si une thrombocytose est associée.

Contexte particulier

Les sportifs de très haut niveau (cyclistes professionnels) ont une hémodilution physiologique par inflation du secteur plasmatique abaissant ainsi leur taux d'hématocrite. Dans leur cas, une Hte > 50 % (et non pas 54 %) est excessive et suspecte de dopage à l'Epo.

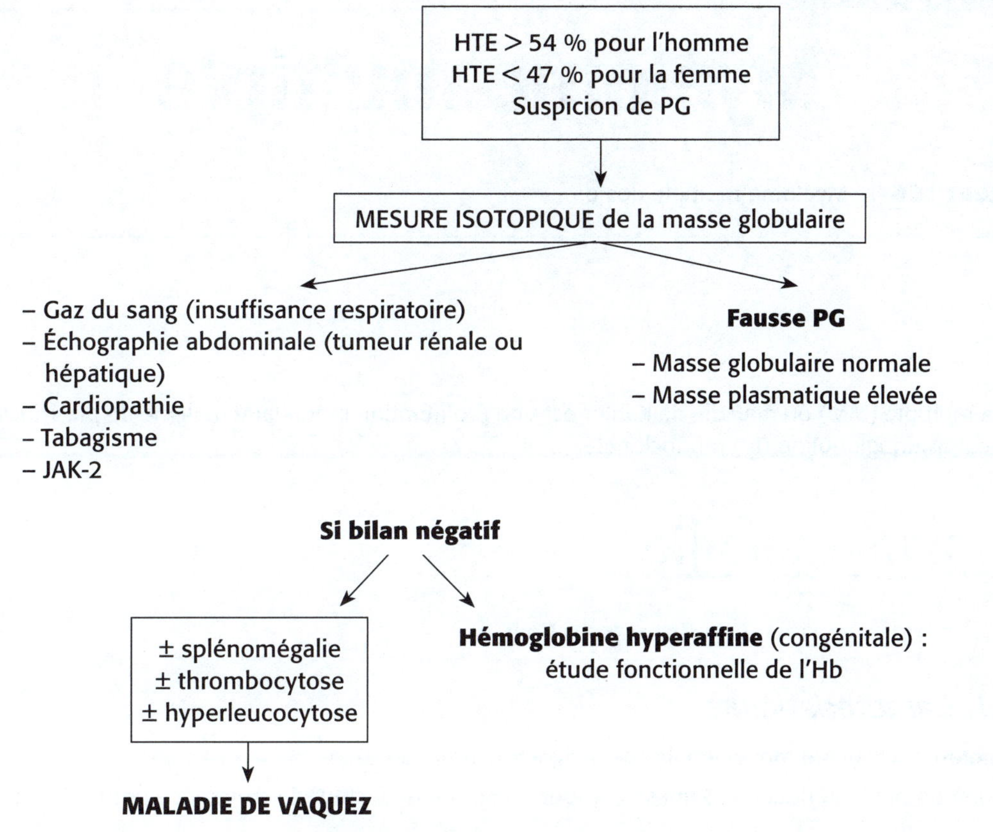

Figure : Démarche diagnostique

Chapitre 33

Myélome multiple

– Item 166 | Myélome multiple des os

Le myélome multiple (MM) ou maladie de Kahler est une prolifération médullaire maligne de plasmocytes pouvant sécréter une immunoglobuline (Ig) monoclonale.

1. Physiopathologie

1.1. La prolifération plasmocytaire

1.1.1. Caractéristiques

- Une prolifération cellulaire monoclonale (de la lignée lymphoïde B).
- Une stimulation par l'interleukine-6 qui se comporte comme un facteur de croissance primordial du plasmocyte tumoral.
- Un aspect cellulaire dystrophique : noyau excentré avec chromatine en rayon de roue, nombreuses inclusions cytoplasmiques et asynchronisme de maturation nucléo-cytoplasmique.
- Un envahissement médullaire.
- Une cinétique de croissance tumorale variable mais généralement longue, avec un temps de doublement très prolongé à la phase initiale (plusieurs mois ou années), allant en s'accélérant et devenant moins sensible aux traitements.

1.1.2. Conséquences de cette prolifération

- Une inhibition de l'immunité humorale (en inhibant la lymphopoïèse B) : avec baisse du taux des Ig normales à l'origine d'une tendance accrue d'infections bactériennes (l'immunité cellulaire est conservée).
- Une résorption osseuse de mécanisme ostéoclastique produite par des OAF (*Osteoclast Activating Factor*), molécules solubles libérées par les plasmocytes tumoraux (IL-6, IL-1, TNF), à l'origine d'une fragilisation du squelette et d'une hypercalcémie.
- Une insuffisance médullaire hématopoïétique.
- La synthèse d'une Ig monoclonale (complète ou de la seule chaîne légère).

1.2. L'Ig monoclonale

1.2.1. Caractéristiques

- La structure est normale, soit complète (2 chaînes lourdes et 2 chaînes légères), soit formée d'une chaîne légère κ (kappa) ou λ (lambda).
- Son taux est un reflet indirect de la masse tumorale (car la demi-vie de l'Ig monoclonale est connue et sa sécrétion stable et homogène au sein de la population tumorale).

1.2.2. Conséquences de l'Ig monoclonale

- Une hyperprotidémie, une VS très augmentée.
- Un phénomène de rouleaux (agglutination des hématies en pile d'assiettes, visible au microscope).
- Un syndrome d'hyperviscosité plasmatique.
- Une néphrotoxicité directe des chaînes légères polymérisées sur les cellules tubulaires distales.
- La présence de chaînes légères dans les urines.

– Une glomérulopathie par dépôt amyloïde.
– Des réactions au froid (syndrome de Raynaud), car l'Ig monoclonale peut être une cryoglobuline.
– Activité anticorps propre de l'Ig monoclonale à type d'anticoagulant circulant (rare).

2. Circonstances diagnostiques

– C'est une maladie rare, l'incidence est de 2 à $5/10^5$ habitants/an (sex ratio = 1).
– Terrain : sujet âgé (60 ans en moyenne lors du diagnostic, rare avant 50 ans).

2.1. Circonstances diagnostiques très variées

– Fréquentes douleurs osseuses : tenaces, d'aggravation progressive, résistantes au repos et aux antalgiques usuels, insomniantes, impotentes, fixes (rachis, gril costal, bassin). Radiculalgies accentuées par la toux et la défécation. Parfois, fractures en apparence spontanées.
– Altération de l'état général, perte de poids, infections répétées et graves.
– Syndrome anémique.
– Syndrome d'hyperviscosité.
– Complication neurologique.
– Découverte fortuite d'une augmentation de la VS, d'une protéinurie.

2.2. Examen clinique

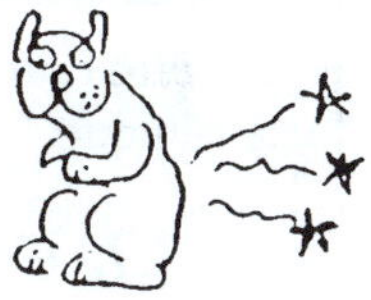

Il est souvent dominé par le syndrome osseux :
– douleurs osseuses et/ou radiculalgies exacerbées par la pression ;
– absence de syndrome tumoral (ni hépatosplénomégalie, ni adénopathies) ;
– rares tumeurs superficielles des os.

3. Diagnostic

3.1. Bilan biologique

3.1.1. Sanguin

– VS très augmentée (> 50 ou > 100).
– Électrophorèse des protéines sériques :
  • hyperprotidémie (parfois > 100 g/L) ;
  • pic étroit et élevé (parfois aussi haut que l'albumine) dans la zone des gammaglobulines (parfois au sein des β-globulines) ;
  • elle n'affirme pas le caractère monoclonal de l'Ig mais en fait soupçonner le diagnostic. Elle permet une évaluation semi-quantitative du pic.
– Immunofixation des protéines (plus performante que l'immunoélectrophorèse) :
  • elle affirme le caractère monoclonal du pic et elle précise le type d'Ig à l'aide d'anticorps anti-chaîne lourde (γ, α, δ, ϵ) et légère (κ, λ) :
  • chaîne lourde type IgG (60 % des cas), IgA (40 %), IgE et IgD rares ;
  • chaîne légère κ (2 fois plus fréquente) ou λ ;
  • précise l'effondrement des autres classes d'Ig (normales : IgG = 12 g/L, IgA = 2 g/L), mais n'a pas d'intérêt pour quantifier l'Ig monoclonale.
– Dosage du total des chaînes légères libres (κ + λ) dans le sérum, mesuré sous forme d'un déséquilibre du ratio κ/λ. Intérêt pour les formes de myélome non sécrétant une Ig monoclonale quantifiable.
– Rechercher une activité cryoglobuline.
– Pas d'intérêt du dosage pondéral des sous-classes d'Ig (cet examen n'est approprié que pour repérer des déficits en Ig et n'a aucune valeur pour des dosages forts).

3.1.2. Urinaire

- Protéinurie des 24 heures avec recherche d'une protéinurie de Bence-Jones composée de polymères de chaînes légères précipitant à 56 °C, redissoute à ébullition pour réapparaître lors du refroidissement.
- L'immunoélectrophorèse des urines concentrées peut montrer :
  • parfois rien ;
  • parfois une protéinurie non sélective (albuminurie) liée à une glomérulopathie ;
  • une chaîne légère identique à celle du sérum (surtout dans le myélome à chaînes légères).

3.2. Myélogramme par ponction sternale

- Il est systématique (+++) et peut montrer :
  • plasmocytose médullaire (parfois dystrophique) supérieure à 10 % ;
  • parfois normal, car la prolifération peut se faire en îlots : répéter le myélogramme dans un autre territoire ou faire une biopsie ostéo-médullaire.
- Immunomarquage dans les cas douteux (confirme la clonalité) : tous les plasmocytes produisent la même chaîne légère (λ ou κ).
- La ponction sternale permet de réaliser un examen cytogénétique sélectivement sur les plasmocytes (facteur pronostic).

3.3. Examen radiologique

- La radiographie de squelette est systématique (crâne, rachis, bassin, os longs proximaux, gril costal). La scintigraphie osseuse n'a pas d'intérêt.
- Il peut être normal sans exclure le diagnostic ou montrer des lésions lytiques pouvant dépasser la symptomatologie clinique.

3.3.1. Géodes

- Zones arrondies radio-transparentes de taille variable.
- « À l'emporte pièce » : homogène sans condensation périphérique, à limite nette.
- Fréquentes et évocatrices au niveau du crâne (mais aussi os longs, bassin, côtes...).

3.3.2. Déminéralisation osseuse diffuse

- Ressemble à une ostéoporose, mais peut être associée à des géodes, des fractures ou des tassements.
- Corps vertébral radio-transparent.

3.3.3. Fractures

- Le plus souvent au niveau du rachis.
- Aspect de tassement en galette, cunéiformes avec disque intervertébral respecté.
- Utilité du scanner (attention aux injections d'iode délétères pour les reins) ou de l'IRM pour bilan (tableau de compression médullaire).

3.3.4. Tumeurs osseuses

- Elles sont rares et tardives.

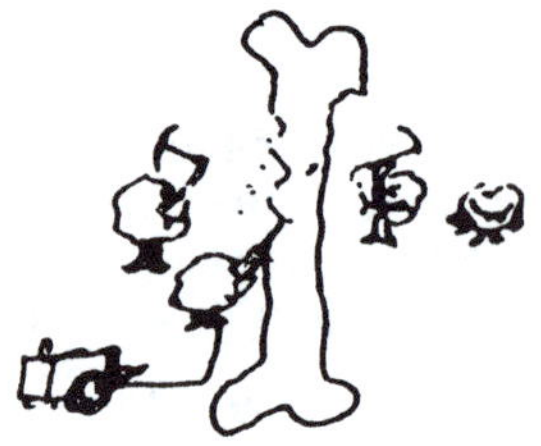

3.3.5. IRM (rachis, pelvis...)

- Si point d'appel clinique suspect et dangereux.
- Éviter les scanners avec injection d'iode car haut risque d'insuffisance rénale sur un rein « mélomateux ».

3.4. Bilan complémentaire

- Hémogramme à la recherche d'une insuffisance médullaire :
  • fréquente anémie normocytaire normochrome arégénérative aggravée par l'hémodilution liée à un taux élevée d'Ig ou par une insuffisance rénale ;
  • plaquettes et leucocytes sont souvent normaux lors d'un diagnostic précoce ;
  • frottis : hématies en rouleaux, rare plasmocytose circulante.

- Bilan phosphocalcique : hypercalcémie par ostéolyse.
- Urée, créatinine plasmatique, clearance de la créatinine.
- Uricémie, ionogramme sanguin, hémostase, bilan hépatique, ECBU, groupe, RAI.
- Dosage de la CRP et de la β-2-microglobuline (facteurs pronostiques).

4. Facteurs pronostiques péjoratifs

4.1. Âge élevé

4.2. Classification de Durie et Salmon : reflet de la masse tumorale

Tableau 1 : Classification des myélomes

	Stade I Masse tumorale faible 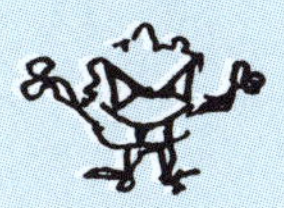	Stade II Masse tumorale intermédiaire 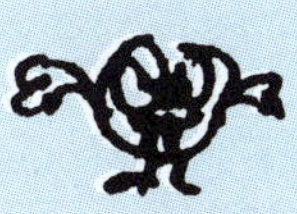	Stade III Masse tumorale forte 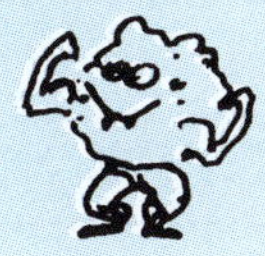
Ig monoclonale (g/L)	IgG < 50 IgA < 30	50 < IgG < 70 30 < IgA < 50	IgG > 70 IgA > 50
Chaîne légère urinaire (g/24 h)	< 4	4 < Cl < 12	> 12
Hémoglobine (g/dL)	> 10	8 < Hb < 10	< 8,5
Calcémie (mmol/L)	Normale	2,4 < Ca < 3	> 3
Lésions osseuses	0	≤ 3	> 3

- Un seul critère du stade III suffit pour le classement dans ce stade : forte masse tumorale.
- Tous les critères du stade I doivent être réunis pour appartenance à ce stade : faible masse tumorale.

4.3. Altération de la fonction rénale

« A » : fonction rénale normale ; « B » : insuffisance rénale.

4.4. Taux sérique de β-2-microglobuline élevé

Ce taux important peut aussi s'élever en cas d'insuffisance rénale.

4.5. Type de myélome

Formes à chaînes légères, à IgA ou IgD.

4.6. Taux élevé de CRP

Reflet indirect de l'hypersécrétion de l'IL-6 qui stimule la synthèse hépatique des protéines de l'inflammation : bonne corrélation avec la cinétique tumorale.

4.7. Cinétique tumorale rapide

Un index élevé d'incorporation de la thymidine tritiée (> 1 %) reflète la proportion de plasmocytes malins en phase S (synthèse d'ADN), non utilisé en pratique.

4.8. Translocation (4, 14) et délétion du 17 : défavorable ++

Examens minimaux au cours d'un myélome : NFS, VS, électrophorèse des protéines sériques (sérum et urine), immunofixation, créatinine, calcémie, radios de squelette, myélogramme, CRP, β-2-microglobuline. Caryotype plasmocytaire.

Examens nécessaires à la surveillance : NFS, Ca, créatinine, électrophorèse.

4.9. Nouveau score pronostic international : *international staging system* (ISS)

Stade	Taux de β2-microglobuline et albumine	Médiane de survie
I	β2 M < 3,5 mg/L et albumine ⩾ 3,5 g/L	62 mois
II	Ni I ni III	44 mois
III	β2 M ⩾ 5,5 mg/L	29 mois

5. Formes cliniques

5.1. Myélome à chaînes légères (10 % des cas)

- Les plasmocytes malins ne sécrètent qu'une chaîne légère (sans chaîne lourde) filtrée en totalité dans les urines et non retrouvée dans le sérum.
- On ne détecte aucun pic à l'électrophorèse, aucune Ig monoclonale dans le sérum, la VS reste normale.
- Le diagnostic est porté sur :
  - une baisse des autres classes d'Ig (hypogammaglobulinémie sans pic) ;
  - l'immunoélectrophorèse urinaire identifiant la chaîne légère monoclonale ;
  - le bilan radiologique et médullaire.
- L'atteinte rénale est très fréquente dans ces formes (précipitation des chaînes légères).
- Pronostic plus péjoratif que la forme classique.

5.2. Myélome non excrétant (très rare)

- Les plasmocytes malins n'excrètent aucune chaîne (ni lourde, ni légère).
- Le bilan protidique est normal en dehors de la baisse des différentes classes d'Ig (VS normale).
- L'Ig monoclonale peut être mise en évidence par immunofluorescence à la surface des plasmocytes malins médullaires.
- Le bilan radiologique peut contribuer au diagnostic.

5.3. Plasmocytome solitaire

- Il survient plus tôt dans la vie (40-50 ans).
- Prolifération plasmocytaire maligne localisée et unique (Ig monoclonale circulante inconstante).
- Siège osseux (rachis ou os long) ou extra-osseux (voies aéro-digestives supérieures).
- Le risque évolutif vers un myélome multiple est élevé.
- Traitement par radiothérapie locale exclusive et/ou chirurgie.

5.4. Leucémie à plasmocytes

- Forte plasmocytose circulante (parfois plus immature avec plasmoblastes).
- Signes généraux marqués, hépatosplénomégalie.
- À distinguer du passage sanguin de plasmocytes malins du myélome en phase avancée.
- Pronostic redoutable.

5.5. Myélome à IgD

Rare et grave.

5.6. Myélome à 2 pics

Rare. Il peut aussi s'agir du même pic mais avec des niveaux de glycosylation différents.

5.7. Le syndrome POEMS

Ce syndrome rare associe :
- **P**olyneuropathie ;
- **O**rganomégalie ;
- **E**ndocrinopathie ;
- **M**yélome (avec atteinte osseuse condensante) ;
- **S**clérodermie.

6. Diagnostic différentiel

6.1. Maladie de Waldenström

- Infiltration médullaire monoclonale lympho-plasmocytaire polymorphe.
- L'Ig monoclonale est une IgM. Pas de baisse des autres classes d'Ig.
- Absence d'atteinte osseuse ; absence d'atteinte rénale (sauf amylose).
- Fréquente organomégalie (adénopathies, hépatosplénomégalie).
- Relative fréquence d'activité anticorps de l'Ig (anti-facteur VIII, anti-plaquette).
- Meilleur pronostic (10 ans de survie).

6.2. IgG monoclonale associée à une autre hémopathie lymphoïde

Elle peut se rencontrer dans la leucémie lymphoïde chronique et dans les lymphomes malins non hodgkiniens.

6.3. Maladie des chaînes lourdes α (rare)

- Syndrome lympho-prolifératif (observé dans le pourtour méditerranéen).
- Forte infiltration plasmocytaire des muqueuses digestives entraînant malabsorption et diarrhée.
- Sécrétion maligne d'un fragment de chaîne lourde α.

6.4. Gammapathie monoclonale bénigne

- Elle est très fréquente et de découverte fortuite.
- Idiopathique le plus souvent, ou associée à une virose (VIH) ou une connectivite.
- Pic IgG ou IgA faible (< 20 g/L) et stable dans le temps.
- Absence de manifestations cliniques, le myélogramme et le bilan radiologique osseux sont normaux, la fonction rénale est intacte, le taux des autres classes d'Ig est conservé, il n'existe pas de protéinurie. La β-2-microglobuline est normale.
- Sa fréquence augmente avec l'âge (> 5 % après 80 ans).
- Nécessité d'une surveillance régulière, car un myélome à une phase précoce de son développement peut présenter de tels critères.
- Évolution vers un myélome au fil des ans dans 20 % des cas.

6.5. Ostéoporose commune

À distinguer d'un myélome à forme décalcifiante.

7. Évolution et complications

- Le myélome demeure à de rares exceptions près une maladie d'évolution fatale. La médiane de survie a toutefois doublé en 10 ans (portée à plus de 5 ans) grâce aux récents progrès thérapeutiques.
- Il existe néanmoins des formes de faible masse tumorale pouvant demeurer asymptomatiques sans traitement durant des années (formes indolentes, stade I de Salmon et Durie).
- De multiples complications peuvent frapper, voire révéler le myélome.

7.1. Complications osseuses

- Aggravation de l'ostéolyse : crises hyperalgiques, fracture-tassement vertébral avec risque de compression médullaire (paraplégie), fractures costales, fractures des os longs.
- Crise d'hypercalcémie aiguë : c'est une grande urgence :
  - asthénie, troubles psychiques (désorientation, coma) ;
  - vomissements, douleurs abdominales, constipation (possible tableau sub-occlusif) ;
  - syndrome polyuro-polydypsique, déshydratation ;
  - troubles cardiaques (tachycardie, allongement de QT).

7.2. Complications rénales

Elles sont fréquentes et de mauvais pronostic, les mécanismes sont variés.

Tableau 2 : Complications rénales des myélomes		
Insuffisance rénale	Aigu oligo-anurique	– Hypercalcémie – Déshydratation – Injections de produits iodés (scanner*)
	Chronique à diurèse conservée	– Tubulopathie (précipitation de chaînes légères) – Néphrocalcinose, lithiase calcique (hypercalcémie) – Lithiase par hyperuricémie – Pyélonéphrite chronique (par infections répétées) – Infiltration plasmocytaire (rare)
Syndrome néphrotique	Chronique	– Glomérulopathie amyloïde

** L'usage des produits de contraste iodés n'est par strictement interdit mais nécessite une hydratation préalable et une surveillance rigoureuse.*

7.3. Complications neurologiques

- Compression médullaire ou radiculaire (par fracture-tassement vertébral ou infiltration tumorale intrarachidienne).
- Polyneuropathies périphériques (rares) : par amylose ou par dépôt d'Ig.

7.4. Complications infectieuses

- Il s'agit de la première cause de mortalité.
- Elles sont favorisées par le déficit de l'immunité humorale et la granulopénie (d'insuffisance médullaire ou iatrogène).
- Pneumopathies et infections urinaires bactériennes, zona, etc.

7.5. Syndrome d'hyperviscosité par hyperprotidémie majeure

- Céphalées, vertiges, somnolence, coma.
- Flou visuel, œdème rétinien.
- Paresthésie, syndrome hémorragique.

7.6. Syndrome hémorragique

- Par dysfonctionnement plaquettaire lié à l'Ig monoclonale (hyperviscosité).
- Par thrombopénie d'insuffisance médullaire.

7.7. Amylose (5 à 10 % des cas), par dépôt de produits dérivés de chaînes légères

- Neuropathie périphérique, glomérulopathie, myocardiopathie, macroglossie, syndrome du canal carpien.
- Diagnostic par biopsie de graisse sous-cutanée abdominale +++, gingivale, rectale ou rénale (coloration au rouge Congo).

7.8. Complications de décubitus et iatrogènes

8. Traitement

8.1. Traitement de fond : la maladie demeure incurable mais spectaculaire évolution en quelques années

- Concernent les stades II et III. Les stades I non évolutifs sont simplement surveillés.
- Intérêt pronostique de l'obtention de la meilleure réponse possible initiale au traitement d'induction.
- Combinaison de plusieurs drogues (anciennes et nouvelles) +++.
- Coût très élevé.

8.1.1. Schématiquement

- **Sujet « jeune »** < 65 ans (ou apte à une intensification thérapeutique) :
  - induction par administration séquentielle de :
    - bortezomib (Velcade®)-dexaméthasone (VD), ou
    - bortezomib (Velcade®)-thalidomide-dexaméthasone (VTD), ou
    - bortezomib (Velcade®)-thalidomide-lénalidomine (Revlimid®)-dexaméthasone (VTRD).
  - intensification thérapeutique avec administration intraveineuse de melphalan à très fortes doses (myéloablative + toxicité générale importante) avec autogreffe de cellules souches hématopoïétiques (collectées au préalable par cytaphérèse) pour réduire la durée d'aplasie ;
  - ± consolidation et entretien par lénalidomine (Revlimid®), bortezomib (Velcade®) ou thalidomide…
- Discussion au cas par cas d'allogreffe de moelle pour les formes les plus graves en rechute.
- **Sujet « âgé »** > 65 ans (ou inapte à une intensification thérapeutique) :
  - administration de cures séquentielles de :
    - bortezomib (Velcade®)-melphalan-prednisone (VMP), ou
    - melphalan-prednisone-thalidomide (MPT), ou
    - melphalan-prednisone (MP) pour les plus fragiles car moins toxique.
  - traitement d'entretien en cours d'évaluation (résultats préliminaires encourageants).
- Traitements des rechutes variables selon le terrain, les traitements déjà reçus, les praticiens…
- Les schémas thérapeutiques varient d'une équipe à l'autre et sont susceptibles d'évoluer encore très rapidement dans les prochaines années.

> Melphalan : *per os* (ou IV à fortes doses).
> Bortezomib (Velcade®) : IV, SC.
> Thalidomide, lénalidomide (Revlimid®), prednisone, dexaméthasone : *per os*.

8.1.2. Radiothérapie

Un plasmocytome solitaire peut bénéficier d'un traitement curatif par irradiation locale, qui consolide une vertèbre à risque de fracture.

8.2. Traitements symptomatiques

- Hypercalcémie aiguë :
  - réhydratation avec diurèse forcée ;
  - diphosphonates (Aredia®, Zometa®) : effets spectaculaires et durables, diminue aussi les douleurs osseuses et le risque de fracture mais risque de nécrose de la mâchoire ;
  - traitement de fond (corticoïdes, chimiothérapies).
- Douleurs osseuses : antalgiques (parfois majeurs), flash local de radiothérapie (20-40 grays), immobilisation ou contention, kinésithérapie, diphosphonates.
- Compression médullaire : laminectomie ou radiothérapie en urgence, puis port de corset.
- Prévention de l'insuffisance rénale (ou de son aggravation) : boissons abondantes, hydratation correcte, proscription de tout médicament néphrotoxique, prudence maximale en cas de nécessité de produits de contraste iodés, maîtrise métabolique de la calcémie et de l'uricémie.
- Support transfusionnel face à une anémie mal supportée.
- Échange plasmatique en urgence face à un syndrome d'hyperviscosité.

8.3. Surveillance régulière

Clinique (douleurs, examen neurologique), biologique (NFS, taux d'Ig monoclonale, fonction rénale, protéinurie, calcémie) et radiologique.

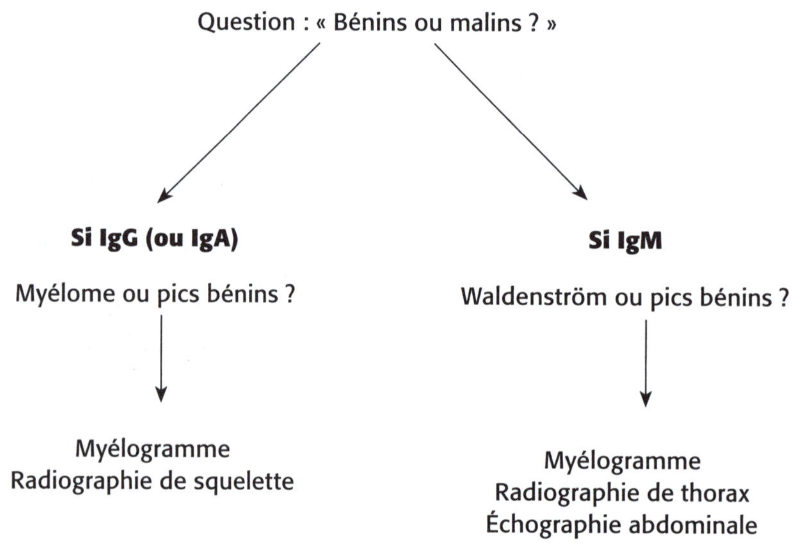

Figure : Découverte d'un « pic » sur une électrophorèse des protéines sériques

Chapitre 34

Splénomégalie myéloïde (myélofibrose primitive)

- Hors programme

La splénomégalie myéloïde est un syndrome myéloprolifératif résultant d'une maladie clonale de cellules médullaires très primitives. Elle est caractérisée par une myélofibrose primitive d'origine inconnue associée à une métaplasie myéloïde de la rate (et du foie), qui retrouve ainsi ses fonctions hématopoïétiques fœtales.

1. Circonstances de découverte

1.1. Terrain

Adulte de plus de 50 ans. Sex ratio = 1. Il s'agit d'une maladie rare.

1.2. Symptômes révélateurs

- Altération de l'état général, fièvre persistante.
- Syndrome anémique.
- Pesanteur de l'hypochondre gauche et troubles du transit.
- Douleurs osseuses.
- Crise de goutte.

1.3. Anomalies sanguines

Elles sont découvertes lors d'un hémogramme systématique.

2. Examen clinique

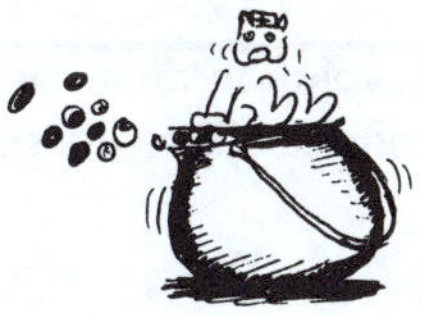

- Splénomégalie volumineuse (descendant parfois sous l'ombilic) et isolée.
- Hépatomégalie dans la moitié des cas.
- Le reste de l'examen physique est normal (absence d'adénopathies).

3. Diagnostic

3.1. Hémogramme

- Anémie modérée, normochrome, normocytaire régénérative, bien supportée (car d'installation progressive) ; polyglobulie rare.
- Hyperleucocytose inconstante avec polynucléose neutrophile et myélémie, voire leucopénie.
- Taux de plaquettes normal, bas ou augmenté selon les cas avec anomalies morphologiques (plaquettes géantes).
- Frottis :
  - anisocytose (taille variable des hématies) ;
  - poïkylocytose (forme variable des hématies) avec présence de dacryocytes (hématies en forme de larme, déformées par la fibrose médullaire) ;
  - myélémie et **érythroblastose circulante** (élément évocateur).

- L'anémie est ici plurifactorielle : insuffisance médullaire, dysérythropoïèse, hémodilution liée à la splénomégalie, hémolyse, carence martiale en cas de saignements répétés.

3.2. Myélogramme

Sa réalisation est difficile en raison de la sclérose médullaire : l'os est dur à percer, l'aspiration souvent impossible (élément d'orientation en soi).

3.3. Biopsie ostéo-médullaire

Elle est indispensable au diagnostic : elle pose le diagnostic de myélofibrose et distingue trois stades *(cf. tableau)*.

Tableau : Les trois stades de myélofibrose (pour mémoire)		
Stades	Cellularité médullaire	Fibrose
I	Riche	Hyperplasie réticulinique diffuse
II	Intermédiaire	Fibrose de réticuline et collagène
III	Pauvre	Ostéosclérose

3.4. Cytogénétique et biologie moléculaire

Elles éliminent respectivement la présence d'un chromosome Philadelphie et la translocation *bcr-abl* (écartant ainsi une leucémie myéloïde chronique, *cf. chapitre 34*).

3.5. Examens isotopiques : non systématiques

- Ils mettent en évidence la pauvreté médullaire et la métaplasie myéloïde de la rate.
- Scintigraphie à l'indium transferrine ou Fer 52 : rate (et foie) hyperfixante avec une moelle non fixante ; possible fixation au niveau des os longs (normalement absente chez l'adulte) par métaplasie myéloïde à l'origine de douleurs osseuses.

3.6. Radiographie

Ostéocondensation visible dans une forme évoluée (rachis, fémur, humérus).

4. Évolution et complications

L'évolution de la maladie est chronique, la médiane de survie est prolongée avec des extrêmes de 1 à 15 ans. Les complications possibles sont décrites ici.

4.1 Pancytopénie

Ses complications infectieuses et hémorragiques sont la première cause de décès.

4.2. Thromboses

4.3. Acutisation

L'évolution vers une leucémie aiguë n'est pas systématique comme dans la LMC mais affecte 25 % des patients. À suspecter devant une majoration brutale du syndrome tumoral et l'apparition de douleurs osseuses, d'une majoration de l'insuffisance médullaire avec blastémie. Le myélogramme (ou la biopsie ostéo-médullaire) confirme l'infiltration blastique. Le pronostic est sombre.

4.4. Hépatomégalie et splénomégalie

- Hypersplénisme majorant la pancytopénie.
- Hypertension portale (ascite, hémorragie digestive).

- Insuffisance cardiaque à débit conservé. Infarctus splénique.
- Compression digestive.
- Hépatopathie aggravée par une hémochromatose transfusionnelle.

4.5. Hémochromatose post-transfusionnelle

5. Diagnostic différentiel

5.1. Myélofibroses secondaires

Phénomène réactionnel à une hémopathie sous-jacente avec érythromyélémie et anomalies morphologiques des hématies. La fibrose est en règle réticulinique et modérée.

Pathologies malignes :
- autres syndromes myéloprolifératifs ;
- syndromes myélodysplasiques ;
- leucémie aiguë, syndromes lymphoprolifératifs ;
- maladie de Hodgkin, lymphome non hodgkinien ;
- métastases médullaires de cancer.

Affections non malignes : lupus, infections virales (VIH), tuberculose, maladie de Paget, etc.

5.2. Autres syndromes myéloprolifératifs

Une myélofibrose peut survenir au cours de l'évolution : LMC, maladie de Vaquez, thrombocytémie essentielle.

Éléments du diagnostic différentiel en faveur d'une splénomégalie myéloïde, parmi les syndromes myéloprolifératifs

- Rate très volumineuse.
- Dacryocytes, érythromyélémie.
- Ponction sternale difficile, myélofibrose.
- Absence de chromosome Philadelphie.
- Absence de translocation *bcr-abl*.
- Hypofixation médullaire et hyperfixation splénique.

6. Traitement

- Abstention et surveillance dans une forme asymptomatique.
- Traitement symptomatique des complications (transfusions, traitement hypo-uricémiant).
- Chimiothérapies pour réduire une volumineuse splénomégalie ou une hypercytose menaçante (Hydréa®, Purinéthol®).
- Androgénothérapie lorsque l'anémie est imputable à une insuffisance médullaire.
- La splénectomie est d'indication controversée : envisageable devant une anémie non contrôlée, un hypersplénisme majeur, un inconfort abdominal important et irréductible.
- L'allogreffe de moelle peut être discutée chez des patients jeunes.

Chapitre 35

Leucémie myéloïde chronique

- Hors programme

1. Physiopathologie

La leucémie myéloïde chronique (LMC) est un syndrome myéloprolifératif prédominant sur la lignée granuleuse, lié à un processus monoclonal affectant une cellule souche très primitive. Une anomalie cytogénétique est associée à la prolifération : **le chromosome Philadelphie (Ph 1)**. Il résulte d'une translocation réciproque entre les bras longs des chromosomes 9 et 22, et est présent dans toutes les lignées cellulaires issues du clone malin (myéloïde, érythroblastique, mégacaryocytaire et lymphocytaire B), sauf les lymphocytes T. La translocation réunit l'oncogène Abelson (c-*abl*) situé sur le chromosome 9 et une partie du gène *bcr* (*breakpoint cluster region*) du chromosome 22. Ce gène hybride *bcr-abl* est à l'origine d'un ARN messager codant pour une tyrosine-kinase modifiée, impliquée dans la physiopathogénie.

2. Circonstances de découverte

- Affection rare.
- Terrain : l'âge moyen lors du diagnostic est de 30-50 ans (mais la maladie peut se voir à tout âge), avec une discrète prédominance masculine.
- Fortuites : NFS systématique ou surveillance d'un sujet exposé (benzène, radiations).
- Pesanteur abdominale ou troubles digestifs (en cas de volumineuse splénomégalie).
- Complications : crise de goutte, thrombose, hémorragie, priapisme, infarctus splénique.

3. Examen clinique

- Splénomégalie parfois volumineuse (pouvant déformer l'abdomen et dépasser l'ombilic), indolore, mobile avec la respiration et isolée (rare hépatomégalie associée). Intérêt d'un calque abdominal pour suivre l'évolution. L'échographie abdominale peut être utile.
- Absence d'adénopathies.

4. Diagnostic biologique

4.1. Hémogramme

C'est l'élément clé du diagnostic.

- Dominé par l'hyperleucocytose souvent majeure, plus de 50 à 100 $\times 10^9$/L (des variations cycliques sont possibles), et composée de :
  - polynucléaires neutrophiles (30 à 40 %);
  - myélémie importante, tous les stades de maturation granuleuse étant représentés dans les mêmes proportions que dans la moelle : présence d'autant plus majoritaire que les éléments sont matures avec une distribution pyramidale sans hiatus (myélocytes > métamyélocytes > promyélocytes > myéloblastes). En phase chronique les myéloblastes sont < 5 % ;
  - discrètes éosinophilie et basophilie parfois rencontrées.
- Taux normal de lymphocytes et de monocytes.
- Taux de plaquettes normal ou élevé.

- Taux d'hémoglobine normal (discrète anémie ou polyglobulie possible).
- Dans certains cas, l'hyperleucocytose est modérée avec une faible myélémie.

4.2. Myélogramme et biopsie ostéo-médullaire (BOM)

Ils sont inutiles au diagnostic.

- Le myélogramme est aisé à réaliser (à la différence de la splénomégalie myéloïde en raison de la fibrose médullaire) et montrerait une moelle riche avec hyperplasie granuleuse où tous les stades de maturation sont représentés dans des proportions normales (avec < 5 % de blastes).
- La BOM confirmerait l'absence de myélofibrose (à l'inverse de la splénomégalie myéloïde).
- Le myélogramme conserve 2 intérêts : réalisation d'un caryotype si myélémie insuffisante, et suspicion d'une acutisation.

4.3. Caryotype (sur cellules sanguines ou médullaires)

- Le chromosome Philadelphie (Ph 1) est un marqueur tumoral primordial, confirmant le diagnostic de LMC, présent dans plus de 95 % des cas, non pathognomonique de la LMC (il se rencontre également dans certaines leucémies aiguës lymphoblastiques « primitives »).
- Technique de FISH (*fluorescence in situ hybridation*) par des sondes moléculaires se fixant sur la translocation (augmente la sensibilité).

4.4. Biologie moléculaire +++

- Détection par PCR de la translocation, puis analyse sur gel des produits amplifiés avec des sondes spécifiques marquées.
- La mise en évidence d'un transcrit hybride *bcr-abl* signe la LMC, où il ne manque jamais (utile pour les LMC sans Ph 1 sur le caryotype).

4.5. Bilan complémentaire

Recherche d'une hyperuricémie.

4.6. Typage HLA du malade

Typage HLA du malade et de sa fratrie en vue d'une éventuelle allogreffe de moelle ont peu d'intérêt.

> Numération, caryotype et/ou biologie moléculaire suffisent au diagnostic.

5. Formes cliniques

5.1. Hyperleucocytose isolée sans splénomégalie

5.2. Formes à Ph 1 négatif au caryotype

Si le nombre de mitoses est insuffisant pour repérer le Ph 1, l'anomalie génétique est constamment retrouvée par PCR.

5.3. Formes acutisées d'emblée

- LMC découverte dans sa phase d'acutisation. La présence d'une volumineuse splénomégalie, d'une polynucléose neutrophile, d'une forte myélémie, d'une basophilie et d'une éosinophilie sont des éléments d'orientation à opposer à une hypothèse de leucémie aiguë primitive.
- Cependant, il existe d'authentiques leucémies aiguës lymphoblastiques (LAL) *de novo* possédant un Ph 1, identifiable en cytogénétique (caryotype), dont il est impossible de faire la distinction avec une acutisation lymphoblastique de LMC. L'analyse moléculaire fait la différence : la cassure du bcr siège à des niveaux différents selon qu'il s'agit d'une transformation aiguë de LMC ou d'une LAL *de novo*. La taille de l'ARN messager hybride diffère (ainsi que

le poids de la tyrosine kinase traduite). Cette différence, identifiable sur les produits d'amplification obtenus par PCR, permet d'orienter entre les deux hypothèses.

- En revanche, les LA myéloblastiques primitives avec Ph 1 sont exceptionnelles.

5.4. Syndrome myéloprolifératif « global »

Polyglobulie et thrombocytose sont associées à l'hyperleucocytose. Le caryotype et la biologie moléculaire tranchent en faveur de la LMC.

6. Éléments pronostiques

Facteurs de mauvais pronostic d'une LMC

- Grand âge.
- Volumineuse splénomégalie.
- Forte leucocytose initiale, fortes basophilie et éosinophilie.
- Plaquettes < 100 ou > 600 × 10^9/L ; anémie.
- Myéloblastes et myélocytes (sang ou moelle) > 20 %.
- Anomalies caryotypiques surajoutées au Ph 1.
- Qualité et durée de la réponse au traitement.

7. Diagnostic différentiel

C'est celui d'une hyperleucocytose avec myélémie.

7.1. Réactions leucémoïdes

- Hyperleucocytose et myélémie modérées.
- En cas de doute, faire un caryotype (avec parfois apport de la biologie moléculaire) :
  • infection grave ou foyer chronique ;
  • régénération d'agranulocytose ;
  • grand syndrome inflammatoire ;
  • envahissement médullaire métastatique d'un cancer profond ou d'un lymphome ;
  • à part : polynucléose du tabagique (petite polyglobulie parfois associée). Pas de myélémie.

7.2. Autres syndromes myéloprolifératifs

7.2.1. Maladie de Vaquez et thrombocytémie essentielle ou hyperleucocytose avec myélémie

Elles peuvent se rencontrer mais sont généralement discrètes par rapport au taux de plaquettes et d'hématies. Un caryotype à la recherche d'un Ph 1 ou son équivalent moléculaire (*bcr-abl*) est néanmoins indispensable pour écarter une LMC atypique dont la prise en charge thérapeutique et le pronostic diffèrent totalement des deux autres syndromes myéloprolifératifs.

7.2.2. Leucémie myélomonocytaire chronique

- Hyperleucocytose avec monocytose prédominante. Aspect de myélodysplasie sur le myélogramme.
- Le taux de lyzozyme sérique (marqueurs monocytaires) est très élevé.
- Absence de Ph 1, absence de translocation *bcr-abl* en biologie moléculaire.
- Acutisation non systématique.

7.2.3. Splénomégalie myéloïde

- Sujet souvent plus âgé ; splénomégalie et myélémie sont trompeuses ; il existe fréquemment une dystrophie érythrocytaire sur le frottis sanguin.

- L'os est dur à la ponction, l'aspiration parfois impossible ; fibrose à la BOM.
- Métaplasie myéloïde de la rate (scintigraphie à l'indium 111). Peu d'intérêt.
- Absence de Ph 1, absence de translocation *bcr-abl*.

7.3. Leucémie aiguë

Blastose médullaire > 20 %.

8. Évolution-complications

Avant l'ère des thérapeutiques nouvelles.

8.1. Première phase : la chronicité

- Durée moyenne de 4 ans (de quelques mois à 10 ans).
- L'état général est conservé, il existe (sans traitement) une majoration progressive de l'hyperleucocytose.
- Possibles survenues de complications :
  - thrombose artérielle ou veineuse : rétine, membres inférieurs, priapisme (rare), liée à l'hyperleucocytose et à la thombocytose (± thrombopathie) associée ;
  - infarctus splénique ;
  - hémorragies ;
  - hyperuricémie (crise de goutte, colique néphrétique) ;
  - myélofibrose ;
  - les infections sont rares car les polynucléaires produits en excès sont fonctionnels ;
  - iatrogènes.
- Sous traitement : la normalisation clinique et biologique est la règle (disparition de la splénomégalie et hémogramme normal). Cependant le Ph 1 persiste le plus souvent sur quelques mitoses (contrôle par ponction de moelle).

8.2. Deuxième phase : l'accélération

Le temps de doublement cellulaire se raccourcit :
- phase inconstante, pouvant durer plusieurs mois : c'est une période de transition entre la phase chronique et l'acutisation ;
- des signes généraux sont possibles, il peut exister une majoration douloureuse de la splénomégalie ;
- accélération rapide de l'hyperleucocytose (± thrombocytose), accentuation de la basophilie et de la blastose (en proportion) ;
- myélogramme : majoration du contingent blastique (5 à 20 %) déséquilibrant la maturation myéloïde ;
- cytogénétique : possibles anomalies surajoutées au Ph 1.

8.3. Troisième phase : l'acutisation

- Évolution inéluctable et de mauvais pronostic.
- Progressive ou brutale, il faut la suspecter devant :
  - altération de l'état général, amaigrissement ;
  - signes généraux persistants, fièvre, sueurs, prurit ;
  - douleurs osseuses, majoration rapide de la splénomégalie avec autres foyers tumoraux (hépatomégalie, adénopathies, nodules cutanés ou osseux) ;
  - la NFS montre une insuffisance médullaire : anémie arégénérative, thrombopénie ; majoration de la proportion de blastes circulants, des éosinophiles et basophiles.
- Le diagnostic est fait sur le myélogramme (ici indispensable) : > 20 % de blastes.
- Cytologie et immunomarquage :
  - myéloblastique, 70 % des cas ; le pronostic est redoutable ;
  - lymphoblastique, 20 % des cas ; le pronostic est un peu moins mauvais ;
  - biphénotypique ou indifférenciée dans 10 % des cas.
- Apparition d'anomalies chromosomiques surajoutées au Ph 1 (inconstant) : un second Ph 1, trisomie 8 ou 19, iso 17q, etc.
- Il existe des acutisations localisées (osseuse, cutanée, pleurale…) : intérêt d'une biopsie.

Tableau : Les trois phases naturelles de la LMC, dont les durées d'évolution ont été considérablement améliorées par les thérapeutiques modernes			
	Chronicité	Accélération	Acutisation
Durée (moyenne)	4 ans	Quelques mois	Quelques semaines
Signes généraux	Absents	Débutants	Intenses
Rate	Splénomégalie	Majoration (douloureuse)	Syndrome tumoral étendu
NFS	– Hyperleucocytose – Myélémie < 5 % blastes	– Augmentation de la leucocytose (thrombocytose) – Basophilie	– % de blastes circulants – Anémie – Thrombopénie
Blastose médullaire	< 5 %	5-20 %	> 20 %
Caryotype	Ph 1	Ph 1 ± anomalies surajoutées	Ph 1 et anomalies surajoutées

9. Traitement : affaire de spécialiste

9.1. En phase chronique

Le but est d'obtenir un contrôle durable de la prolifération médullaire avec une rémission clinique (fonte de la splénomégalie) et hématologique (normalisation de l'hémogramme), mais aussi de reculer l'échéance de l'acutisation systématique. Une surveillance régulière de la numération est impérative. L'idéal est d'obtenir une rémission cytogénétique complète (pas de chromosome Ph 1 détectable) et une réponse moléculaire majeure (réduction maximum du niveau de transcrit *bcr-abl* au niveau du sang par PCR).

9.1.1. Les traitements « ciblés » +++

- Imatinib (Glivec®) (ou STI) : action directe anti-tyrosine kinase, constitue le traitement de référence de première ligne. La forme orale permet des rémissions cytogénétiques (voire moléculaires) bien supérieures à l'INF.
- Dasatinib, nilotinib : anti-tyrosine kinase plus puissant que le Glivec®.

9.1.2. L'interféron-α (de moins en moins utilisé, à réserver en cas d'intolérance aux autres traitements)

- Administration sous-cutanée quotidienne au long cours à raison de 5 millions UI/m²/j.
- Effets secondaires : syndrome grippal, troubles digestifs et psychiatriques, toxicité hépatique, perte de la libido…
- Il peut permettre une rémission non seulement hématologique mais cytogénétique avec raréfaction, voire disparition du Ph 1 (le transcrit *bcr-abl* demeure cependant détectable).

9.1.3. Chimiothérapie orale

L'hydroxyurée (Hydréa®) est à réserver pour le contrôle du traitement initial ou en palliatif si échec des autres traitements :
- action rapide sur la leucocytose mais pas d'effet retard ;
- posologie quotidienne d'attaque : 2 à 6 comprimés (50 mg/kg/j) ;
- associé à de l'allopurinol (Zyloric®) afin d'éviter les complications de l'hyperuricémie (+ boissons alcalines).

9.1.4. Allogreffe de moelle

Elle peut être discutée chez les patients très jeunes disposant d'un donneur HLA compatible après échec ou échappement des traitements ciblés.

9.2. En phase d'accélération/acutisation

Choisir un traitement ciblé de seconde génération (dasatinib, nilotinib). Discuter l'allogreffe de la moelle.

Partie 3

Thérapeutique

Chapitre 36

Héparine

Item 175 | Prescription et surveillance des antithrombotiques

1. Structure, origine, modes d'action, métabolisme

1.1. Structure

Mucopolysaccharide hétérogène (formé d'une longue séquence d'unités polysacharidiques répétitives), présent à l'état naturel dans les mastocytes tissulaires et les polynucléaires basophiles.

1.2. Origine

L'héparine utilisée en thérapeutique est une préparation industrielle extraite de muqueuse intestinale de porc ou de poumon de bœuf. Les différentes héparines utilisées diffèrent par leur poids moléculaire. On distingue :
- l'héparine standard (« non fractionnée »), dont le poids moléculaire moyen de 15 000 daltons ;
- les héparines de bas poids moléculaire (HBPM), obtenues par dépolymérisation des chaînes longues de l'héparine non fractionnée : poids moléculaire moyen de 5 000 daltons ;
- le pentassacharide (fondaparineux sodique, Arixtra®) : constitué d'une chaîne de 5 saccharides polysulfatés obtenus par synthèse, poids moléculaire de 1 278 daltons.

1.3. Modes d'action

- L'héparine agit instantanément (à l'encontre des AVK), mais n'exerce son action anticoagulante qu'en jouant sur la potentialisation de son cofacteur, l'antithrombine III, inhibiteur naturel de la thrombine (facteur II activé) et des facteurs X, IX, XI et XII, également sous leur forme activée.
- L'antithrombine III a une action inhibitrice lente et progressive, mais le complexe héparine-antithrombine III a une action instantanée (complexée à l'héparine, l'antithrombine IIII change de conformation, ce qui lui confère son activité anticoagulante immédiate). L'héparine n'est donc pas ou peu efficace dans un déficit qualitatif ou quantitatif en antithrombine III.
- Les deux actions inhibitrices dominantes de l'héparine s'exercent sur les facteurs IIa et le Xa, avec un effet dose-dépendant :
  - l'inhibition du facteur Xa existe même avec une faible concentration d'héparine ;
  - l'inhibition du facteur IIa nécessite une concentration plus élevée d'héparine.
- L'effet de l'héparine dépend en outre de son poids moléculaire :
  - l'héparine non fractionnée a une activité anti-IIa et une activité anti-Xa équivalentes ;
  - les HBPM ont une action anti-Xa prépondérante ;
  - l'Arixtra® a une action spécifiquement anti-Xa ;
  - le TCA étant sensible surtout à l'action anti-IIa, il est peu allongé pour les HBPM et non allongé aux doses thérapeutiques pour l'Arixtra®.

1.4. Métabolisme

- L'apport de l'héparine ne peut se faire que sous forme parentérale, intraveineuse ou sous-cutanée (la voie orale subirait une dégradation intestinale).
- L'héparine injectée n'est retrouvée que dans le plasma ; elle ne passe pas la barrière fœto-placentaire (donc pas de risque fœtal pendant une héparinothérapie en cours de grossesse) et ne passe pas dans le lait. Pour les HBPM, la preuve de l'absence de passage n'est établie que pour certaines d'entre elles. L'utilisation de l'Arixtra® est contre-indiquée durant la grossesse.

- Demi-vie :
  - l'héparine non fractionnée est détruite par une héparinase ou, lorsque la dose augmente, est éliminée par le rein, ce qui explique que la demi-vie de l'héparine non fractionnée augmente avec la dose : cette demi-vie après injection intraveineuse est de 90 minutes, davantage après injection sous-cutanée. La variabilité individuelle est importante, d'où la nécessité d'une adaptation des doses ;
  - les HBPM (qui sont utilisées presque uniquement en voie sous-cutanée) sont éliminées essentiellement par voie rénale (attention au surdosage chez l'insuffisant rénal) ; leur demi-vie est de 3 à 4 heures après injection sous-cutanée, avec un effet maximal obtenu à la quatrième heure. La variabilité individuelle intervient peu avec les HBPM, de sorte que l'adaptation biologique est rarement nécessaire ;
  - l'Arixtra® est éliminée par le rein, demi-vie de 17 heures (allongée en cas d'insuffisance rénale).

1.5. Présentation et prescription des différentes héparines commerciales

1.5.1. L'héparine non fractionnée

L'héparine non fractionnée est utilisée essentiellement à titre curatif et injectée par voie :
- intraveineuse, sous forme d'une perfusion à débit constant (seringue électrique). La dose doit être exprimée en unités internationales (UI) et surtout pas en mg, car le titrage varie d'une préparation à l'autre. Un traitement curatif est généralement basé sur une dose de 400 à 800 UI/kg/jour, avec adaptation ultérieure de la dose en fonction des résultats des tests de coagulation ;
- sous-cutanée : Calciparine® en deux à trois injections quotidiennes. La dose prescrite dans un traitement curatif est de 500 à 600 UI/kg/jour, répartis en deux à trois injections quotidiennes, avec adaptation ultérieure de la dose en fonction des résultats des tests de coagulation.

1.5.2. Les HBPM : Fraxiparine®, Fragmine®, Fraxodi®, Lovenox®, Innohep® et Arixtra®

Tableau : Les héparines de bas poids moléculaire

	Traitement spécifique		Traitement curatif
	Risque modéré	Risque élevé	
Fragmine®	2500 UI SC/24 h	5000 UI SC/24 h	100 UI/kg SC × 2/24 h
Lovenox®	2000 UI SC/24 h	4000 UI SC/24 h	100 UI/kg SC × 2/24 h
Fraxiparine®	2800 UI SC/24 h		85 UI/kg SC × 2/24 h
Fraxodi®			171 UI/kg SC × 2/24 h
Innohep®	2500 UI SC/24 h	4500 UI SC/24 h	175 UI/kg SC × 2/24 h
Arixtra®		2,5 mg SC/24 h	

2. Indications de l'héparinothérapie

2.1. Traitement curatif

- Maladie veino-embolique : traitement de quelques jours, avec relais **très** précoce par AVK.
- Accident vasculaire cérébral d'origine embolique.
- Certaines pathologies cardiaques.
- Ischémie aiguë des membres inférieurs d'origine thrombo-embolique.
- CIVD : héparine à faible dose, en association avec le traitement causal.

2.2. Traitement préventif

Maladie veino-embolique.

3. Contre-indications de l'héparinothérapie

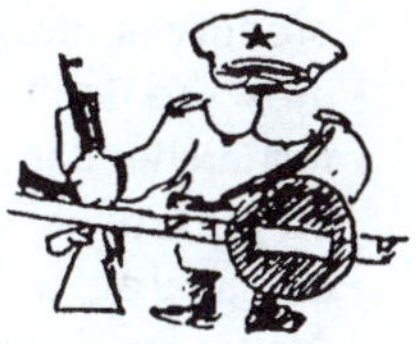

- Hypertension artérielle non contrôlée.
- Péricardite, dissection aortique.
- Endocardite d'Osler.
- Accident vasculaire récent non embolique.
- Ulcère gastro-duodénal en évolution.
- Rétinopathie diabétique.
- Syndrome hémorragique.
- Insuffisance hépatique ou rénale majeure : les HBPM en curatif et l'Arixtra® en préventif sont contre-indiqués quand la clearance de la créatinine est inférieure à 30 mL/min.
- Antécédent de thrombopénie à l'héparine.
- Proscrire au cours d'une héparinothérapie :
  • les injections intramusculaires et les ponctions ;
  • les médicaments qui dépriment l'hémostase (aspirine).

4. Conduite d'une héparinothérapie

4.1. Traitement curatif avec une héparine non fractionnée

- Bilan préthérapeutique : plaquettes, TP, TCK (dépister une maladie hémorragipare sous-jacente) ; dosage de l'antithrombine III chez les patients ayant des antécédents personnels ou familiaux de thromboses à répétition.
- Traitement : héparine (400 à 500 UI/kg/24 h), soit une dose de charge de 50 UI/kg en bolus et le reste sur 24 heures (15 UI/kg/h).
- Prélèvement biologique à la 6e heure quand l'injection se fait en perfusion continue, entre deux injections quand l'héparine est administrée par voie sous-cutanée (4e heure quand les injections sont triquotidiennes, 6e heure quand les injections sont biquotidiennes).
- La dose d'héparine doit être adaptée aux résultats des contrôles biologiques : on associe un test appréciant le retentissement global de l'héparine sur la coagulation (TCK, qui doit être à 2 fois le temps du témoin) et une mesure de l'activité inhibitrice de l'héparine sur le Xa (qui doit être entre 0,2 et 0,5 UI/mL).
- Dans tous les cas, les AVK sont introduites entre le premier et le troisième jour.

4.2. Avec les HBPM (de plus en plus utilisées)

- Traitement prophylactique : pas de bilan d'hémostase nécessaire. Une injection quotidienne est suffisante.
- Traitement curatif : adapter la dose à l'activité anti-Xa mesurée à la 4e heure et au 2e jour du traitement (l'activité anti-Xa doit être comprise entre 0,5 et 1 UI/mL).
- Arixtra® n'a comme seule indication que la prévention thrombo-embolique en orthopédie.

4.3. Surveillance du taux de plaquettes

La surveillance du taux de plaquettes avant et deux fois par semaine pendant les 3 premières semaines dans toute héparinothérapie assure un dépistage précoce d'une thrombopénie induite par l'héparine.

5. Accidents de l'héparinothérapie

5.1. Thrombose par thrombopénie à l'héparine (~ 1 % des cas)

- Mécanisme immunoallergique : production d'un anticorps antiplaquettes héparine-dépendant. Induction d'une activation des plaquettes.
- Thrombopénie parfois profonde, très grave par la menace thrombotique liée à la formation d'agrégats plaquettaires, parfois compliquée de CIVD.
- Cet accident peut survenir indépendamment de la dose et de la voie d'injection de l'héparine, mais est moins fréquent avec les HBPM. Il faut y penser si la thrombose ayant suscité le traitement récidive.

- Son pic de fréquence est la deuxième semaine d'héparinothérapie.
- Y penser si le taux de plaquettes est $< 100 \times 10^9$/L et/ou baisse de plus de 30 % par rapport aux taux de base.
- Conduite à tenir :
  - arrêter immédiatement l'héparine ;
  - prendre contact avec le laboratoire d'hématologie ou avec une équipe spécialisée ;
  - prescrire de l'Orgaran® (constitué de plus de 90 % d'héparan de sulfate non immunogène) ;
  - rechercher dans le plasma du malade, le plus rapidement possible, la présence d'anticorps agrégant les plaquettes en présence d'héparine et/ou d'un anticorps dirigé contre le complexe PF4-héparine ;
  - en cas d'aggravation de la pathologie thrombotique ou d'absence de remontée des plaquettes sous Orgaran® (danaparoïde sodique), penser au Refludan® (lepirudine) : action antithrombine directe (pas de réactions croisées avec l'héparine) ;
  - ne pas introduire les AVK avant la remontée de la numération plaquettaire car, faisant baisser plus vite les protéines C et S que les facteurs II, VII, IX, X, le risque de majorer la thrombose serait important ;
  - faire une déclaration de pharmacovigilance.
- La thrombopénie se corrige en quelques jours à l'arrêt de l'héparine, ce qui confirme le diagnostic.
- Prévention de cet accident : surveillance du taux de plaquettes dans toute héparinothérapie, et relais héparine-VK précoce pour raccourcir la durée du traitement héparinique.
- Diagnostic différentiel d'une thrombose chez un malade sous héparine : sous-dosage en héparine, déficit congénital en antithrombine III.
- À distinguer des thrombopénies bénignes lors de la première semaine de traitement (plaquettes $> 100 \times 10^9$/L et remontée spontanée sans interruption de l'héparine).

5.2. Accident hémorragique

- Généralement lié à un surdosage ou à un terrain prédisposé.
- Si l'accident est mineur : réajustement de la dose en urgence sur la biologie.
- Si l'accident est majeur : arrêter l'héparine, traitement symptomatique si nécessaire (concentrés globulaires en cas de déglobulisation mal supportée) ; possibilité de neutralisation de l'héparine injectée en excès par le sulfate de protamine (attention, produit allergisant, risque de chute tensionnelle).

5.3. Autres complications

- Allergiques : éruption prurigineuse, hyperéosinophilie.
- Ostéoporose après une héparinothérapie prolongée (comme chez la femme enceinte).

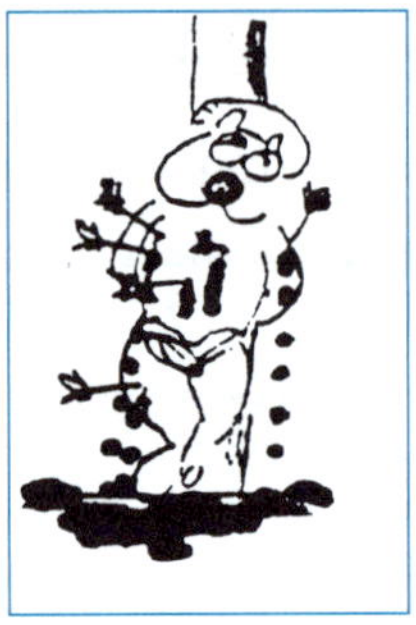

Saint Sébastien anticoagulé

> Si un geste invasif proche est susceptible de survenir, il faut préférer l'usage d'héparine non fractionnée dont la demi-vie est plus courte.

Chapitre 37

Antivitamine K (AVK)

- **Item 175** | Prescription et surveillance des antithrombotiques
- **Item 182** | Accidents des anticoagulants

- Les facteurs de coagulation vitamine K (VK)-dépendants sont le facteur II (prothrombine), le facteur VII (proconvertine), le facteur IX (facteur anti-hémophilique B), le facteur X (Stuart), et les protéines C et S. Une carboxylase hépatocytaire VK-dépendante γ-carboxyle les acides glutamiques de ces facteurs. Ces groupements carboxyls sont nécessaires à la fixation des facteurs aux phospholipides intervenant dans la coagulation, en présence de calcium.
- Les antivitamines K (AVK) interfèrent avec le métabolisme de la VK : ils entraînent la synthèse de PIVKA (« *Protein Induced by VK Antagonist* »), qui sont les facteurs VK-dépendants ne possédant pas les groupements γ-carboxyls, et donc non fonctionnels (sans activité coagulante). Les AVK induisent ainsi la baisse du taux plasmatique des formes fonctionnelles des facteurs VK-dépendants, dans l'ordre chronologique suivant : VII, IX, X, II (de 6 heures à 60 heures).
- Un tel mécanisme explique la latence d'action, la durée d'action et l'activité in vivo exclusive des AVK.
- Environ 1 % de la population française reçoit des AVK.

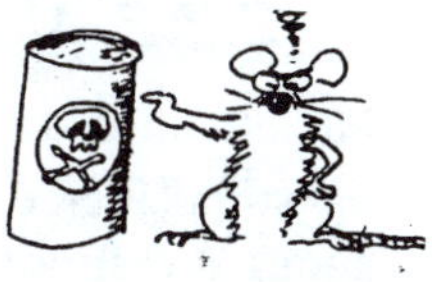

1. Métabolisme des AVK

- Administration orale, absorption duodénale passive, rapide (quelques heures) et complète. Dans le plasma, la majeure partie des AVK est liée réversiblement à l'albumine (donc déplaçable par un médicament pris simultanément) et inactive ; seule la fraction libre est active.
- Demi-vie plasmatique variable suivant le type d'AVK (conditionnant la durée d'action).
- Fixation hépatique, avec une affinité variable selon les AVK.
- Catabolisme par des enzymes microsomiales hépatiques.
- Excrétion biliaire de métabolites inactifs, avec cycle entéro-hépatique : réabsorption intestinale et élimination urinaire (sauf l'acénocoumarol, excrété uniquement dans les urines, sous forme non métabolisée).
- Les AVK passent la barrière fœto-placentaire et sont donc contre-indiquées au cours de la grossesse.
- Il existe deux classes d'AVK, de délai d'action et de durée d'action différents.

Tableau : Les deux classes d'AVK

		Délai d'action	Durée d'action
Dérivés de la 4.OH-coumarine	– Biscoumacétate d'éthyle (Tromexane®) – Acénocoumarol (Sintrom®) – Warfarine (Coumadine®)	1-2 jours 2 jours 2-3 jours	Brève (1-2 jours) Semi-lente (2-4 jours) Longue (4-6 jours)
Dérivés de l'indane-dione	– Phénindione (Pindione®) – Fluindione (Previscan®)	1-2 jours 1-2 jours	Brève (1-2 jours) Semi-lente (2-3 jours)

2. Interférences avec les AVK

Ces interférences sont importantes à connaître : la potentialisation d'une AVK fait courir un risque hémorragique par surdosage, l'inhibition un risque thrombotique par inefficacité de l'AVK.

2.1. Régime alimentaire

Les aliments riches en VK inhibent l'effet des AVK.

2.2. Médicaments associés

2.2.1. Médicaments potentialisant l'action des AVK

- Par suppression de la synthèse intestinale de la VK : antibiotiques à large spectre.
- Par inhibition de l'absorption digestive de la VK : huile de paraffine.
- Par déplacement de la liaison de l'AVK avec l'albumine : hypocholestérolémiants (clofibrate, Lipavlon®, Lipanthyl®), phénylbutazone et dérivés, sulfamides.
- Par inhibition du catabolisme de l'AVK : allopurinol.
- Divers : quinine et quinidine, salicylés, cordarone, hormones thyroïdiennes.

À part : médicaments perturbant par eux-mêmes l'hémostase : l'aspirine et les AINS (étant des antiagrégants plaquettaires) majorent le risque hémorragique lié à la prise d'AVK.

2.2.2. Médicaments inhibant l'action des AVK

- Par inhibition de l'absorption digestive des AVK : cholestyramine.
- Par stimulation du catabolisme hépatique des AVK par induction enzymatique : barbituriques, rifampicine, œstrogènes et œstroprogestatifs, méprobamate.

2.3. Contextes pathologiques particuliers

L'insuffisance rénale peut être responsable d'une accumulation plasmatique des AVK (risque de surdosage).

3. Contre-indications des AVK

3.1. Contre-indications absolues

- Hypertension artérielle mal contrôlée.
- Péricardite, dissection aortique, endocardite d'Osler.
- Accident vasculaire cérébral récent d'origine non embolique.
- Rétinopathie diabétique.
- Syndrome hémorragique.
- Grossesse.
- Grand âge.
- Lésion grave du parenchyme rénal ou hépatique.
- Ulcère gastrique évolutif.

3.2. Contre-indications relatives

- Elles nécessitent des précautions particulières.
- Intervention chirurgicale récente.
- Insuffisance hépatique ou rénale.
- Diarrhée chronique (risque de carence en VK).
- Pathologie biliaire.
- Thrombopénie ou thrombopathie.
- Antécédents d'ulcère gastro-duodénal.
- Associations médicamenteuses : ajuster la posologie (INR) en cas d'interférence avec les AVK.
- Trouble psychiatrique…

4. Prescription du traitement

- Les AVK sont prescrites en relais d'une héparinothérapie : ce relais est généralement précoce (du 1er au 4e jour selon le type de thrombose), afin de prévenir le risque de survenue d'une thrombopénie induite par l'héparine *(cf. chapitre 36, p. 173)*. Un chevauchement de quelques jours est nécessaire entre les deux thérapeutiques anticoagulantes, afin de maintenir un état permanent et stable d'hypocoagulabilité.
- Après élimination d'une contre-indication et bilan biologique préthérapeutique (plaquettes, TP, TCK), est prescrite une prise orale quotidienne à une posologie standard (1 comprimé, correspondant à la dose d'entretien chez la majorité des sujets le soir à la même heure).
- Le test biologique utilisé pour la surveillance du traitement par AVK est l'INR (« *International Normalized Ratio* »), qui correspond au temps de Quick du patient sur celui du témoin, élevé à la puissance ISI (« *International Sensitivity Index* »), qui est un index définissant la sensibilité du réactif utilisé. Un sujet sain non anticoagulé a un INR ~= 1.
- Pendant le relais, la surveillance est faite par le TCA pour l'héparine.
- Nécessité d'une adaptation de la dose (en raison de la grande variabilité interindividuelle pour les AVK) : premier INR au 2e ou 3e jour de la première prise, puis un INR par jour pendant le relais de l'héparine : la dose initiale est modifiée ou non en fonction du résultat de l'INR (qui sera répété de la même manière après chaque changement de dose par palier d'un quart de comprimé), jusqu'à obtention de l'hypocoagulabilité souhaitée, tandis que l'héparine est interrompue lorsque l'INR est dans la zone voulue à 24 heures d'intervalle.

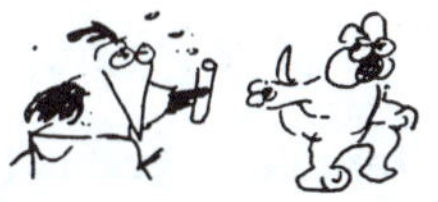

Rythme de surveillance :
- 1 INR par jour pendant le relais ;
- 2 INR dans la semaine qui suit l'arrêt de l'héparine ;
- 1 INR par semaine sur 3 semaines ;
- 1 INR mensuel (ou 1 semaine après modification de dose).

- Proscrire intramusculaires et ponctions.
- Éduquer le patient : respecter la dose et du rythme des contrôles biologiques, connaître les signes hémorragiques d'alarme, les facteurs interférant avec le traitement (médicament, alimentation), tenir un carnet de traitement.

5. Indications des AVK et index thérapeutiques

Il y a deux niveaux suivant le risque :
- INR entre 2 et 3 :
  - traitements des accidents thrombo-emboliques après héparine (3 à 6 mois de traitement) ;
  - suite d'un infarctus du myocarde (1 à 3 mois) ;
  - valvulopathie mitrale ;
  - fibrillation auriculaire chronique non vasculaire ;
  - prothèse valvulaire biologique (3 mois) ;
- INR entre 3 et 4,5 :
  - valves mécaniques ;
  - fibrillation auriculaire sur valvulopathie mitrale ;
  - syndrome des antiphospholipides.

6. Accidents des AVK

6.1. Hémorragies par surdosage

Chercher une interaction médicamenteuse potentialisant l'effet de l'AVK, la prise d'une dose excessive :
- accidents mineurs (épistaxis, ecchymoses, gingivorragies) : ils ont valeur d'alarme : demander en urgence un bilan de coagulation, arrêt du traitement pendant 24 à 48 heures, réajuster la dose à l'aide de contrôles biologiques ;
- accidents graves (neurologique, digestif, profond, etc.) : demander en urgence un bilan de coagulation, arrêt du traitement, possibilité d'injection de la fraction PPBS (CCP : concentré de complexe prothrombinique), réajuster la dose à l'aide de contrôles biologiques. L'injection de VK1 par voie intraveineuse lente est utile en cas d'intoxication

massive par AVK, mais est d'effet retardé (quelques heures) et son accumulation tissulaire gênera la reprise du traitement par AVK au décours de l'accident.

6.2. Résistance aux AVK

Difficulté ou impossibilité d'amener l'INR à la zone souhaitée (interaction médicamenteuse, régime alimentaire riche en VK, mauvaise compliance au traitement, résistance génétique).

6.3. Complications propres à chaque AVK

6.3.1. Avec les indanediones

- Coloration orangée des urines (effet secondaire).
- Graves : agranulocytose ; hépatite cholestatique ; néphropathie interstitielle aiguë : arrêt définitif du médicament et des produits de la même famille.

6.3.2. Avec les coumariniques

- Troubles digestifs (nausées, diarrhées) et cutanés (réaction allergique).
- Possibilité de nécrose cutanée à l'induction des AVK chez les malades ayant un déficit constitutionnel en protéine C.

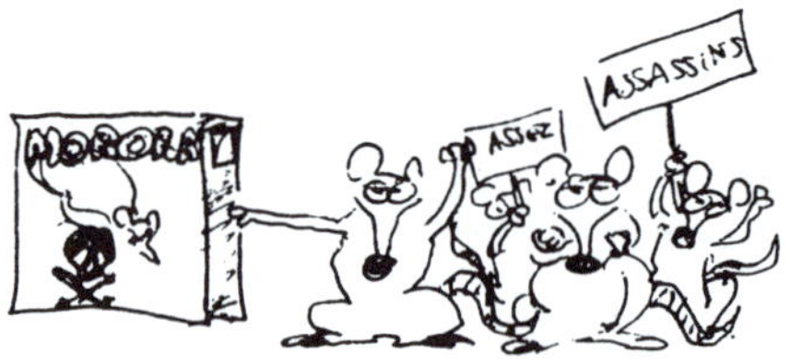

6.4. Conduite à tenir devant un surdosage (selon l'HAS)

<table>
<tr><th></th><th colspan="2">Pas d'hémorragie
Hémorragie sans gravité</th><th>Hémorragie
grave</th></tr>
<tr><td></td><td>Cible 2-3</td><td>Cible > 3</td><td>Hospitalisation</td></tr>
<tr><td>INR < 4</td><td>/</td><td>/</td><td>Objectif INR < 1,5</td></tr>
<tr><td>4 < INR < 6</td><td>Sauter une prise</td><td>/</td><td>Stop AVK</td></tr>
<tr><td>6 < INR < 10</td><td>– Stop AVK
– 1 mg vit. K oral</td><td rowspan="2">– Sauter une prise
– ± vit. K
– Selon avis spécialisé</td><td>10 mg AVK oral</td></tr>
<tr><td>INR > 10</td><td>– Stop AVK
– 5 mg vit. K oral</td><td>– Une dose de PPSB
– INR à 30 minutes
– ± 2e dose de PBSB</td></tr>
</table>

7. Les nouveaux anticoagulants

- Une nouvelle génération d'anticoagulants de fabrication synthétique est à présent disponible, même si elle reste pour le moment indiquée dans la seule prophylaxie primaire des thromboses en chirurgie orthopédique de la hanche et du genou.
- Avantages :
  - prise orale unique quotidienne ;
  - pas d'adaptation au poids (entre 50 et 110 kg) ;
  - aussi efficace que les héparines de bas poids moléculaires ;
  - pas de nécessité de surveillance des tests de la coagulation (TCA, INR) ni du taux des plaquettes (pas de risque de thrombopénie à l'héparine).

	Le Pradaxa® (Dabigatran)	Le Xarelto® (Rivaroxaban)
Mécanisme d'action	Activité anti-IIa directe	Activité anti-Xa directe
Posologie	– 220 mg/jour - 4 h après l'intervention – 10 à 35 jours selon l'opération	– 10 mg/jour - 10 h après l'intervention – 2 à 5 semaines selon l'opération
Métabolisme	Foie/rein	Rein
Contre-indications	– Syndrome hémorragique – Insuffisance rénale (clairance < 30 mL/min) – Insuffisance hépatique + trouble coagulation – Prise de quinidine – Grossesse	– Syndrome hémorragique – Insuffisance rénale (clairance < 15 mL/min) – Insuffisance hépatique + trouble coagulation – Grossesse
Effets secondaires courants	– Anémie, hémorragie – Élévation transaminases	– Anémie, hémorragie – Nausées – Élévation transaminases

Attention aux interférences médicamenteuses qui peuvent potentialiser l'action anticoagulante !

Chapitre 38

Transfusion sanguine

– Item 178 | Transfusion sanguine et produits dérivés du sang : indications, complications – Hémovigilance

Les produits sanguins ou d'origine sanguine

La collecte, la préparation et la distribution des produits sanguins relèvent en France d'un monopole régi par l'Établissement Français du Sang (EFS).

1. Le don de sang

1.1. Le don standard (de 18 à 70 ans)

- Le don standard de sang contient trois éléments :
  - globules rouges ;
  - plaquettes ;
  - plasma.
- Une première étape de filtration par déleucocytation est suivie d'une séparation par centrifugation afin de séparer en circuit clos et stérile ces éléments pour élaborer trois produits plus spécifiques :
  - concentrés globulaires ;
  - concentrés de plaquettes ;
  - plasma.
- Maximum de 6 dons annuels pour les hommes, 4 pour les femmes.

1.2. Le don plus spécifique (de 18 à 65 ans) par aphérèse

- Il est pratiqué par un séparateur cellulaire (par circulation sanguine extra-corporelle avec centrifugation) où seuls soit les plaquettes, soit le plasma ou soit les globules rouges seront prélevés, permettant d'obtenir, à partir d'un seul don, une plus grande quantité de ces éléments sans nuire au donneur (plasmaphérèse × 24/an, thrombophérèse × 12/an, érythraphérèse × 2/an au maximum).
- Quelles que soient ses modalités d'obtention, le plasma pourra aussi servir de matière première à l'élaboration de produits stables (immunoglobulines, albumine, fractions coagulantes), à présent assimilés à des médicaments et non plus à des produits sanguins.

1.3. La sélection des donneurs de sang

C'est un élément fondamental de la sécurité transfusionnelle : il s'agit de protéger tant les donneurs que les receveurs des conséquences du don et de la transfusion.

Un interrogatoire minutieux ainsi qu'une série de tests biologiques *(cf. tableau 1)* sont systématiquement pratiqués pour écarter les donneurs à risque et repérer les dons contaminés. Poids minimum de 50 kg pour un donneur.

Tableau 1 : Tests sanguins systématiques chez le donneur de sang

– Groupe ABO RH. DccEe, Kell – HB, Hte – RAI – Anti-A, anti-B	– Sérologie syphilitique – Sérologie VIH – Sérologie VHC – Sérologie HTLV-I/II (antillais) – Ag HBs, Ac anti-HBc – Ac antipaludéens si séjour à risque < 3 ans – Sérologie trypanosome (séjour en Amérique du Sud)	Diagnostic génomique par PCR du VIH et VHC (recherche d'ARN)

2. Les produits sanguins labiles (PSL)

2.1. Sang reconstitué

Le sang reconstitué (CGR + plasma) a très peu d'indications : exsanguino-transfusion du nouveau-né essentiellement.

2.2. Concentrés de globules rouges (CGR) phénotypés

- Ils résultent du fractionnement d'un don de sang total (ou d'une érythraphérèse).
- Le volume est d'environ 250 mL, l'hématocrite proche de 60 %.
- Conservation à 4 °C durant 35 jours maximum, porté à 42 jours si supplément en solution de conservation SAG.
- Le produit phénotypé tient compte des antigènes ABO ; D, C, c, E, e du système Rhésus et de l'antigène K du système Kell.
- La transfusion d'un CG élève en moyenne le taux d'hémoglobine de 1 g/dL et l'hématocrite de 2 %.
- Indiqués en cas d'anémie cliniquement mal supportée ou survenant sur un terrain à risque cardio-vasculaire (le taux d'hémoglobine n'étant pas à lui seul un critère motivant la prescription).
- Tous les CG sont désormais déleucocytés grâce à une filtration permettant d'abaisser le taux résiduel de leucocytes ($< 1 \times 10^6$ par poche). L'intérêt est de :
  - prévenir les réactions d'allo-immunisation aux antigènes leucoplaquettaires ;
  - prévenir les réactions de frissons-hyperthermie ;
  - réduire le risque de transmission de virus contenus dans les leucocytes (CMV, HTLV-I).
- Indication systématique chez les femmes de moins de 50 ans (prévention de l'allo-immunisation pour les grossesses à venir, sans oublier les fillettes), chez les patients déjà allo-immunisés contre un de ces antigènes ou préventivement chez des polytransfusés ou des transfusés au long cours.
- Pour une transfusion occasionnelle chez un homme adulte ou chez une femme de plus de 50 ans, seules les compatibilités ABO et D sont à respecter.
- Le phénotypage pourra être étendu aux différents systèmes de groupe, les plus immunogènes (Duffy, Kidd, MNSs) en cas de poly-allo-immunisation.
- Les différents types de concentrés globulaires phénotypés sont les suivants.

2.2.1. CGR irradié

- L'irradiation a pour but de bloquer la potentialité de mitoses des lymphocytes, empêchant ainsi une réaction de type greffon contre l'hôte susceptible de survenir chez des patients immunodéprimés et incapables d'éliminer les leucocytes transfusés.
- Les doses employées variant de 25 à 45 grays n'entraînent pas d'altérations fonctionnelles.
- Indications :
  - greffe de moelle, greffe d'organe ;
  - patients immunodéprimés (sauf SIDA), maladie de Hodgkin ;
  - transfusion *in utero*, prématurité ;
  - affections malignes traitées par chimiothérapie lourde (±), traitements immunosuppresseurs ++ ;
  - autotransfusion dans les maladies malignes (pour inactiver les éventuelles cellules cancéreuses).

2.2.2. CGR déplasmatisé

- Le but est d'éliminer les protéines plasmatiques résiduelles.
- Indications :
  - déficit congénital en IgA : risque de choc anaphylactique par transfusion d'IgA si anticorps anti-IgA présents, ou de sensibilisation si les anticorps anti-IgA ne sont pas encore apparus ;
  - hémophilie avec anticorps anti-facteur VIII acquis ;
  - réactions allergiques post-transfusionnelles non élucidées.

2.2.3. CGR congelé

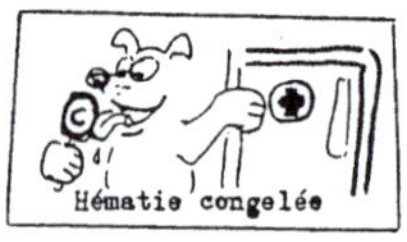

La conservation est possible au long cours (apport de glycérol dans la poche comme cryoprotecteur) :
- groupes sanguins rares ;
- phénotypes élargis des patients poly-allo-immunisés.

2.2.4. CGR « CMV » négatif

- Collectés auprès de donneurs séronégatifs pour le CMV.
- Réservé aux patients immunodéprimés encore séronégatifs et aux transfusions *in utero*.

2.2.5. CGR pédiatrique

Fractionnement de CGR pour adapter les volumes à de petits gabarits.

2.3. Concentrés plaquettaires (CP)

2.3.1. CP standard

- Il résulte de la centrifugation d'un don de sang total (soit une unité de sang) et contient environ $0,5 \times 10^{11}$ plaquettes. La posologie requise pour une transfusion de plaquettes est de 1 unité pour 7 à 10 kg de poids.
- On doit ainsi procéder à un « poolage » de 6 à 8 unités (donc 6 à 8 donneurs) pour une transfusion efficace, ce qui pourrait en théorie majorer les risques immunologiques et infectieux (en fait peu d'évidence clinique).

2.3.2. CP d'aphérèse

- Obtenu auprès d'un donneur unique par cytaphérèse (séparateur automatique de cellules en circulation extracorporelle).
- Le don unitaire permettrait de réduire les risques immunologiques et infectieux (non prouvé).
- Dans la mesure du possible, il convient de respecter les groupes ABO pour améliorer le rendement transfusionnel (non pas dans la crainte d'un accident ABO car les plaquettes n'hémolysent pas comme les hématies).

> Tous les PSL (CGR, C. plaquette et plasmatique) sont à présent systématiquement déleucocytés par filtration sitôt le don effectué.

2.4. Plasma frais congelé

- En tant que tel, il ne doit plus être utilisé car on dispose de moyens pouvant réduire le risque de transmission de maladies virales.
- On lui préfère donc :
  - le plasma viro-inactivé obtenu après poolage de plusieurs dons de plasma, soumis à l'action virucide de solvants-détergents, de bleu de méthylène ou d'amotosalen associé à une exposition lumineuse aux UVA (cette dernière technique est aussi appliquable aux plaquettes) ;
  - le plasma sécurisé par quarantaine : le plasma est congelé, le donneur est recontrôlé 3 mois plus tard sur le plan viral. Si les tests demeurent négatifs, le plasma peut être utilisé ;
  - le plasma solidarisé : si un patient a reçu un CG donné, on lui transfuse (si nécessaire), le plasma issu du même don (afin de réduire le risque infectieux).
- Le plasma a été strictement réservé à quatre indications :
  - hémorragie aiguë entraînant un déficit global des facteurs de la coagulation ;
  - coagulopathies graves de consommation avec effondrement des facteurs de la coagulation ;
  - déficit congénital isolé d'un facteur de la coagulation pour lequel il n'existe pas de produit spécifique de substitution (exemple : facteur XI) ;
  - à part : échanges plasmatiques dans les microangiopathies thrombotiques.

2.5. Concentrés granulocytaires

- Obtenus par leucaphérèse.
- Indications très limitées : infection grave non maîtrisée par les antibiotiques chez un patient profondément neutropénique.
- Ces produits doivent être systématiquement irradiés en raison du risque de réaction du « greffon » contre l'hôte (ils ne sont évidemment pas déleucocytés).

3. Les produits stables

Ils sont issus du fractionnement des protéines du plasma. Bien que d'origine sanguine, ils sont à présent assimilés à des médicaments et distribués désormais par les pharmacies des hôpitaux et non plus par les établissements de transfusion sanguine.

3.1. L'albumine humaine

- Sa préparation comprend un chauffage prolongé et une extraction par l'éthanol.
- Elle est indiquée dans les situations d'hypoprotidémie avec déficit oncotique (brûlures étendues, insuffisance hépatique, malabsorption, échanges plasmatiques) :
  • albumine iso-oncotique à 4 % (4 g/100 mL) ou 5 % ;
  • albumine à 20 % (20 g/100 mL).

3.2. Les immunoglobulines

- Les immunoglobulines polyvalentes, préparations injectables par voie veineuse ou sous-cutanée, sont obtenues à partir du poolage des plasmas de nombreux donneurs et reflètent ainsi l'immunité antibactérienne et virale d'une population adulte normale.
- Indications : déficit de l'immunité humorale (congénitale ou acquise), immunomodulation (pathologie auto- ou dysimmunitaire).
- Les immunoglobulines spécifiques sont préparées à partir du plasma de donneurs possédant des titres élevés d'un anticorps particulier : anti-tétanique, anti-rabique, anti-hépatite B, anti-RH D, etc.

3.3. Les fractions coagulantes d'origine humaine

Elles comprennent désormais une phase d'inactivation virale (solvants-détergents, purification par chromatographie).

3.3.1. Concentrés de facteur VIII : indication dans l'hémophilie A

- Le facteur VIII THP SD (THP = très haute pureté, SD = solvant-détergent) subit une purification par chromatographie pour éliminer les contaminants protéiques.
- Le facteur VIII purifié est traité par chromatographie d'immuno-affinité par des anticorps monoclonaux anti-facteur VIII (Hémofil M, Monoclate P).
- Tous ces produits sont lyophilisés et doivent être reconstitués avant injection : une UI/kg augmente le taux plasmatique de 2 %.

3.3.2. Concentrés de facteur IX (facteur IX THP SD)

Indication dans l'hémophilie B.

3.3.3. Concentrés de facteur Willebrand, concentrés de facteur VIII spécial Willebrand THP SD

3.4. Autres produits stables

- Concentrés de protéine C, concentrés d'antithrombine III.
- PPSB (contient les facteurs II, VII, IX et X) : intérêt dans le surdosage grave en anti-vitamine K, formellement contre-indiqué dans une CIVD.
- Cas particulier des hémophiles ayant développé un anti-VIII (ou IX) circulant : usage possible de facteurs activés du complexe prothrombique (Autoplex, FEIBA), de facteur VII activé (ACSET), ou de facteur VIII d'origine porcine.

4. Les produits issus du génie génétique

- Facteur VIII recombinant (Recombinate®).
- Dans l'avenir, les perspectives d'hémoglobine artificielle, de facteurs de croissance plaquettaire, permettront possiblement de redéfinir les indications actuelles des produits sanguins labiles.

> Pour tous les produits sanguins ou dérivés du sang « distribués » à des patients, une traçabilité est à présent obligatoire.

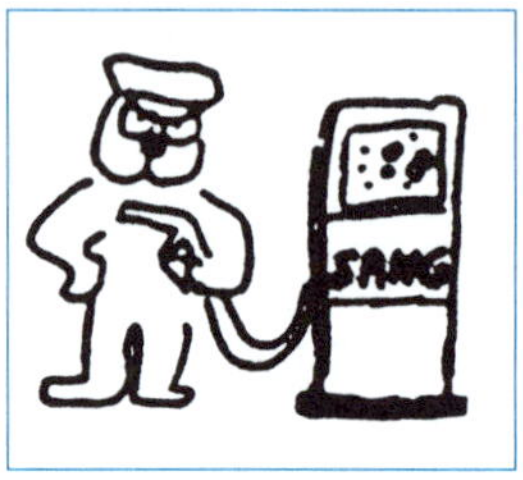

Bases immunologiques

1. Le système ABO

- Le sujet a dans son sérum des anticorps dirigés contre les antigènes qu'il n'a pas :
  - le sujet de groupe A possède des anticorps anti-B ;
  - le sujet de groupe B possède des anticorps anti-A ;
  - le sujet de groupe O possède des anticorps anti-B et anti-A ;
  - le sujet de groupe AB ne possède aucun anticorps.
- Ces anticorps sont :
  - naturels, c'est-à-dire apparaissant dès les premiers mois de vie en dehors de toute allo-immunisation apparente (ils seraient en fait suscités par la flore digestive progressivement acquise après la naissance et dont les constituants comportent des motifs antigéniques voisins des antigènes A et B). Ces anticorps sont des IgM (ils ne traversent pas le placenta) ;
  - réguliers : ils sont constamment présents chez tous les individus.
- Les antigènes ABO définissent un groupe tissulaire car ils sont présent non seulement sur les hématies, les plaquettes, mais aussi sur l'endothélium vasculaire, au niveau du foie, du rein…
- La transfusion de globules rouges doit impérativement tenir compte de la compatibilité ABO : soit transfusion iso-groupe, soit transfusion compatible :
  - un patient de groupe O ne peut recevoir que du sang O ;
  - un patient de groupe A ne peut recevoir que du sang O ou A ;
  - un patient de groupe B ne peut recevoir que du sang O ou B ;
  - un patient de groupe AB peut recevoir du sang O, A, B ou AB.
- Les anticorps du donneur n'ont pas ou peu d'importance car seuls ses globules rouges sont transfusés au receveur (le plasma ayant été séparé par centrifugation après le don). Le non-respect de ces règles peut entraîner des accidents mortels.
- Un cas particulier, le donneur O « dangereux » : les sujets de groupe O sont dits « donneurs universels » car la transfusion de CGR de groupe O ne peut pas être la cible d'anticorps anti-A ou d'anti-B (les anticorps naturels anti-A et/ou anti-B contenus dans le reliquat plasmatique de concentrés globulaires ne peuvent avoir d'effet délétère). Cependant certains donneurs de groupe O possèdent dans leur plasma des anticorps immuns de nature IgG anti-A et/ou anti-B à des titres élevés (en plus des anticorps naturels), qui peuvent représenter un danger malgré la faible quantité de plasma transfusée. Le sang de tels sujets ne peut être transfusé qu'à des patients de groupe O.

Tableau 2 : Fréquence des phénotypes dans la population	
Sujet A	45 %
Sujet B	10 %
Sujet O	45 %
Sujet AB	5 %

2. Le système RH

- Il comporte de nombreux antigènes distincts dont cinq sont importants en pratique clinique :
  - antigène D : le plus immunogène ;
  - antigènes C et c (issus de 2 gènes allèles) ;
  - antigènes E et e (issus de 2 gènes allèles).
- Ces antigènes sont uniquement présents sur les hématies, définissant ainsi un système de groupe sanguin.
- Les différents phénotypes rencontrés sont : DCCEE, DccEE, Dccee, ddccee, ddCcEe, etc.
- Les patients possédant l'antigène D sont dits RH positif (85 % de la population caucasienne).
- Les patients dépourvus de l'antigène D sont dits RH négatif (ils sont homozygotes dd).
- La règle minimale est d'observer la compatibilité RH D :
  - un patient RH positif peut recevoir du sang RH positif ou RH négatif ;
  - un patient RH négatif doit recevoir du sang RH négatif (hormis des situations exceptionnelles d'extrême urgence transfusionnelle avec pénurie de sang RH négatif) ;
  - une plus stricte compatibilité transfusionnelle, étendue aux antigènes C, c, E, e, doit être respectée chez les femmes de moins de 45 ans dans le but de prévenir une allo-immunisation contre ces antigènes (prévention de la maladie hémolytique du nouveau-né).
- Les anticorps produits contre les antigènes du système Rhésus sont :
  - immuns car ils résultent d'une allo-immunisation par transfusion antérieure ou par incompatibilité fœto-maternelle acquise lors d'une grossesse antérieure ;
  - irréguliers car non présents chez tous les individus.

3. Les autres systèmes de groupes sanguins

On retrouve à la surface des hématies de nombreux autres antigènes n'appartenant pas aux groupes ABO et Rhésus. Ces antigènes sont en règle moins immunogènes mais peuvent parfois susciter, en cas d'incompatibilité transfusionnelle, une allo-immunisation avec risque d'hémolyse.

3.1. Le système Kell

L'antigène K est le plus immunogène de ce groupe (90 % de la population est Kell négatif : dépourvue de l'antigène K et donc susceptible de s'allo-immuniser). En outre pour l'antigène K, la compatibilité doit être respectée chez les femmes susceptibles de procréer.

3.2. Le système Duffy

Deux gènes allèles produisent deux antigènes antithétiques, Fya et Fyb.

3.3. Le système Kidd

Deux gènes allèles produisent deux antigènes antithétiques, Jka et Jkb.

3.4. Les systèmes MNSs, Lewis, etc.

La compatibilité transfusionnelle doit être respectée chez les patients ayant acquis un anticorps irrégulier contre un ou plusieurs de ces antigènes.

Exceptionnellement, certains sujets peuvent soit manquer d'un antigène de groupe sanguin que tous possèdent (publics négatifs), soit posséder un groupe particulier très rare. Ces sujets doivent être transfusés soit par leurs propres globules rouges (autotransfusion), soit par des globules possédant les mêmes caractéristiques immunologiques, conservés dans des banques de sang spécialisées.

4. En pratique : règles de prescription des culots globulaires

Le patient doit être informé des risques et bénéfices de la transfusion.

4.1. Le groupage ABO : règle des « 4 × 2 »

- Deux techniques différentes par recherche d'agglutination :
  - épreuve sérique de Simonin : identifie les anticorps présents dans le sérum grâce à des panels d'hématies de groupes connus A, B et O ;
  - épreuve globulaire de Beth-Vincent : identifie les antigènes présents sur les hématies grâce à des sérums-tests anti-A, anti-B et anti-AB.
- Les épreuves sont toutes deux réalisées par deux personnes différentes.
- Les épreuves seront répétées sur un second échantillon issu d'un deuxième prélèvement, prélevé par une autre personne (2e détermination).
- Les réactifs employés par chacun des deux techniciens seront issus de deux lots différents.

4.2. Identification de l'antigène D par un anticorps anti-D

Elle est systématiquement réalisée (lors du groupage ABO), ainsi que le reste du phénotype Rhésus (CcEe) et de l'antigène Kell (K).

4.3. Recherche d'agglutinines irrégulières (RAI)

- Dépiste la présence d'anticorps irréguliers dans le sérum du patient grâce à un panel d'hématies-test de groupe O (pour ne pas interférer avec les anti-A et anti-B) comprenant la plupart des antigènes susceptibles d'être à l'origine d'accidents transfusionnels.
- Si le dépistage est positif, une identification de l'agglutine est effectuée grâce à un panel de 10 hématies distinctes dont les réactions d'agglutination ou de non-agglutination permettront de cibler l'antigène-cible commun et donc la spécificité de l'anticorps (anti-D, anti-K, etc.).
- Avant toute transfusion, on doit disposer d'une RAI datant de moins de trois jours.

4.4. Prescription des CGR

Précise le nombre de culots et leurs qualification ou transformation éventuelle (irradié, phénotypé, etc.).

4.5. Contrôle ultime au lit du malade

Il est légalement obligatoire et réalisé par l'infirmière sous responsabilité médicale :
- vérification de l'identité du patient, de son groupe (carte) et celui de la poche de sang (étiquette) ;
- vérification du groupe ABO du patient et de l'unité de sang par la méthode de Beth-Vincent, dernier garant de la compatibilité.

4.6. Épreuve de compatibilité prétransfusionnelle (au laboratoire)

Les patients ayant une RAI positive, une transfusion précédente sans rendement explicable, une hémolyse post-transfusionnelle, un programme de transfusion au long cours (thalassémie, drépanocytose), doivent avoir une étude de la compatibilité entre leur sérum et les poches de sang à transfuser (recherche d'une agglutination).

Devant des accidents transfusionnels d'origine immunologique, plusieurs examens peuvent être nécessaires :
- le test de Coombs direct : les hématies transfusées (et non encore hémolysées) ont fixé des anticorps du receveur. *In vitro*, ces hématies sont incubées avec une antiglobuline humaine provoquant alors une agglutination visible au microscope ;
- élution des anticorps fixés sur les hématies : elle consiste à détacher les anticorps fixés sur les hématies du receveur puis à les tester avec des hématies d'un panel pour en connaître les antigènes-cibles.

Le bilan biologique minimum pré-transfusionnel doit comprendre :
- groupe ABO. DdCcEe K : 2 déterminations ;
- RAI (< 3 jours) < 21 jours si première transfusion ;
- ± bilan séro-virologique VIH, VHC, VHB (après accord du patient).

4.7. Surveillance +++

Conscience, pouls, tension, température, etc.
1 CGR en moins de 2 heures !

5. Règles de prescription des concentrés plaquettaires

5.1. Thrombopénies centrales

- Maintenir un seuil de :
  - 10 à 20 × 10^9/L si état clinique stable non inquiétant ;
  - supérieur à 20 × 10^9/L si fièvre, sepsis, etc. ;
  - > à 50 × 10^9/L si geste invasif, chirurgie, risque hémorragique sévère.
- Posologie 1 unité/7 à 10 kg.
- Préciser sur l'ordonnance le taux de plaquettes et l'existence ou l'absence de signes hémorragiques.

5.2. Thrombopénies périphériques

Transfusion en règles inutile et inefficace, à réserver en cas de menace hémorragique vitale pour passer un cap délicat.

5.3. CIVD

2 unités/10 kg.

Accidents transfusionnels

1. Accidents immunologiques

Ils résultent généralement d'un conflit entre des anticorps produits par le receveur et des antigènes apportés par transfusion.

1.1. Hémolyse aiguë par incompatibilité érythrocytaire ABO

- Le conflit antigène-anticorps conduit à une hémolyse intravasculaire.
- Cliniquement, tableau brutal :
  - malaise, frissons, hyperthermie, céphalées, oppression thoracique, douleurs lombaires ;
  - chute tensionnelle, tachycardie ;
  - syndrome hémorragique (CIVD), insuffisance rénale oligo-anurique ;
  - chez un patient anesthésié, choc avec hémorragie.
- Conduite à tenir :
  - arrêt immédiat de la transfusion au moindre de ces signes, avec conservation de la voie veineuse ;
  - traitement du choc ;
  - vérification de l'identité du malade, de son groupe et de celui des poches de sang ;
  - affirmer l'hémolyse : teinte rosée du plasma, hémoglobinémie, hémoglobinurie, élévation différée de la bilirubine, des LDH, baisse de l'haptoglobine ;

  • au laboratoire : vérification du groupe du patient et du reliquat de la poche ;
  • test de Coombs direct, RAI, épreuve de compatibilité, élution, bilan de coagulation ;
  • examens à répéter quelques jours après car les anticorps peuvent être initialement adsorbés sur les hématies hémolysées.
- Enquête : erreur d'étiquetage d'un tube, homonymie, contrôle ultime mal fait ou mal interprété.
- Dans certains cas, le tableau sera moins dramatique, pouvant même passer inaperçu et seulement responsable d'une transfusion inefficace.

1.2. Hémolyse retardée

- Le conflit antigène-anticorps conduit à une séquestration splénique des hématies transfusées avec hémolyse intratissulaire.
- L'hémolyse est le plus souvent liée à une agglutinine irrégulière passée inaperçue lors du dépistage.
- Tableau :
  • ictère retardé (⩾ J5), inefficacité de la transfusion (taux stable d'hémoglobine) ;
  • hyperbilirubinémie non conjuguée, LDH élevée, haptoglobine effondrée ;
  • test de Coombs direct, élution, RAI, test de compatibilité ; les RAI doivent être répétées plusieurs jours après car les réactions initiales peuvent être faussement négatives si toutes les agglutinines ont été adsorbées sur les hématies transfusées.
- Lorsqu'une agglutinine irrégulière a été identifiée (anti-E, anti-K...), il faut vérifier le phénotype érythrocytaire du patient pour s'assurer qu'il possède bien le ou les antigènes-cibles.

1.3. Syndrome frisson-hyperthermie

- Fièvre et frissons pendant et/ou au décours de la transfusion (2 heures) sans état de choc ; éruption urticarienne, prurit. L'évolution est favorable.
- Rarement : dyspnée asthmatiforme, choc anaphylactique.
- Étiologies :
  • immunologiques : anticorps anti-HLA, anti-leucoplaquettaires, anti-érythrocytes ; interleukines libérées par les granuleux et les plaquettes (IL1, IL6) ;
  • non immunologiques : infectieuses ou toxiques.
- Les anticorps anti-HLA et leucoplaquettaires sont acquis après transfusion ou grossesse, ou greffe d'organes, et peuvent être à l'origine de mauvais rendement transfusionnel en plaquettes.
- La prévention repose sur le dépistage des anticorps anti-HLA et leucoplaquettaires, et sur la déleucocytation des produits sanguins labiles.
- Prescription d'anti-histaminiques, voire de corticoïdes, en cas d'intolérance.
- Sélection de produits compatibilisés avec le sérum du patient.
- Sélection de donneurs compatibles concernant les allo-immunisations HLA et leucoplaquettaires.

1.4. Manifestations allergiques

- Allergie par anticorps anti-IgA développés chez les patients ayant un déficit congénital en IgA (rare).
- Les résidus plasmatiques des produits sanguins cellulaires transfusés apportent des IgA pouvant être à l'origine de manifestations allergiques graves (choc anaphylactique).
- La prévention repose sur la prescription de produits cellulaires déplasmatisés (par lavage) chez les patients à risque, associée à l'administration d'anti-histaminiques et de corticoïdes.
- Risque et prévention comparables pour les patients hémophiles ayant développé un anti-VIII.

1.5. Purpura post-transfusionnel aigu (rare)

- Mécanisme mal élucidé.
- Phénotype plaquettaire particulier : patient HPA-1A négatif (environ 1 % de la population) et terrain HLA particulier, recevant des plaquettes HPA-1A positif (HPA = *Human Platelet Antigen*).
- Syndrome hémorragique avec thrombopénie périphérique entre 8 et 15 jours après la transfusion.
- Traitement : perfusion d'immunoglobulines polyvalentes et, si besoin, transfusion de plaquettes HPA-1b.

1.6. Réaction du greffon contre l'hôte

- Accident rare mais gravissime.
- Les cellules immuno-compétentes contenues dans les produits sanguins labiles transfusés à un organisme immuno-déficient peuvent en se multipliant coloniser et agresser des tissus reconnus comme étrangers (foie, peau, tube digestif).
- L'irradiation de tous les produits sanguins labiles destinés à des patients immunodéprimés bloque le processus de mitose des lymphocytes transfusés sans altérer leur fonction.
- La déleucocytation ne suffit pas à éliminer la totalité des cellules immuno-compétentes.
- Indications : certains lymphomes, maladie de Hodgkin, greffe, transfusion *in utero*, prématuré, déficit immunitaire congénital, nouveau-né (pour certains), traitement immunosuppresseur.
- Autre indication : les transfusions intrafamiliales (accentuation du risque par rapport à la population générale en raison de conflit antigénique dans le système HLA).

1.7. Œdème lésionnel pulmonaire : TRALI (*Transfusion Related Acute Lung Injury*)

Rare mais grave. La pneumopathie interstitielle serait liée à la présence de cytokines ± anti-polynucléaire neutrophile fixés sur les granuleux.

2. Accidents infectieux

2.1. Choc septique ou endotoxinique (gravissime)

- Il peut être lié à une bactériémie chez le donneur, une faute d'asepsie lors du don, une poche perméable, de mauvaises conditions de conservation (risque d'accidents en série).
- Signe de choc pendant ou au décours immédiat de la transfusion avec vomissements, diarrhées et douleurs abdominales.
- Arrêt immédiat de la transfusion, réanimation, hémocultures, antibiothérapie à large spectre, examen bactériologique de la poche (éliminer un accident immunologique).
- Alerter le centre de transfusion pour des mesures conservatoires concernant d'autres poches potentiellement infectées.

2.2. Transmission de maladies virales

La procédure d'autotransfusion a été très développée ces dernières années en prévention de ce risque.

2.2.1. Hépatite virale B

Prévention par la sélection des donneurs, le dépistage systématique de l'antigène Hbs, de l'anticorps anti-HBc, la vaccination des polytransfusés chroniques, des procédures d'inactivation virale pour les produits stables.

2.2.2. Hépatite C

Prévention par la sélection des donneurs, le dépistage systématique des anticorps anti-VHC, de l'ARN viral, des procédures d'inactivation virale pour les produits stables.

2.2.3. Infection par le VIH

Prévention par la sélection des donneurs (recherche de comportement à risque), le dépistage systématique des anticorps anti-VIH, de l'ARN viral, des procédures d'inactivation virale pour les produits stables. Le risque résiduel est très faible, lié principalement au don fait pendant la fenêtre de silence sérologique qui précède la séroconversion.

2.2.4. Infection par le virus HTLV-I

Très rare en France métropolitaine. Prévention par la sélection des donneurs et le dépistage systématique des anticorps anti-HTLV-I chez les donneurs provenant de zone d'endémie (Antilles, Afrique Noire).

2.2.5. Infection par le parvovirus B19

Grave chez les patients non immunisés ayant une anémie hémolytique chronique (risque de déglobulisation par éythroblastopénie transitoire) et chez les malades immunodéprimés.

2.2.6. Infection par le CMV

Grave chez les patients immunodéprimés, la femme enceinte (risque fœtal) et le nouveau-né. La prévention repose sur la sélection de donneurs séronégatifs et sur l'administration de produits déleucocytés (le CMV étant contenu uniquement dans les leucocytes).

Les solvants-détergents utilisés pour la décontamination virale du plasma et des produits stables garantissent une protection efficace à l'encontre des virus enveloppés : VIH, VHC, VHB, mais sont inactifs sur les virus nus (parvovirus B19, virus de l'hépatite A et virus nus non encore identifiés).

Risque résiduel actuel estimé en France :

VHB	1/640 000
VHC	1/10 000 000
VIH	1/3 500 000
HTLV-I	~ 0

2.3. Parasitoses

2.3.1. Paludisme

- Transmission possible par les produits contenant des hématies (concentrés de globules rouges et plaquettaires).
- Prévention par élimination des donneurs ayant séjourné récemment dans les zones à risque.
- Sérologie palustre si antécédent plus lointain de voyages.

2.3.2. Toxoplasmose

Grave chez les patients immunodéprimés non immunisés (principalement par allogreffe de moelle).

2.3.3. Autres

Trypanosomiase américaine, filariose, babésioses. Risque encore extrêmement réduit en France métropolitaine.

Des procédés d'inactivation antivirale, bactérienne, parasitaire des PSL par un processus photochimique sont au point (incubation avec de l'amotosalen puis exposition à des UVA). Ils permettent de neutraliser toutes formes d'acides nucléiques. Ils sont encore peu utilisés.

Devant une réaction d'intolérance à une transfusion, on doit évoquer de principe :

- un choc endotoxinique et/ou septique,
- un accident ABO,
- une allo-immunisation anti-érythrocytaire hors ABO,
- une allo-immunisation anti-HLA ou leucoplaquettaire,
- une allo-immunisation anti-IgA,
- avant de conclure à un incident bénin type frisson-hyperthermie isolé.

2.4. Prion

À ce jour, quelques très rares cas de contamination par transfusion sanguine ont été rapportés (Angleterre) ; des mesures d'hémovigilance s'imposent malgré tout (exclusion du don si antécédents familiaux de maladie neurologique, séjour prolongé en Angleterre, etc.).

3. Accidents de surcharge

3.1. Surcharge circulatoire : la plus fréquente des complications transfusionnelles

Transfusion trop rapide et massive chez un patient insuffisant cardiaque : tableau d'œdème pulmonaire avec dyspnée, toux, cyanose, crépitants. Prévention par transfusion lente entrecoupée d'injection de furosémide (Lasilix®) et surveillance régulière du patient (état général, pression artérielle, dyspnée).

3.2. Complications des transfusions massives

3.2.1. Intoxication citratée

- Les solutions anticoagulantes contenues dans les poches de sang contiennent du citrate (chélateur du calcium).
- Paresthésies, tremblements, rigidité, trouble du rythme.
- Prévention et traitement par injection régulière de gluconate de calcium.

3.2.2. Dilution des plaquettes et des facteurs de la coagulation

Dilution par transfusion massive de concentrés érythrocytaires : risque hémorragique.

3.3. Hémochromatose post-transfusionnelle

- Complication tardive des patients polytransfusés chroniques en concentrés globulaires par accumulation de fer dans les tissus (un litre de sang apporte 0,5 g de fer).
- Cirrhose, insuffisance cardiaque, endocrinopathies.
- Taux très élevé de ferritine plasmatique, élévation du coefficient de saturation.
- Prévention et traitement par administration au long cours par **chélation médicamenteuse**.
- Indications :
  - patients avec surcharges martiales post-transfusionnelles (toujours dépendant de transfusion) et un pronostic hématologique laissant entrevoir une survie prolongée :
    - hémoglobinopathies congénitales polytransfusées (thalassémie, drépanocytose),
    - myélodysplasies de « bon pronostic » ou autres anémies centrales chroniques ;
  - à discuter si le taux de ferritine > 1 000 µg/mL (généralement après une moyenne de 20 culots transfusés). Un culot globulaire contient environ 250 mg de fer !

Tableau 3 : Le choix des traitements

	Déféroxamine (Desféral®) SC	Déférasirox (Exjade®) *per os*	Défériprone (Ferriprox®) *per os*
Posologies	– 20 à 60 mg/kg/jour – Injection SC continue à la pompe (8 heures)	20 mg/kg/jour à jeun en une prise (maximum 30 mg/kg)	– 75 mg/kg/jour – En trois prises quotidiennes
Effets secondaires	– Couleur rouille des urines – Toxicité auditive, oculaire à long terme	– Troubles digestifs – Éruption cutanée – Majoration du taux de la créatinine	– Agranulocytose (1 %) – Neutropénie (5 %) – Troubles digestifs – Arthralgies
Stop si ferritine < 500 µg/L			
Mesures particulières	– Surveillance de la créatinine – Ophtalmo, auditives	Surveillance de la créatinine	Surveillance de la numération

En cas d'incident transfusionnel, il faut alerter le correspondant d'hémovigilance qui rédigera une fiche d'incident transfusionnel : la FEIR (Fiche événement indésirable receveur).

Le contrôle des sérologies virales 3 mois après toute transfusion n'est plus obligatoire depuis 2006.

Traçabilité

Les établissements de transfusion ont l'obligation de savoir, pour un produit sanguin donné (donc un donneur), le ou les patients « bénéficiaires » et inversement. Ainsi, en cas de contamination, des enquêtes permettront de repérer un donneur ou d'autres receveurs contaminés (tout en préservant leur anonymat).

Chapitre 39

Exposition accidentelle au sang

– Item 202 | Exposition accidentelle au sang : conduite à tenir

L'exposition accidentelle du personnel soignant au sang et autres produits biologiques par piqûre ou projection sur peau lésée est un problème courant qui doit être pris très au sérieux, même si le risque réel de contamination virale demeure faible.

1. Les premiers soins

– En cas de piqûre, blessure ou projection sur peau lésée, il faut :
  • nettoyer immédiatement la lésion à l'eau courante et au savon, puis rincer ;
  • désinfecter durant 10 minutes avec un dérivé chloré (soluté de Dakin® ou eau de Javel à 12° diluée au 1/10°).
– En cas de projection sur les muqueuses (notamment les yeux), il faut rincer abondamment de préférence au sérum physiologique (ou sinon à l'eau) pendant au moins 5 minutes.

2. Évaluation du risque

Un médecin référent (correspondant pour un établissement de soins ou laboratoire) doit être contacté le plus rapidement afin d'évaluer le risque de contamination lié à l'accident (hépatite B, hépatite C, VIH) et d'envisager, éventuellement, un traitement anti-rétroviral préventif contre le VIH.

Il convient de se renseigner si possible sur le statut sérologique du patient dont provient le produit biologique source de l'accident.

3. Déclaration de l'accident

L'accident doit être déclaré sur le cahier d'inscription des accidents du travail en service.

En cas de chimioprophylaxie antivirale et/ou d'arrêt de travail, un certificat médical initial ainsi qu'une déclaration officielle doivent être réalisés.

4. Suivi médical et sérologique

– Vérifier le statut sérologique de l'accidenté (VIB, VHC, VIH) dans les heures qui suivent l'accident.
– Il convient de notifier l'accident à la médecine du travail dans un délai maximum de 8 jours afin de pratiquer sous anonymat le suivi sérologique (VHB, VHC, VIH), les examens nécessaires à la reconnaissance d'une éventuelle séro-conversion et à la vérification du statut vaccinal (pour le VHB) :
  • si l'antigène HBs est négatif chez le « sujet-source », le risque du sujet exposé est quasi nul. Le suivi biologique n'est pas indispensable ;
  • si l'antigène HBs est positif, le risque est sérieux.

Chapitre 40

Chimiothérapie

– Item 141 | Traitement des cancers : chirurgie, radiothérapie, chimiothérapie, hormonothérapie. La décision thérapeutique multidisciplinaire et l'information du malade.

- La chimiothérapie a pour but d'exercer une toxicité directe sur les cellules tumorales. Les cibles privilégiées sont les cellules en activité (activité de synthèse, activité de division cellulaire), tandis que les cellules quiescentes sont plutôt épargnées. Les cellules normales sont aussi les cibles des drogues employées et sont ainsi à l'origine des nombreux effets indésirables rencontrés.
- Certaines drogues sont cyclodépendantes, agissant sur l'ensemble des phases de la division cellulaire, d'autres sont phase-dépendante avec une action limitée sur une phase précise.
- Le choix des drogues utilisées est fonction de l'hémopathie, du terrain physiologique, de la tolérance, et des effets secondaires possibles.
- Les principales familles de chimiothérapies cytotoxiques couramment utilisées en hématologie sont présentées dans ce chapitre.
- La prescription de tels médicaments exige plus que tout autre une grande vigilance et une grande rigueur de la part du praticien qui doit constamment se souvenir que ce n'est ni plus, ni moins que la vie des patients qu'il tient au bout de son stylo !

1. Classification

1.1. Les alkylants

Action toxique directe sur l'ADN existant.

Tableau 1 : Indications, effets secondaires et surveillance des alkylants

Dénomination	Indication (non exhaustives)	Effets secondaires principaux	Surveillance
Méchlorétamine IV (Caryolysine®)	Maladie de Hodgkin	– Vomissements – Toxicité médullaire	NFS
Cyclophosphamide (Endoxan®) *per os*/IV/IM	– Traitement pré-greffe – Lymphome – Leucémie aiguë	– Vomissements – Toxicité médullaire – Cystite hématurique – Alopécie – Toxicité cardiaque – Toxicité rénale	– NFS – Créatinine – Transaminases – Hydratation – Hématurie – ECG
Bisulfan (Misulban®) *per os*/IV	– Traitement pré-greffe – Leucémie myéloïde chronique	– Toxicité médullaire – Mélanodermie – Fibrose pulmonaire – Aménorrhée – Azoospermie	– NFS – Peau – Fonctions respiratoires
Chlorambucil (Chloraminophène®) *per os*	Leucémie lymphoïde chronique	– Toxicité médullaire – Leucémigène – Hypofertilité	NFS
Melphalan (Alkerran®) *per os*/IV	Myélome	– Alopécie – Toxicité médullaire – Troubles digestifs – Toxicité rénale	– NFS – Créatinine – Transaminases

1.2. Les antimétaboliques

Action bloquante sur la synthèse de l'ADN et de l'ARN.

Tableau 2 : Indications, effets secondaires et surveillance des antimétaboliques			
Dénomination	**Indication (non exhaustives)**	**Effets secondaires principaux**	**Surveillance**
Améthoptérine (Méthotrexate®) *per os*/IV/IM	– Leucémie aiguë lymphoblastique – Lymphome non hodgkinien	– Toxicité médullaire – Toxicité muqueuse (stomatite) – Toxicité hépatique – Toxicité neurologique	– NFS – État des muqueuse – Créatinine – Transaminases – Prise d'acide folinique
6-mercaptopurine (Purinethol®) *per os*	Leucémie aiguë lymphoblastique (traitement d'entretien)	– Toxicité médullaire – Troubles digestifs	NFS
Cytosine-arabinosine (Aracytine®) SC/IV	– Leucémie aiguë myéloblastique – Myélodysplasie – LNH en rechute	– Toxicité médullaire – Toxicité hépatique – Toxicité cutanée – Toxicité digestive – Toxicité neurologique	– Téguments – Bilan hépatique – Diarrhée – Créatinine
Hydroxyurée (Hydréa®) *per os*	Syndrome myéloprolifératif	– Toxicité médullaire – Aphtes	NFS

1.3. Les poisons du fuseau

Action bloquante sur le fuseau de division lors des mitoses (divisions cellulaires).

Tableau 3 : Indications, effets secondaires et surveillance des poisons du fuseau			
Dénomination	**Indication (non exhaustives)**	**Effets secondaires principaux**	**Surveillance**
Vincristine (Oncovin®) IV	– Leucémie aiguë lymphoblastique – Lymphome – Myélome	– Toxicité neurologique – Constipation/occlusion – Toxicité médullaire – Alopécie	- NFS - Transit - Examen neurologique
Vinblastine (Velbe®) IVs	– Leucémie aiguë lymphoblastique – Lymphome	Toxicité neurologique (plus modérée)	- NFS - Transit - Examen neurologique
Etoposide (Vepeside®) IV/*per os*	Leucémie aiguë	- Toxicité médullaire - Toxicité muqueuse - Insuffisance rénale	- État des muqueuses - NFS - Créatinine - ECG

1.4. Les « antibiotiques »

Mécanisme d'action mal élucidé, interfère avec le métabolisme normal du noyau cellulaire.

Tableau 4 : Indications, effets secondaires et surveillance des antibiotiques			
Dénomination	**Indication (non exhaustives)**	**Effets secondaires principaux**	**Surveillance**
Les anthracyclines : – adriamycine (Adriblastine®) – mitoxentrone (Noventrone®)	– Leucémie aiguë – Lymphome – Maladie de Hodgkin – Myélome	– Vomissement – Stomatite – Toxicité médullaire – Toxicité cardiaque – Alopécie	– NFS – Doses cumulées – ECG et échographie – Extravasation
Bléomycine (Bléomycine®)	– Maladie de Hodgkin – Lymphome non hodgkinien	– Fièvre – Érythrodermie – Fibrose pulmonaire	– Pulmonaire – Température

1.5. Les « nouvelles » drogues en hématologie

Tableau 5 : Indications, effets secondaires et surveillance des « nouvelles drogues »				
Dénomination	Mécanisme d'action	Indications	Effets secondaires principaux	Surveillance
Bortézomib (Velcade®) IV	Inhibiteur du protéasome	– Myélomes ++ – LNH ± – Amylose AL	– Neuropathie périphérique – Cytopénies	– Examen neurologique – Numération
Lénalidomide (Revlimid®) *per os*	Anti-angiogénique, immuno-modulateur (promotion anti-tumorale)	– Myélomes ++ – LNH ± – Myélodysplasie +	– Crampes – Thrombose – Éruption – Cytpopénie	Aspégic®
Thalidomide *per os*	Anti-angiogénique	– Myélomes ++ – LNH ±	– Somnolence – Hypotension – Constipation – Neuropathie – Thrombose – Toxicité fœtale ++	– Grossesse « interdite » – Aspégic®
Vidaza SC (azacytidine)	Antimétabolique (analogue de la pyrimidine)	– Myélodysplasie – LAM	– Cytpopénie – Douleur au point d'injection – Troubles digestifs – Prurit – Asthénie	Numérations

2. Modalités d'administration

2.1. Bilan préthérapeutique

Il prend en compte :
- le diagnostic, les critères pronostiques, le stade ou la sous-variété de l'hémopathie ;
- l'état général du patient, âge, antécédents, pathologies associées (diabète, insuffisance hépatique, rénale, cardiaque) ;
- le bilan métabolique : ionogramme sanguin et urinaire, bilan phosphocalcique, glycémie, bilan hépatique, fonction rénale (urée et créatinine plasmatiques), uricémie, LDH ;
- la fonction cardiaque : ECG et échographie ;
- le groupe sanguin et RAI.

Tableau 6 : Index de performances OMS	
Degré	État d'activité du patient
0	Normal
1	Activité réduite, déplacements et travaux faciles possibles
2	Déplacements possibles, travail impossible
3	Autonomie restreinte, alité plus de 50 % du temps de veille
4	Incapacité totale

2.2. Posologies adaptées à la surface corporelle

- Elles sont administrées en fonction de l'âge, du poids et de la taille.
- Rédaction soignée des protocoles d'administration, précise, nominative, en toutes lettres, avec strict respect des posologies, des modalités d'administration (voie d'abord, durée, jours J1 à J5 ou J1 et J8, etc.).

2.3. Prévention des effets délétères du syndrome de lyse tumorale

Surtout dans les fortes masses et/ou à renouvellement rapide.

Effets délétères du syndrome de lyse tumorale

- Hyperkaliémie.
- Hyperphosphorémie, hypocalcémie.
- Hyperuricémie.
- CIVD.
- Acidose lactique.
- Insuffisance rénale.
- Taux élevé de LDH.

Lyse tumorale et prévention

- Hyperhydratation par voie veineuse (*via* un cathéter central).
- Alcalinisation (soluté de bicarbonate IV).
- Surveillance des constantes hémodynamiques, du poids et de la diurèse (facilitée par diurétiques au besoin).
- Traitement hypo-uricémiant (allopurinol) ou urolytique (Fasturtec®).

2.4. Surveillance et prévention des effets propres à chaque drogue

Cf. 3. Les toxicités page suivante.

2.5. Prévention de l'intolérance digestive (nausées, vomissements)

- Tranquillisants, neuroleptiques (Primpéran®), corticoïdes.
- Médicaments anti-émétiques puissants (anti-5HT3 : odansentron-Zophren®, granisétron-Kytril®, Ement®).

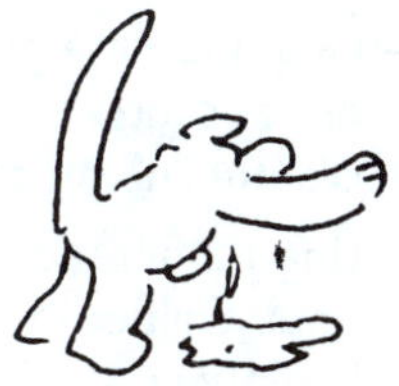

2.6. Informer le patient des effets secondaires

- Alopécie (transitoire).
- Infertilité transitoire ou définitive (congélation préalable de sperme ou d'embryons en cas de risque de stérilité définitive).
- Toxicité médullaire avec ses risques infectieux ou hémorragiques, possibles besoins transfusionnels.

2.7. Pose d'une voie d'abord centrale (cathéter ou chambre implantable)

Non systématique mais permet une meilleure sécurité d'administration et un confort pour le patient.

2.8. Surveillance durant et au décours de la cure des constantes cliniques et biologiques

- Surveillance des bilans métaboliques réguliers et des numérations sanguines.
- Surveillance de l'efficacité sur la maladie : masse tumorale, marqueurs tumoraux.
- La préparation des drogues par le personnel infirmier doit obéir à des règles de protection précises (personnel entraîné, préparation sous hotte aspirante, port de gants, lunettes, bavette).

3. Les toxicités

Tableau 7 : Critères OMS de toxicité

	Grade 0	Grade 1	Grade 2	Grade 3	Grade 4
Température	0	< 38 °C	38 à 40 °C	> 40 °C	Avec hypotension
Toxicité cutanée	0	Érythème	Desquamation, vésicules	Ulcération	Nécrose
Muqueuse buccale	0	Douleur	Érythème	Ulcération	Alimentation impossible
Vomissements	0	Nausées	Vomissements transitoires	Vomissements nécessitant une réanimation	Vomissements incoercibles
Allergie	0	Œdème	Bronchospasme	Bronchospasme nécessitant une réanimation	Choc anaphylactique
Hémoglobine (G/dL) Polynucléaires (10^9/L) Plaquettes (10^9/L)	0 > 11 g > 2 > 100	9,5 – 11 1,5 – 1,9 75 – 99	8 – 9,4 1 – 1,4 50 – 74	6,5 – 7,9 0,5 – 0,9 25 – 49	< 6,5 < 0,5 < 25
Transaminases	< 1,25 N	1,26 – 2,5 N	2,6 – 5 N	5,1 – 10 N	> 10 N

3.1. Toxicité hématologique

- Au premier plan : risque de cytopénie profonde et prolongée (neutropénie, thrombopénie, anémie) avec possibles complications infectieuses et/ou hémorragiques.
- La grande majorité des drogues employées présente une toxicité hématologique, au premier rang desquelles on rencontre : anthracyclines, alkylants et hydroxyurée ; à un moindre degré : vincristine, natulan, méthotrexate. D'autres ne présentent pas de toxicité hématologique, comme la bléomycine.
- Une numération est obligatoire avant toute chimiothérapie ; une surveillance régulière doit être programmée pour évaluer les besoins transfusionnels éventuels (concentrés plaquettaires et érythrocytaires) et les risques infectieux, et autoriser le début d'une cure suivante. En cas d'insuffisance médullaire liée à la maladie et non aux traitements, on n'attendra évidemment pas une correction de la numération avant de débuter une chimiothérapie.
- L'emploi de facteurs de croissance hématopoïétique (G-CSF) au décours de la chimiothérapie permet de réduire la durée de la neutropénie (mais est sans effet sur les taux de plaquettes et de globules rouges), diminuant le risque infectieux et permettant de débuter la cure suivante sans retard. Mais : prix élevé. Intérêt si le risque de survenue d'une neutropénie fébrile > 20 %.
- À long terme, risque d'hémopathie secondaire : leucémie aiguë de pronostic redoutable, dont la possibilité impose une surveillance au long cours des patients.

3.2. Toxicité digestive

- Anorexie, nausées, vomissements, mucite et diarrhée sont fréquemment rencontrés mais varient d'intensité selon les protocoles et les patients.
- Drogues particulièrement émétisantes : cisplatyl, natulan, anthracycline.
- Des vomissements majeurs peuvent se compliquer de syndrome de Mallory-Weiss, de déshydratation, d'alcalose.
- Fréquence des diarrhées sous fluoro-5-uracile et risque de constipation (voire d'occlusion) avec la vincristine (neuropathie digestive).

3.3. Toxicité hépatique

- Cytolyse hépatique par toxicité directe (principalement méthotrexate, belustine, aracytine à forte dose).
- Surveillance : ictère, bilan hépatique (transaminases : SGPT, SGOT, phosphatases alcalines, γ-GT, bilirubine) avant et au décours des cures.

3.4. Toxicité muqueuse

- Souvent au premier plan, car la chimiothérapie s'attaque principalement aux tissus à renouvellement rapide comme la muqueuse digestive, ce qui entraîne mucites et diarrhées et favorise le développement d'infections bactériennes et de mycoses (surtout si une antibiothérapie est associée).
- Les principaux agents incriminés sont le méthotrexate, le VP16, les anthracyclines.
- Une remise en bon état bucco-dentaire s'impose avant la chimiothérapie.
- Surveillance :
  - de l'état nutritionnel avec conseils diététiques, renutrition, contrôle du transit ;
  - buccale : brûlures, rougeurs, ulcérations, plaques blanches à prévenir par des bains de bouches pluri-quotidiens (Hextril®, bicarbonate, fungizone).
- Toxicité cornéenne liée à l'emploi d'aracytine à fortes doses (prévention par collyres anti-inflammatoires).
- Antidote particulier : acide folinique administré à forte dose quelques heures après une perfusion importante de méthotrexate pour bloquer la toxicité muqueuse.

3.5. Toxicité pulmonaire

- Misulban, bléomycine, Bicnu® peuvent entraîner en doses cumulatives une fibrose pulmonaire (surtout si une radiothérapie est associée).
- Veiller au respect du plafond des doses cumulées au-delà duquel le risque devient important. Le prescripteur doit ainsi additionner les posologies du produit au fur et à mesure des administrations successives. Quand le plafond théorique est atteint (selon l'âge et la surface corporelle), la drogue ne doit plus être employée.
- Surveillance par radiographie thoracique (et parfois épreuves fonctionnelles respiratoires).

3.6. Toxicité cardiaque

- Avec principalement les anthracyclines, pour lesquelles les doses cumulées doivent être soigneusement enregistrées et calculées afin de ne pas dépasser la valeur seuil au-delà de laquelle une insuffisance cardiaque définitive est à craindre (exemple : adriamycine : 550 mg/m^2).
- Endoxan®, méthotrexate à forte dose présentent également une toxicité cardiaque.
- Des bilans par ECG et échographie cardiaque avant et au décours des chimiothérapies sont indispensables.

3.7. Toxicité rénale

- Cisplatyl®, Méthotrexate® principalement.
- Beaucoup de drogues employées doivent être adaptées à la fonction rénale : créatinine plasmatique ou clearance de la créatinine.
- Une hydratation correcte, voire une hyperhydratation est un préambule indispensable à toute chimiothérapie néphrotoxique, d'autant que la lyse des cellules tumorales est un élément aggravant.
- Surveillance de la diurèse, de la fonction rénale (urée, créatinine), d'une protéinurie, du pH urinaire.

3.8. Toxicité vésicale

- Endoxan®, Holoxan® à forte dose sont à risque de cystite hématurique.
- Prévention par hyperhydratation intraveineuse et hyperdiurèse facilitée par des diurétiques.
- Alcalinisation des urines : perfusion de solutés de bicarbonates, consommation de boissons alcalines (eau de Vichy, 1 à 2 L/j).
- Perfusion concomitante de protecteurs vésicaux (Uromitexan®, Mesna®).
- Surveillance de la couleur des urines, recherche d'une hématurie microscopique.

3.9. Toxicité sexuelle

- Aménorrhée, azoospermie (transitoires ou définitives).
- Diminution de la libido.
- Sécheresse vaginale (toxicité des muqueuses).
- Effet tératogène rendant dangereux ou interdisant l'emploi de certaines drogues chez une femme enceinte.

- Prélèvement de sperme à proposer au patient devant recevoir des drogues susceptibles d'entraîner une stérilité.
- Possibilité de congélation d'embryons (voire d'ovules).

3.10. Toxicité neurologique

- Atteinte des nerfs périphériques (polynévrites) : vincristine principalement. Elle suscite fréquemment des paresthésies durables des extrémités, voire des paralysies motrices ou digestives (constipation, occlusion).
- Atteinte auditive avec le cisplatyl.
- Atteinte neurologique centrale avec le méthotrexate employé à forte dose.
- Syndrome cérébelleux avec l'aracytine à très forte dose.
- Ces manifestations imposent un arrêt des traitements et leur substitution par d'autres drogues.

3.11. Toxicité cutanée et des phanères

- Mélanodermie avec le misulban ; photosensibilisation (exposition solaire à éviter).
- Alopécie en quelques semaines, réversible (anthracycline, alkylants...). La prévention par l'usage de casque réfrigérant est controversée car on réalise des sanctuaires où les cellules malignes ne seraient pas atteintes par les drogues cytotoxiques.
- Éruption palmo-plantaire (ou diffuse) : du simple érythème à la grande desquamation vésiculaire (aracytine à forte dose).
- Nécrose tissulaire locale en cas d'extravasation accidentelle lors de la perfusion, surtout avec les anthracyclines (conséquences esthétiques et fonctionnelles importantes).

Table des matières

PARTIE 2 : PATHOLOGIES

Hématologie

Onco-hématologie

PARTIE 3 : THÉRAPEUTIQUE

Index

A

B

C

D

E

F

G

H

I

J

K

L

M

Liste des abréviations

AHAI : anémie hémolytique auto-immune
AREB : anémie réfractaire avec excès de blaste
ASIA : anémie sidéroblastique idiopathique acquise
AT-III : antithrombine 3
AVK : antivitamine K
BOM : biopsie ostéo-médullaire
CCMH : concentration corpusculaire moyenne en hémoglobine
CGR : concentré de globules rouges
CIVD : coagulation intravasculaire disséminée
CP : concentré plaquettaire
CTS : capacité totale de fixation de la transferrine (sidérophyline)
EBV : *Epstein-Barr virus*
G-CSF : *granulocyte colony stimulating factor*
Hb : hémoglobine
HPN : hémoglobinurie paroxystique nocturne
Ig : immunoglobuline
LAL : leucémie aiguë lymphoblastique
LAM : leucémie aiguë myéloblastique
LDH : lactase déshydrogénase
LLC : leucémie lymphoïde chronique
LMC : leucémie myéloïde chronique
LNH : lymphome non hodgkinien
MNI : mononucléose infectieuse
PCR : *polymerase chain reaction*
PDF : produit de dégradation de la fibrine
PG : polyglobulie
PK : pyruvate-kinase
PSL : produit sanguin labile
PTI : purpura thrombopénique immunologique
RAI : recherche d'agglutine irrégulière
TCA : temps de céphaline activée
TCD : test de Coombs direct
TP : taux de prothrombine
TQ : temps de Quick
TS : temps de saignement
TT : temps de thrombine
VGM : volume globulaire moyen

Outils pratiques • D3 – D4

Guide pratique de l'ECG

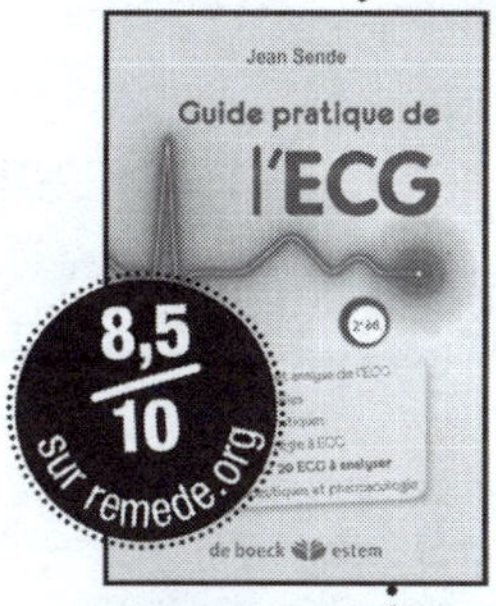

Cet ouvrage est à la fois un guide pratique et simple pour apprendre à lire, interpréter et réaliser des électrocardiogrammes, et un outil d'entraînement efficace avec des ECG à analyser.

2e ÉD. 2009 | 256 P. | 19,90 €
JEAN SENDE

L'intégrale des ECN
en fiches mémo

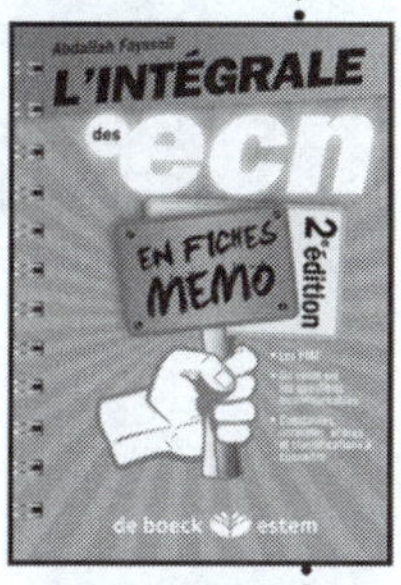

Cet ouvrage, destiné aux étudiants du DCEM, rassemble, en les classant par spécialités, tous les items du programme sous forme de fiches mémo pour une révision efficace en vue des ECN.

2e ÉD. 2011 | 984 P. | 32,00 €
ABDALLAH FAYSSOIL

Réflexes et mots-clés pour les ECN
L'essentiel pour répondre aux cas cliniques

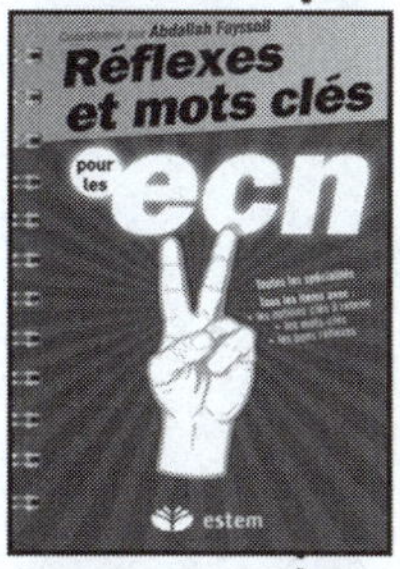

Pour être performant lors des ECN, la résolution des cas cliniques implique pour l'étudiant d'avoir parfaitement intégré un certain nombre de réflexes et mots-clés. Cet ouvrage a été conçu pour l'aider à assimiler ces informations essentielles.

ÉD. 2010 | 872 P. | 29,50 €
SOUS LA COORDINATION D'ABDALLAH FAYSSOIL

Pharmaco aux ECN

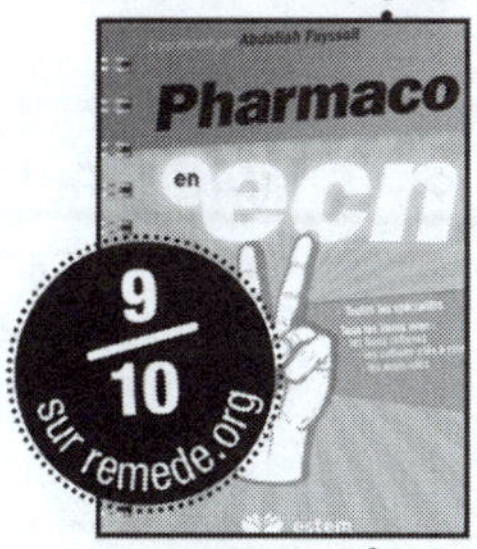

Cet ouvrage présente de manière synthétique tout ce que doit maîtriser l'étudiant en pharmacologie pour les ECN : les classes thérapeutiques et pour chaque pathologie au programme, le traitement et la posologie.

ÉD. 2010 | 184 P. | 14,50 €
ABDALLAH FAYSSOIL

Médi-mémo XL
Mots, astuces et expressions mnémotechniques pour la pratique et les études médicales

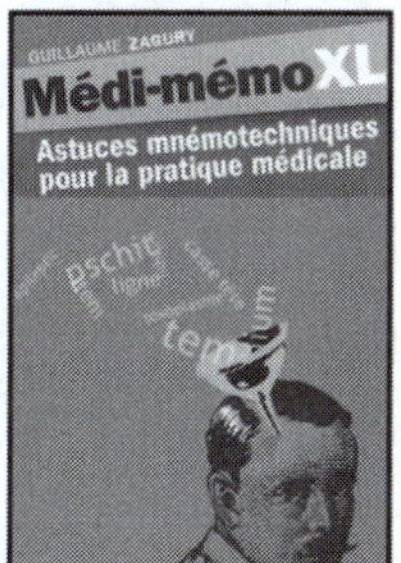

Les astuces mnémotechniques présentées dans cet ouvrage vous permettront d'assimiler efficacement et durablement la somme considérable d'informations requises pour la pratique médicale.

6e ÉD. 2009 | 572 P. | 19,90 €
GUILLAUME ZAGURY

Cours, cas pratiques • D3–D4

Cas cliniques en immunologie

Une manière originale et motivante d'apprendre l'immunologie : l'étude de cas cliniques.

ÉD. 2010 | 352 P. | 49,00 €
RALF S. GEHA | FRED S. ROSEN | PIERRE L. MASSON

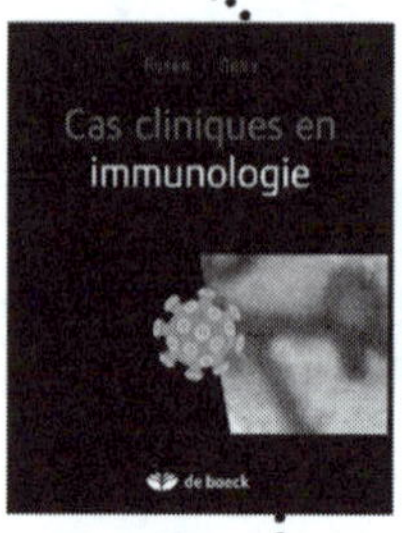

Hématologie et transfusion

Un ouvrage de la collection COLLMED, collection des auteurs de référence du DCEM qui propose des ouvrages de cours classés par spécialités, avec toutes les données nécessaires et suffisantes à la préparation du concours des ECN.

7ᵉ ÉD. 2011 | 224 P. | 30,00 €
FRANÇOIS LEFRÈRE

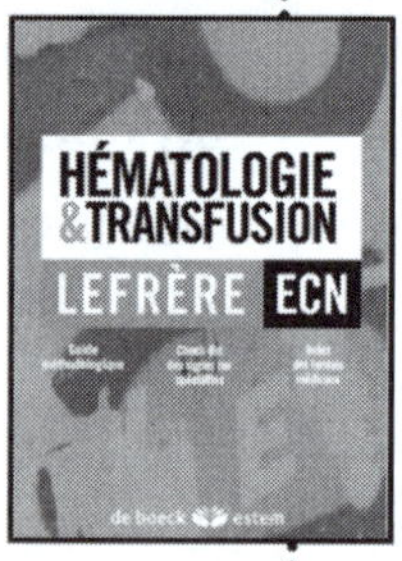

Pneumologie

À travers ses éditions successives, cet ouvrage reste la référence en pneumologie pour préparer les ECN.

7ᵉ ÉD. 2011 | 312 P. | 34,00 €
SERGIO SALMERON

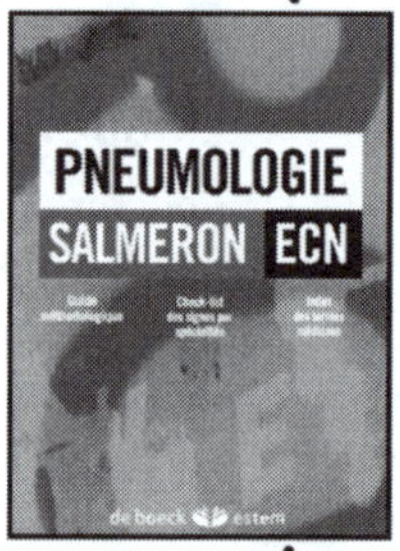

Imagerie médicale pratique

Guide méthodologique pour l'externat

Cet ouvrage est l'outil indispensable pour comprendre et mémoriser toutes les notions incontournables de sémiologie radiologique dans chaque spécialité, sur la base d'imageries normales et pathologiques.

ÉD. 2011 | 528 P. | 35,00 €
CONSTANCE DE MARGERIE-MELLON

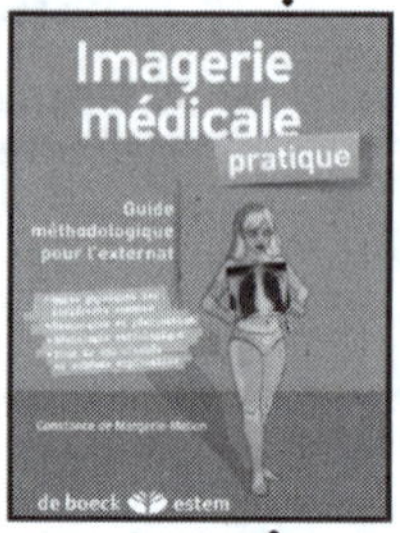

Sémiologie médicale

Apprentissage pratique de l'examen clinique

Cet ouvrage est l'outil indispensable pour comprendre et mémoriser toutes les notions incontournables de sémiologie médicale au fur et à mesure que vous progressez dans vos études.

3ᵉ ÉD. 2011 | 528 P. | 28,50 €
BAPTISTE COUSTET

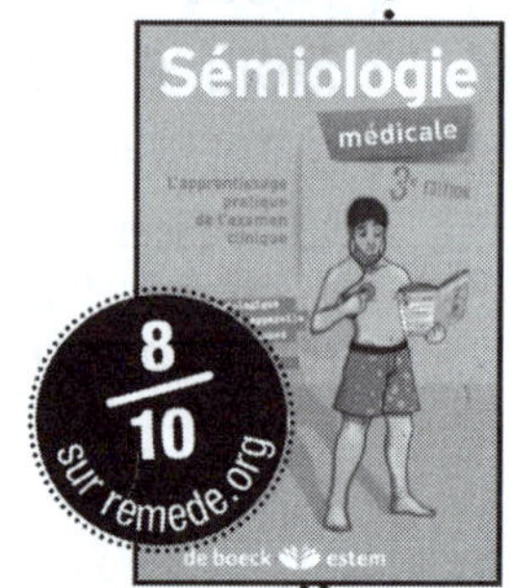

La petite bibliothèque de l'externe
... et de l'interne !

Collection *En poche*

Toute la médecine en poche !

Une collection d'aide-mémoire pour retrouver l'essentiel des connaissances. Des outils fiables pour les médecins généralistes, les internes, les pharmaciens, les kinésithérapeutes et les infirmières.

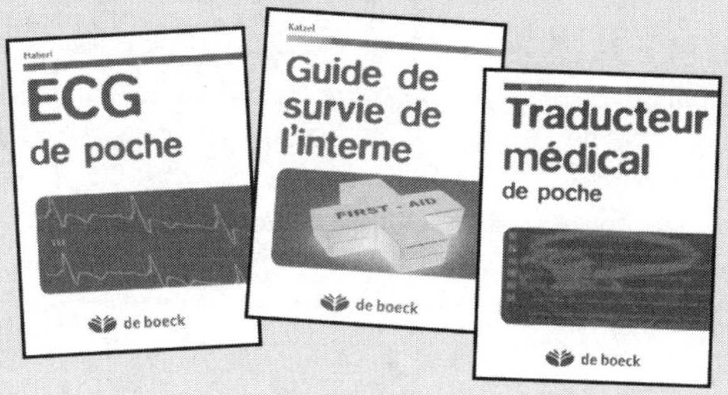

Diagnostics et thérapeutique de poche

Guide pratique du symptôme à la prescription

En version de poche, *Diagnostics et thérapeutique* est l'ouvrage incontournable de pratique clinique des praticiens et des étudiants en médecine.

5e ÉD. 2009 | 1826 P. | 49,00 €
WILLIAM BERREBI

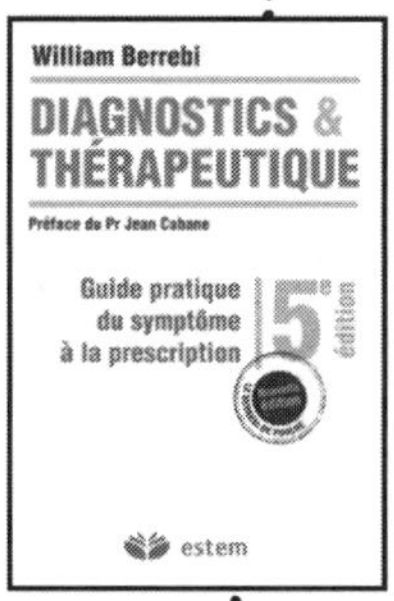

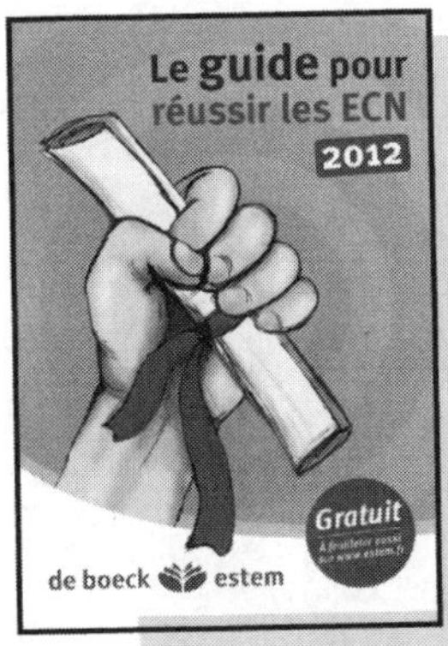

Le **guide** pour réussir les ECN

Gratuit

à demander à votre corpo, libraire ou à feuilleter en ligne sur **www.estem.fr**

Achevé d'imprimer en septembre 2011
par l'imprimerie Jouve
N° d'édition : 11017
Dépôt légal : septembre 2011

Imprimé en France